SpringerWienNewYork

T0234194

Wolf D. Oswald
Andreas Ackermann

Kognitive Aktivierung mit
SimA®-P

Selbständig im Alter

unter Mitwirkung von
Christine Fricke, Anita Gaffron,
Thomas Gunzelmann, Peter Jaensch, Susann Kasparek,
Ursula Knöpfler, Barbara Süß und Monika Wachter

SpringerWienNewYork

Univ.-Prof. Dr. Wolf Dieter Oswald
Dr. Andreas Ackermann
Forschungsgruppe Prävention und Demenz am Institut für Psychogerontologie,
Universität Erlangen-Nürnberg, Deutschland

Das diesem Übungsband zugrunde liegende Vorhaben wurde mit Mitteln des Bundesministeriums für Gesundheit und Soziale Sicherung (Förderkennzeichen BMGS 524-58640) gefördert. Die Verantwortung für den Inhalt dieser Veröffentlichung liegt bei der Projektleitung.

SimA® ist ein eingetragenes Markenzeichen.

Produkthaftung: Sämtliche Angaben in diesem Fachbuch/wissenschaftlichen
Werk erfolgen trotz sorgfältiger Bearbeitung und Kontrolle ohne Gewähr. Insbesondere
Angaben über Dosierungsanweisungen und Applikationsformen müssen vom jeweiligen
Anwender im Einzelfall anhand anderer Literaturstellen auf ihre Richtigkeit überprüft
werden. Eine Haftung des Autors oder des Verlages aus dem Inhalt dieses Werkes
ist ausgeschlossen.

Additional material to this book can be downloaded from http://extras.springer.com

SpringerWienNewYork ist ein Unternehmen von
Springer Science + Business Media
springer.at

Satz: Druckfertige Vorlage der Autoren

Gedruckt auf säurefreiem, chlorfrei gebleichtem Papier
SPIN 12243662

Mit zahlreichen Abbildungen

Bibliografische Information der Deutschen Nationalbibliothek
Die Deutsche Nationalbibliothek verzeichnet diese Publikation in der Deutschen
Nationalbibliografie; detaillierte bibliografische Daten sind im Internet über
http://dnb.d-nb.de abrufbar.

ISBN 978-3-211-79903-1 SpringerWienNewYork

Vorwort

Prävention und Therapie von demenziellen Erkrankungen bekommen in einer alternden Gesellschaft einen immer größeren Stellenwert. Vor diesem Hintergrund wurde in einem vom Bundesministerium für Gesundheit und Soziale Sicherung der Bundesrepublik Deutschland geförderten Projekt untersucht, ob geeignete theoriegeleitete Aktivierungsmaßnahmen auch noch bei bereits manifester Erkrankung zu einer Stabilisierung des Gesamtzustandes, in Einzelfunktionen vielleicht sogar zu dessen Verbesserung führen können. Dies ist mithilfe des SimA®-Programmes (Selbständig im Alter) nicht nur möglich, vielmehr in jeder Institution mit demenziellen Bewohnern dringend geboten. Die wichtigste Erkenntnis aus dem SimA®-Programm lautet, dass relevante Effekte nur dann zu erzielen sind, wenn geistige und körperliche Aktivierung gemeinsam erfolgen. Aus diesem Grunde setzt sich die vorliegende Reihe aus drei Bänden zusammen: „Kognitive Aktivierung mit SimA®-P", „Psychomotorische Aktivierung mit SimA®-P" und für Menschen mit bereits deutlich fortgeschrittener Demenz einem Band zur „Biographieorientierten Aktivierung mit SimA®-P".

Da es nie zu spät ist, die Reserven des Gehirns zu nutzen und damit im Sinne der Demenzprävention aktiv zu werden, können die einzelnen Übungen auch von interessierten Senioren und Seniorengruppen genutzt werden.

Der präventive Charakter des SimA®-Programms gilt als wissenschaftlich erwiesen und lautet zusammengefasst: „Wer körperlich und geistig rastet, der rostet."

Um die Anwendung der einzelnen Übungen zu erleichtern, liegt diesem Band eine CD mit Druckvorlagen für alle benötigten Arbeitsblätter bei.

Unser besonderer Dank gilt neben dem Verlag für die hervorragende Betreuung durch Frau Mag. Renate Eichhorn speziell Frau Dipl.-Psych. Monika Wachter, die alle drei Bände redaktionell mit großem Einsatz und Fachwissen überarbeitete. Dank gilt auch Frau Ria Ostermeyer für ihre engagierte Redaktionsassistenz. Ebenso bedanken wir uns bei Anita Gaffron, Susann Kasparek und Ursula Knöpfler, die wesentlich an der Gestaltung der Übungseinheiten beteiligt waren sowie bei allen, die darüber hinaus an der Entstehung dieser Bände mitgewirkt haben.

Nürnberg, im Herbst 2008

Univ.-Prof. Dr. Wolf D. Oswald   Dr. Andreas Ackermann

Inhaltsverzeichnis

Abkürzungsverzeichnis

A   Aufmerksamkeit

K   Konzentration

I   Informationsverarbeitungsgeschwindigkeit

KZG   Kurzzeitgedächtnis

LZG   Langzeitgedächtnis

ÜLZG   Übergang in das Langzeitgedächtnis

SG   Sekundärgedächtnis

SD   Schlussfolgerndes Denken

VW   Visuelle Wahrnehmung

AW   Akustische Wahrnehmung

TW   Taktile Wahrnehmung

OW   Olfaktorische Wahrnehmung

Nec vero corpori solum subveniendum est, sed menti atque animo multo magis;

nam haec quoque, nisi tamquam lumini oleum instilles, exstinguuntur senectute.[1]

(Cicero, Cato maior de senectute)

Einführung

Der vorliegende Band wendet sich an betreuende Angehörige, Ergotherapeuten[2], Sozialarbeiter und Pädagogen, Psychogerontologen, Altenpflegekräfte und all diejenigen, die beruflich oder ehrenamtlich im Bereich der Altenhilfe tätig sind sowie an ältere Senioren, die ihren alterstypischen Problemen entgegenwirken wollen. Er stellt einen in der Praxis erprobten Leitfaden für die Durchführung von kognitiver Aktivierung bei Pflegeheimbewohnern dar. Ziel ist es, deren kognitive Leistungen zu erhalten oder – zum Beispiel nach Zeiten längerer Inaktivität – wieder zu fördern. Bei Bewohnern mit leichten bis mittelschweren kognitiven Beeinträchtigungen, etwa im Rahmen einer demenziellen Erkrankung, soll eine weitere Verschlechterung durch die Aktivierung zeitlich verzögert werden. Bei schweren demenziellen Erkrankungen in weiter fortgeschrittenem Stadium ist eine kognitive Aktivierung jedoch nicht mehr indiziert.

Dieser Band ist Bestandteil einer kombinierten Gedächtnis- und Psychomotorikaktivierung mit dem Ziel des Erhalts und der Förderung von Selbständigkeit und Wohlbefinden bei Pflegeheimbewohnern und älteren Senioren mit kognitiven Defiziten.

Zielgruppe für dieses Programm sind Senioren, die in Einrichtungen der stationären Altenhilfe leben oder von Angehörigen betreut werden und sichtbare funktionelle sowie kognitive Beeinträchtigungen aufweisen.

Der Band enthält detaillierte und praxisnahe Ablaufpläne und Materialien speziell für die Gruppenarbeit mit Heimbewohnern bzw. Einzeltherapien.

Das SimA®-P-Programm wurde im Rahmen eines vom Bundesministerium für Gesundheit und Soziale Sicherung der Bundesrepublik Deutschland geförderten Forschungsprojektes „Rehabilitation im Altenpflegeheim" entwickelt und erprobt. Dabei wurde mit einer Gruppe von 294 Teilnehmern aus unterschiedlichen Pflegeheimen ein kombiniertes Interventions-Programm aus kognitiver und psychomotorischer Aktivierung durchgeführt und auf seine Wirksamkeit überprüft.

---

[1] *Es gilt jedoch nicht nur den Körper, sondern noch viel mehr den Geist und den Verstand zu unterstützen. Auch er erlischt ja durch das Alter, wenn man ihn nicht wie eine Lampe mit Öl versorgt. (Cicero, Cato der Ältere über das Alter)*

[2] Zugunsten der besseren Lesbarkeit entschieden sich die Autoren, bei Begriffen wie „Teilnehmer", „Gruppenleiter" oder „Bewohner" die männliche Form zu verwenden; selbstverständlich sind dabei Menschen beiderlei Geschlechts gemeint.

Wie bereits ausgeführt, ist das Programm ausschließlich für Heimbewohner mit **leichten bis mittelschweren** kognitiven Beeinträchtigungen indiziert. Für Bewohner mit **schwerer** Demenz ist es **nicht** geeignet, da bei dieser Klientel ein Übungsgewinn nicht mehr zu erwarten ist; eher wird Frustration und Resignation erreicht. Alternativ wurde hierfür speziell der Band „Biographieorientierte Aktivierung mit SimA®-P" entwickelt. Auch dieser Therapieansatz soll mit der „Psychomotorischen Aktivierung" kombiniert werden.

Alle drei Interventions-Bände sind im Springer-Verlag Wien erschienen.

Die Wirksamkeit beider Kombinationsprogramme („Kognitive Aktivierung mit Psychomotorischer Aktivierung" und „Biographieorientierte Aktivierung mit Psychomotorischer Aktivierung") wurde durch Untersuchungen vor Beginn, während und nach Abschluss des Interventions-Programms überprüft. Dabei konnte in den Erhebungen nach sechs und zwölf Monaten eine signifikante Stabilisierung bzw. teilweise sogar Verbesserung der kognitiven Leistungsfähigkeit, eine Verbesserung der Befindlichkeit und eine Zunahme der Kraft und Beweglichkeit nachgewiesen werden. Durch die verbesserte körperliche Leistungsfähigkeit konnte die Anzahl der Stürze bei den Teilnehmern um über 50 Prozent reduziert werden (Oswald et al. 2006, vgl. auch Kap. 1.6).

Darüberhinaus führte das Programm auch zu einer signifikanten Entlastung der Pflegekräfte aufgrund verbesserter Mitarbeit der Bewohner bei den Grundpflegetätigkeiten und damit zu mehr Arbeitszufriedenheit des Pflegepersonals.

Durchführung der Kognitiven Aktivierung

Der Übungsband umfasst 24 Stundeneinheiten mit einer durchschnittlichen Dauer von jeweils circa 30 Minuten. Die Gruppengröße sollte eine Teilnehmerzahl von zehn Personen nicht überschreiten, wobei schwächere Gruppen mehr individuelle Betreuung benötigen und somit eher kleiner gehalten werden sollten.

Die Therapieeinheiten sind im Aufbau immer gleich strukturiert und beinhalten jeweils gezielte Übungen für bestimmte Funktionsbereiche des Gehirns.

Die einzelnen Stundeneinheiten beinhalten jeweils

- eine Stundenübersicht mit Materialliste,
- Übungsanweisungen für den Gruppenleiter, und
- Kopiervorlagen für die Gruppe.

Eine geringe Vorbereitungszeit und gute Durchführbarkeit der Übungsstunde soll dadurch gewährleistet werden.

Aufbau des Bandes

In **Teil 1** werden theoretische Grundlagen zur Kognition im Allgemeinen, den im Alter besonders wichtigen Gedächtnisleistungen sowie zu demenziellen Erkrankungen vermittelt.
Inhalte sind:
- die Bedeutung von kognitiver Aktivierung für den Erhalt von Selbständigkeit,
- die Rolle, die hierbei kognitive Übungsprogramme spielen,
- unterschiedliche Gedächtnisfunktionen und warum man sie unterscheiden muss,
- physiologische und pathologische Veränderungen im Alter,
- zusätzliche Faktoren für nachlassende Gedächtnisleistungen,
- demenzielle Verläufe,
- die Spezifika einer kognitiven Aktivierung im Senioren- und Pflegeheim,
- die wesentlichen Forschungsergebnisse aus dem dem Aktivierungsband zugrundeliegenden Projekt, sowie
- die spezifischen Ziele dieses Programms.

In **Teil 2** werden wichtige Informationen zu Aufbau und Ablauf der Einheiten dargestellt. Hierzu zählen
- Stundenleitfaden,
- organisatorische Hinweise,
- Besonderheiten bei der Durchführung von Gruppenaktivitäten mit Pflegeheimbewohnern, sowie
- Tipps für die Praxis.

In **Teil 3** werden die einzelnen Einheiten mit Übersicht, Durchführungsleitfaden für den Gruppenleiter und Kopiervorlagen dargestellt. Letztere befinden sich auch auf der beiliegenden CD-ROM.

Regelhafter Ablauf der Therapieeinheiten

In der SimA®-Studie (Oswald et al. 2002) konnte die Überlegenheit einer Kombination von kognitiver **und** körperlicher Aktivierung im Vergleich zu Einzelmaßnahmen deutlich gezeigt werden. Auf der Basis dieser Erkenntnisse wurde das hier vorliegende Konzept für Bewohner von Einrichtungen der stationären Altenhilfe entwickelt.

Die Wirksamkeit der kognitiven bzw. biographieorientierten Aktivierung beruht im Wesentlichen auf der Kombination mit der psychomotorischen Aktivierung. Es wird davon ausgegangen, dass sich durch die Herz-Kreislauf-Stimulierung bei körperlicher Aktivität der Hirnstoffwechsel verbessert. Die darauf folgende kognitive Aktivierung regt Prozesse im Gehirn an, die wiederum von der verbesserten Stoffwechsellage profitieren können.

Es wird demnach durch die psychomotorische Aktivierung zunächst ein Angebot hergestellt, danach durch die kognitive Aktivierung die Nachfrage angeregt. Weder ein Angebot ohne Nachfrage noch eine erhöhte Nachfrage ohne ausreichendes Angebot können hier gewinnbringend sein.

Vor diesem Hintergrund beginnt jede Therapieeinheit mit einer etwa 20-30minütigen psychomotorischen Aktivierung, gefolgt von wiederum 20-30 Minuten kognitiver bzw. biographieorientierter Aktivierung. Zum Abschluss einer jeden Therapieeinheit wird eine kurze Entspannung durchgeführt, die beispielsweise eine Phantasiereise, eine Kurzgeschichte oder ein Gedicht sein kann.
Insgesamt dauert jede Therapieeinheit etwa 60 Minuten. Die einzelnen Stundenleitfäden sind so angelegt, dass der zeitliche Verlauf auch an die Leistungsfähigkeit der Teilnehmer angepasst werden kann. So finden sich in jeder Einheit auch Alternativaufgaben, die entweder als Alternative zu bestimmten Übungen oder zusätzlich durchgeführt werden können.

I
Theoretische Grundlagen

1.1 Ziele der kognitiven Aktivierung

Der Alterungsprozess ist u. a. durch Veränderungen in der geistigen Leistungsfähigkeit eines Menschen gekennzeichnet. Zu diesen so genannten „kognitiven" Funktionen, die von einem altersabhängigen Abbau betroffen sind, gehören u. a. Aufmerksamkeit und Konzentration, die Geschwindigkeit, mit der das Gehirn Informationen aufnimmt und verarbeitet, sowie einige spezifische Gedächtnisleistungen im engeren Sinne. Entgegen weit verbreiteter Annahmen kommt es jedoch nicht zu einem generellen Abbau von Hirnfunktionen, da andere Hirnleistungsbereiche auch im Alter weitgehend erhalten bleiben (vgl. Kap. 1.2.).

Kognitive Leistungen als Voraussetzung für Selbständigkeit

Auch wenn nicht alle Hirnfunktionen altersbedingten Veränderungen unterliegen, haben die oben genannten Leistungsverluste jedoch erhebliche Auswirkungen auf die Selbständigkeit und das selbstbestimmte Leben eines Menschen. So setzt die für die Alltagsbewältigung grundlegende zeitliche, örtliche und personelle Orientierung intakte Gedächtnisleistungen voraus (Lehr 2003).

Den Alltag planen und organisieren, Termine einhalten, Überweisungen tätigen, einkaufen und mit Geld umgehen, öffentliche Verkehrsmittel nutzen, den Tag zeitlich strukturieren ist nur mit Einschränkungen oder überhaupt nicht möglich, wenn die genannten kognitiven Leistungen deutlich eingeschränkt sind.

Nicht zuletzt leidet auch die Lebensqualität eines Menschen, wenn er Einbußen seiner kognitiven Leistungsfähigkeit erlebt. Die Identität eines Menschen, sein Selbsterleben, ist stark davon abhängig, dass er die wesentlichen Informationen zu seiner eigenen Person aus dem Langzeitgedächtnis abrufen kann.

Bewohner von Alten- und Pflegeheimen weisen meist ausgeprägtere kognitive Einbußen auf als selbständig im eigenen Haushalt lebende alte Menschen. Ein besonderes Problem stellt dabei die Multimorbidität dar, welche sich darin äußert, dass mit zunehmendem Alter gleichzeitig nebeneinander mehrere, meist chronische Erkrankungen und funktionelle Beeinträchtigungen bestehen können. Nachlassende kognitive Leistungen verstärken dabei deren Auswirkungen auf die Selbständigkeit. So haben Demenzpatienten beispielsweise ein dreifach erhöhtes Sturzrisiko (Buchner and Larson 1987).

Erhaltung und Förderung kognitiver Fähigkeiten durch Aktivierung

Die Erhaltung und Förderung kognitiver Fähigkeiten, insbesondere von Gedächtnisleistungen, ist das Ziel des vorliegenden kognitiven Aktivierungsprogramms. Seine Inhalte sind theoriegeleitet an wissenschaftlichen Vorstellungen über allgemeine kognitive Leistungen und spezifische Gedächtnisfunktionen orientiert.

Das Programm soll gezielt zur Unterstützung von Heimbewohnern beitragen, um die praktische Bewältigung der Aufgaben des täglichen Lebens zu erleichtern. Einen grundlegenden Pfeiler stellen Übungen spezifischer kognitiver Grundfunktionen wie Konzentration und Aufmerksamkeit sowie der Informationsverarbeitungsgeschwindigkeit dar. Eine zweite Säule der Therapie wird durch Übungen zur Verbesserung der Speicherung in das Langzeitgedächtnis sowie durch Abruf von Inhalten aus demselben gebildet. Seine Inhalte sind eng an die Anforderungen des Alltags von Bewohnern der stationären Altenhilfe angelehnt.

Wissenschaftliche Untersuchungen (vgl. z.B. Oswald et al. 2002) bei gesunden älteren Menschen konnten zeigen, dass die kognitive Leistungsfähigkeit und damit gleichsam auch die Selbständigkeit im Alter durch regelmäßige kognitive Aktivierung über mehrere Jahre hinweg auf einem höheren Niveau gehalten werden kann. Bei Personen der gleichen Altersgruppe, die nicht regelmäßig geübt hatten, kam es zu einem früheren Eintritt von Pflegebedürftigkeit und Demenz. Der größte Effekt war dort zu beobachten, wo spezifische kognitive Übungen mit ebenfalls spezifischen psychomotorischen Übungen kombiniert wurden.

1.2 Gedächtnis ist nichts Einheitliches

Noch vor wenigen Jahrzehnten ging man von der irrigen Meinung aus, dass der Mensch über „ein Gedächtnis" verfügt und dieses spätestens ab dem 50. Lebensjahr nachlässt, d.h. altert. Diese Annahme gilt es zunächst grundlegend zu revidieren.

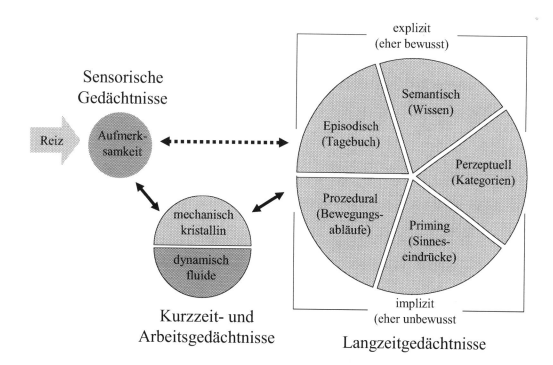

Abbildung 1: Grunddimensionen des Gedächtnisses (nach Oswald 2008)

Unter „Gedächtnis" versteht man unterschiedliche Gedächtnisfunktionen, die auch unterschiedlichen Veränderungsprozessen unterworfen sind. In diesem Sinne ist es besser von „Gedächtnissen", d.h. der Mehrzahl, zu sprechen. In der oben gezeigten Abbildung sind die wichtigsten Gedächtniskomponenten modellhaft aufgeführt.

Die Einzelfunktionen des Gedächtnisses

Die „sensorischen Gedächtnisse"

In jedem Moment strömen über die unterschiedlichen Sinnesorgane (Sehen, Hören, Fühlen usw.) riesige Mengen an Informationen auf den Menschen ein. Diese Informationen werden nur für den Bruchteil einer Sekunde in den unterschiedlichen sensorischen Gedächtnissen (für Bilder, für Töne usw.) gespeichert und dann sofort wieder überschrieben.

Beispiel: Spaziergang
Geht man durch eine belebte Straße, so sieht man andere Fußgänger, Häuser und Geschäfte, Verkehrsschilder und Ampellichter, vorbeifahrende Fahrzeuge und vieles mehr. Gleichzeitig hört man die Stimmen anderer Menschen, das Klingeln der Straßenbahn, Motorengeräusche und das Hupen der Autos. Man nimmt den Geruch von Essen, Abgasen oder auch Blumen oder frisch gemähtem Gras wahr.

Nicht alle diese Informationen werden bewusst wahrgenommen, da nicht alle für das aktuelle Verhalten notwendig sind. Bereits beim Eintreffen der Informationen werden diese mit den Inhalten der Langzeitgedächtnisse abgeglichen. Dies geschieht unbewusst. Nur was für die aktuelle Situation interessant erscheint bzw. was die Langzeitspeicher als wichtig signalisieren, gelangt in das Kurzzeitgedächtnis und wird somit „bewusst". Dieses „Bewusstsein" wird in der Abbildung als Arbeitsgedächtnis oder Kurzzeitgedächtnis symbolisiert. Die Aufmerksamkeit wird geweckt und gezielt auf bestimmte Wahrnehmungen gerichtet. Man spricht hierbei von „Konzentration".

Das Arbeits- oder Kurzzeitgedächtnis

Wird eine Information als wichtig erkannt, gelangt sie in das „Arbeits- oder Kurzzeitgedächtnis" und wird dort für kurze Zeit automatisch behalten. Man geht davon aus, dass das Kurzzeitgedächtnis etwa sieben Informationseinheiten für eine Zeit von etwa zehn Sekunden gleichzeitig speichern kann (Miller 1956). Danach werden die Informationen durch neue überschrieben.

Beispiel: Telefonnummer
Möchte man jemanden anrufen, so ist es manchmal notwendig, die Nummer in einem Telefonbuch nachzuschlagen. Hat man sie gefunden, prägt man sie sich ein – hierzu ist Konzentration notwendig –, geht zum Telefon und wählt die Nummer auswendig. Das Kurzzeitgedächtnis behält diese Nummer so lange, bis sie gewählt wurde. Sobald aber andere, neue Informationen in das Kurzzeitgedächtnis nachströmen (z.B., weil man von jemandem angesprochen wird, noch bevor die Nummer gewählt werden konnte), wird die vorhandene Information

durch die neue nachfolgende „ersetzt". Es bedarf demnach aktiver Unterstützung, damit die Nummer trotzdem behalten werden kann.

Im Falle der Telefonnummer gäbe es hierzu verschiedene Möglichkeiten:

- Wiederholung der Nummer, bis sie gewählt wurde. Durch die ununterbrochene Erneuerung der Information bleibt die Nummer im Bewusstsein erhalten (mechanisches Memorieren).
- Aktive (dynamische) Bearbeitung der Information, z.B. durch Gliederung in Zweiergruppen reduziert sich die Informationsmenge, die sich leichter kurzfristig behalten lässt (132345 ➔ 13-23-45).
- Sie denken sich z.B. zu einzelnen Zweierbündeln oder Zahlen Zusammenhänge mit Bekanntem oder Rechenregeln (1,3 = Primzahlen, 2,3,4,5 = aufeinanderfolgende Zahlenreihe) aus.

Erst durch die bewusste und aktive Verarbeitung von Informationen im Kurzzeitgedächtnis können diese auch langfristig behalten werden. Je „tiefer" eine Information verarbeitet wird, desto besser wird sie behalten (Craik und Lockheart 1972).

Möglichkeiten, eine Information „tief" zu verarbeiten, sind beispielsweise: Herstellen einer „Eselsbrücke", Verknüpfen einer neuen Information mit bereits bekannten Informationen, Auseinandersetzung mit einer neuen Information (z.B. was ist bereits bekannt, was ist neu, welche Assoziationen werden geweckt?).

Die „Tiefe" der Verarbeitung wird außerdem dadurch gefördert, dass die Information in der Vorstellung mit anschaulichen oder ungewöhnlichen („merk"-würdigen) Bildern verknüpft oder über mehrere Sinneskanäle aufgenommen wird (z.B. nicht nur durch Hören eines Vortrags, sondern gleichzeitig auch durch Mitlesen wichtiger Stichpunkte, die Wahrnehmung begleitender Bilder und anschaulicher Diagramme und durch eigenes Notieren von Stichpunkten).

Auch Informationen, die mit einer starken emotionalen Beteiligung aufgenommen werden, erfahren eine „tiefere" Verarbeitung und können damit leichter behalten werden. Das Kurzzeit- oder Arbeitsgedächtnis ist also eine entscheidende „Schaltstelle" dafür, ob etwas dauerhaft ins Langzeitgedächtnis übertragen werden kann.

Ein bloßes Wiederholen im Sinne eines mechanischen Memorierens („mechanisches Kurzzeitgedächtnis") ist dabei natürlich stets weniger „tief" als eine dynamische aktive Bearbeitung („dynamisches Kurzzeitgedächtnis").

Der Langzeitspeicher

Wenn eine Information „tief" verarbeitet wurde, kann sie im Langzeitgedächtnis dauerhaft abgespeichert werden. Diese „tiefe" Verarbeitung wird u. a. durch eine multiple Enkodierung, d.h. eine Verknüpfung von Informationen mit unterschiedlichen bereits vorhandenen Gedächtnisinhalten erreicht.

Es ist eine alltägliche Erfahrung, dass man auf eine gewisslich abgespeicherte Information (z.B. den Namen des Menschen, der einen gerade begrüßt) „nicht kommt", sich aber wenige Minuten später an sie dann doch erinnert. Die Information war also abgespeichert, konnte aber nicht abgerufen werden. Je besser Informationen im Langzeitgedächtnis sinnvoll strukturiert und geordnet sind (vergleichbar mit einer Bibliothek, in der die Bücher nach einer bestimmten Systematik geordnet sind), je mehr Informationen miteinander verknüpft sind, je konkreter Informationen eingespeichert werden (z.B. durch eine bildhafte Vorstellung) und je mehr sie übergeordneten Bedeutungsgehalt besitzen, desto leichter ist es, sie wieder abzurufen.

Das Gedächtnis ist ein Netzwerk aus Informationen. Wie beim Dominoeffekt stößt eine Erinnerung die nächste an. So fällt einem ein Name leichter ein, wenn man versucht sich zu erinnern, wo man die betreffende Person zuletzt gesehen hat. Ein bestimmter Duft kann die Erinnerung an eine bestimmte Situation wachrufen, in der dieser Duft ebenfalls wahrgenommen wurde, und kann somit eine ganze „Kaskade" an weiteren vergessen geglaubten Erinnerungen auslösen.

Inhaltlich wird im Langzeitgedächtnis wie folgt unterschieden:
- **Episodisches Gedächtnis**:
  Hier sind Ereignisse, Erfahrungen, Erlebnisse oder bestimmte Begebenheiten der individuellen Lebensgeschichte gespeichert (das persönliche „Tagebuch"). Hier wird also eingetragen, zu welcher Zeit („wann") und in welchem Kontext („wo") Informationen erworben wurden.
- **Semantisches Gedächtnis**:
  Hier ist das Faktenwissen (z.B. Wie heißt die Hauptstadt von Italien?) und der Wortschatz einer Person gespeichert.
- **Perzeptuelles Gedächtnis**:
  Hier sind Kategorien gespeichert, die uns Ähnlichkeitsurteile ermöglichen (z.B. jedes beliebige Auto wird als „Auto" erkannt, gleich welche Farbe oder Form es hat).
- **Prozedurales Gedächtnis**:
  Hier sind Programme für gelernte Bewegungsabläufe gespeichert (z.B. Fahrradfahren, Zähneputzen).
- **Priming-Gedächtnis**:
  Hier sind Sinneseindrücke gespeichert (Stimmungen, Gefühle, Farben, Formen, Gerüche usw.), die durch unwillkürlich auftretende Assoziationen zu bereits bekannten Gedächtnisinhalten den Abruf beschleunigen oder fördern können.

„Das" Gedächtnis ist also ein aktiver, dynamischer „Prozess", in dem verschiedene Verarbeitungsschritte aufeinander folgen. Ein „schlechtes" Gedächtnis kann seine Ursache demnach auf unterschiedlichen Verarbeitungsebenen, bzw. in verschiedenen Funktionsbereichen haben.

1.3 Physiologische und pathologische Veränderungen im Alter

Im höheren Lebensalter kommt es nun keineswegs zu Veränderungen in allen dargestellten Gedächtnisfunktionen. Einige Funktionen altern, einige nicht oder erst im hohen Lebensalter. Zu den „alternden", d.h. sich mit dem Alter verschlechternden Gedächtnisprozessen zählen in erster Linie die sensorischen Gedächtnisse, aber auch das Bearbeitungstempo bei den dynamischen Arbeitsgedächtnisfunktionen und die Eintragungen im episodischen Gedächtnis („Tagebuch").

Die altersbedingten Veränderungen in den einzelnen Bereichen lassen sich folgendermaßen beschreiben:

Veränderungen beim sensorischen Input:
Der sensorische Input kann von Alternsprozessen insofern betroffen sein, als nachlassende Sinnesfunktionen (z.B. altersbedingte Veränderungen der Sehschärfe oder Höreinbußen) auch die Aufnahme ankommender Informationen erschweren. Zusätzlich wird die Leistungsfähigkeit in den Bereichen Aufmerksamkeit und Konzentration mit zunehmendem Alter bzw. bei demenziellen Erkrankungen störanfälliger. Somit wird es schwieriger, beispielsweise einem Gespräch zu folgen oder sich auf neue Informationen zu konzentrieren.

Veränderungen beim Informationsverarbeitungstempo:
Kognitive Leistungen einschließlich Gedächtnisleistungen unterliegen einem zweigeteilten Veränderungsprozess. Schematisch lässt sich die Entwicklung folgendermaßen darstellen:

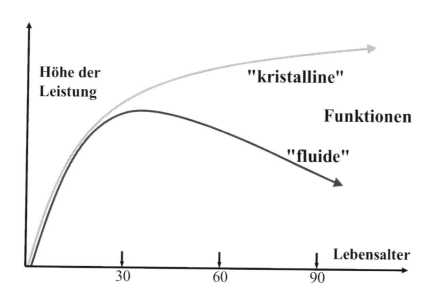

Abbildung 2: Veränderung der kognitiven Leistung mit dem Alter (Cattell 1963)

Wie Abbildung 2 zeigt, unterscheidet man „kristalline" von „flüssigen" Funktionen. Zu den kristallinen Funktionen gehören etwa Faktenwissen, sprachliche Fähigkeiten oder Erfahrungswissen. Diese bleiben im Alternsprozess stabil oder können mit zunehmendem Lebensalter bei entsprechender Übung sogar einen Zugewinn erfahren.

Die Geschwindigkeit der zentralen Informationsverarbeitung ist dagegen das wichtigste Element der so genannten „flüssigen Funktionen". Diese lassen mit zunehmendem Lebensalter kontinuierlich nach. Im Alltagsleben sind diese Veränderungen kaum wahrzunehmen, da zum einen das Gehirn über genügend ungenutzte Reserven verfügt, um den Alterungsprozess auszugleichen (vgl. Abb. 3). Zum anderen kann die Verlangsamung teilweise auch durch einen Zuwachs an Erfahrung und Routine ausgeglichen werden.

Je älter man wird, desto geringer werden jedoch die kognitiven Reserven. Die zunehmende Verlangsamung der geistigen Funktionen führt somit zwangsläufig auch zu schlechteren Gedächtnisleistungen. Informationen, die gespeichert werden sollen und im Arbeitsspeicher nicht schnell genug verarbeitet werden können, laufen leichter Gefahr, von nachfolgenden Informationen „überlagert" zu werden. Ist die „kognitive Verlangsamung" bereits so stark ausgeprägt, dass die kritische Schwelle überschritten wird (vgl. Abb. 3), so macht sich dies zunehmend negativ im Alltag bemerkbar und die „Demenz" wird sichtbar.

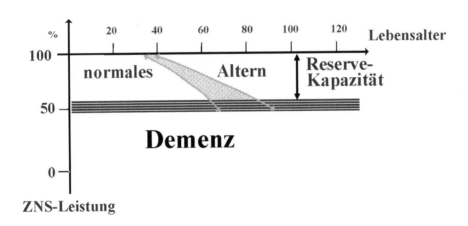

**Abbildung 3: Reservekapazität der kognitiven Leistungsfähigkeit im Zentralnervensystem (ZNS)
(nach Oswald und Gunzelmann 1991, in Anlehnung an Meier-Ruge 1985)**

Die Einteilung in kristalline und flüssige Funktionen findet sich auch im Kurzzeitspeicher (Arbeitsgedächtnis) wieder: Wie bereits beschrieben, unterscheidet man im Arbeitsgedächtnis (Kurzzeitspeicher) zwischen „mechanischen", automatisch ablaufenden kristallinen Funktionen (z.B. beim mechanischen Auswendiglernen) und „dynamischen" flüssigen Funktionen (vgl. Abb. 1). Das Auswendiglernen eines Gedichtes ist eine mechanische und damit kristalline Funktion.

Wenn man hier in Übung bleibt, so treten kaum altersbedingte Veränderungen auf.

Geht es aber darum, Gedächtnisinhalte aktiv und dynamisch solange zu bearbeiten (s.o.) bis sie ins Langzeitgedächtnis übergehen, kommt es auch im gesunden Alternsprozess zu nachlassenden Leistungen, da sich hier die reduzierten flüssigen Funktionen und demzufolge das reduzierte Informationsverarbeitungstempo auswirken. Informationen werden weniger „tief" verarbeitet, d.h. weniger mit bereits vorhandenem Wissen „geordnet" verknüpft und es werden weniger oder ungenauere Einträge im Episodischen Gedächtnis vorgenommen, was das Wiederauffinden deutlich beeinträchtigt. Bei schweren demenziellen Erkrankungen werden hier überhaupt keine Einträge mehr vorgenommen, was dazu führt, dass die Betroffenen sich an unmittelbar zurückliegende Vorgänge (z.B. das Mittagessen) nicht mehr erinnern können.

Veränderungen im Langzeitspeicher:
Man geht heute davon aus, dass die Informationen im Semantischen, Prozeduralen, Perzeptuellen und Priming-Gedächtnis (Abb. 1) sich kaum altersabhängig verändern und auch erst bei Demenzen in fortgeschritteneren Stadien degenerieren. So können sich Demenzpatienten meist noch an weit zurückliegende Lerninhalte aus ihrer Jugendzeit, wie beispielsweise Gedichte oder Lieder, erinnern. Dies zum Teil besser als Jahre vorher, da keine neuen Informationen mehr gespeichert und alte damit nicht so stark „überlernt" werden. Auch motorische Abläufe, wie z. B. Radfahren oder das Betätigen der Gangschaltung eines Autos bleiben ebenso länger erhalten wie frühere Sinneseindrücke (Gerüche, Gefühle etc.).

Anders dagegen treten die Veränderungen im Episodischen Gedächtnis, unserem „Tagebuch" in Erscheinung. Hier treten parallel zu Veränderungen im Frontalhirn, dem Sitz dieses Gedächtnisses, mit dem Alter und besonders massiv bei einer Demenz vom Alzheimertyp deutliche Verschlechterungen ein: Die Eintragungen werden immer oberflächlicher und ungenauer und unterbleiben bei Fortschreiten der Krankheit schließlich ganz. Dies hat zur Folge, dass Informationen - wie beispielsweise auf der Festplatte eines Computers - nicht mehr aufgefunden werden können, da die dazugehörigen „Dateinamen", sprich „Schlüssel", oder „Zusammenhänge" fehlen und ein Abruf über eine zeitliche Ordnung („Wann war das? In welchem Zusammenhang?") nicht mehr möglich ist (Oswald 2008).

Zusätzliche Faktoren für nachlassende Gedächtnisleistungen:
Gedächtnisstörungen können jedoch nicht nur durch Alterungsprozesse und Demenzen erklärt werden, sondern sind häufig gerade auch im höheren Lebensalter durch eine Vielzahl behandelbarer Ursachen bedingt. Hierzu zählen z.B.

- Arzneimittelnebenwirkungen, oder
- Vergiftungen durch zu viele gleichzeitig eingenommene Medikamente,
- Depressionen,

- Anämien,
- Schilddrüsenerkrankungen und
- zu wenig Flüssigkeitszufuhr infolge eines abnehmenden Durstgefühls.

Hinzu kommt: Je weniger die beschriebenen Gedächtnisprozesse aktiviert werden, je weniger also ein Mensch sich unablässig geistig fordert, desto stärker lässt die Leistungsfähigkeit nach. Ständige geistige Aktivität in jenen fluiden Bereichen, die nicht durch Routinen, d.h. kristalline Funktionen unterstützt werden, hält hingegen die Gedächtnisleistungen eines Menschen länger aufrecht und wirkt dem normalen Alterungsprozess entgegen. Dies wird mit dem Satz „*use it or lose it*" („*gebrauche es oder verliere es*") eindrücklich umschrieben.

1.4 Demenzielle Verläufe

Im Unterschied zu den „normalen", altersbedingten Gedächtnisveränderungen, sind demenzielle Erkrankungen, von denen die Demenz vom Alzheimer Typ am häufigsten ist, als pathologische Endstrecke der Veränderungsprozesse anzusehen. Dies deckt sich auch mit den heute bekannten altersabhängigen Veränderungen im Gehirn. So gilt es derzeit als wissenschaftlicher Standard, dass die oben beschriebenen Alterungsprozesse des Gedächtnisses, insbesondere in der Wahrnehmung, in den dynamischen Arbeitsspeicherprozessen und im Episodischen Gedächtnis, sehr früh, wenn auch zunächst extrem langsam, einsetzen und nur in einer Alzheimerdemenz münden, wenn man nicht vorher an einer anderen Krankheit stirbt. Die Geschwindigkeit oder Progression der Veränderungen ist dabei individuell sehr unterschiedlich und entscheidet darüber, wann die Demenz manifest wird. Letztlich, so die Meinung vieler Wissenschaftler, ist es nur eine Frage der Zeit, wann eine Demenz zutage tritt; man müsse nur alt genug werden (vgl. z.B. Reischies und Helmchen 2002).

Unter anderem auch wegen der massiven Veränderungen im Episodischen Gedächtnis kommt es bei Demenzpatienten sehr rasch zu einer starken räumlich-zeitlichen und inhaltlichen Desorientierung. Auch geht mit fortschreitender Erkrankung die Erinnerung an frühere Lebensereignisse ebenso verloren, wie das Wissen über sich selbst.

Neben den beschriebenen Gedächtnisstörungen können während des Krankheitsverlaufs weitere Veränderungen auftreten:
- Störungen in der Urteilsfähigkeit und im Denkvermögen
- Störungen der Fähigkeit zum Planen, Organisieren, Ordnen, Abstrahieren
- Beeinträchtigung der Alltagsfertigkeiten
- Verminderung des Antriebs
- Aphasie, d.h. Beeinträchtigungen in den einzelnen sprachlichen Modalitäten, wie Sprechen, Verstehen, Schreiben und Lesen

- Apraxie, d.h. die Unfähigkeit, früher erlernte Bewegungen oder Bewegungs-abläufe auszuführen; dabei ist die Fähigkeit der Bewegung und der Wahrnehmung allein weiterhin gegeben, die Integration dieser beiden aber gestört
- Agnosie, d.h. die Unfähigkeit, trotz intakter Sinnesorgane Wahrgenommenes zu erkennen und richtig einzuordnen

Von einer Demenz im klinischen Sinne spricht man erst dann, wenn die beschriebenen Gedächtnisstörungen und/oder einzelne der weiteren kognitiven Beeinträchtigungen mindestens seit sechs Monaten so stark ausgeprägt sind, dass es zu Problemen in der alltäglichen Lebensführung oder im Beruf kommt (vgl. hierzu auch Band „Biographieorientierte Aktivierung").

1.5 Konsequenzen für die Kognitive Aktivierung

Bei Pflegeheimbewohnern ist in stärkerem Maße als bei selbständig zu Hause lebenden Älteren mit einem Nachlassen der kognitiven Leistungen zu rechnen. Dies kann bereits einer der Gründe für die Heimübersiedlung gewesen sein. Demenzielle Erkrankungen sind die häufigste Krankheitsursache für einen Einzug in ein Pflegeheim (vgl. Bickel 1997, 1999).

Darüber hinaus führen auch chronische körperliche Erkrankungen und die damit häufig verbundene Inaktivität in vielen Fällen zu einem Abbau der geistigen Leistungsfähigkeit. Schließlich ist das Leben in einem Pflegeheim in der Regel mit weniger geistigen Anforderungen verbunden als im eigenen Haushalt. Ein bereits bestehender Leistungsabbau wird noch verstärkt, wenn es keine anderen Anregungen und kein Übungs- und Trainingsangebot gibt.

Das Gehirn verfügt über eine große Reservekapazität, die aber deutlich mit dem Altersabbau (vgl. Abbildung 3) kleiner wird. Dieser Vorgang muss jedoch nicht zwingend in einer Demenz enden. Treten jedoch zusätzlich zum Altersabbau pathologische Prozesse hinzu, kommt es zur demenziellen Erkrankung, je nachdem, wann der Schwellenwert zur Demenz überschritten wird.

Dieser Schwellenwert wird in Abbildung 3 bei etwa 50 Prozent der Ausgangskapazität angenommen und begründet sich durch die parallel im Gehirn stattfindende Reduktion der für Denk- und Gedächtnisprozesse wichtigen Transmittersubstanz Acetylcholin. Diese stellt neben anderen Substanzen die Verbindungen zwischen den einzelnen Hirnzellen her und ermöglicht damit die Übertragung von Informationen.

Es stellt sich jedoch die Frage, warum die Schwelle bei einigen früher und bei anderen später erreicht wird.

Heute weiß man, letztendlich auch dank der SimA®-Projekte, dass es möglich ist, durch geeignete und regelmäßige Übungen noch vorhandene ungenutzte oder wenig genutzte Reserven wieder so zu mobilisieren, dass man sich um „einige Lebensjahre" von dem kritischen Schwellenwert wieder entfernen kann.

Durch das diesen Übungsbänden zugrunde liegende Forschungsprojekt mit Pflegeheimbewohnern konnte gezeigt werden, dass sogar bei leichten bis mittelschweren Demenzen spezifische, wissenschaftlich überprüfte Gedächtnisübungen durchaus auch noch im Schwellenbereich zur fortgeschrittenen Demenz vorhandene Reserven zu mobilisieren in der Lage sind. Dies ist in dieser Deutlichkeit bis dahin noch nirgends nachgewiesen worden. Für Betroffene, welche diesen Schwellenbereich bereits durchschritten haben, wurde ein eigenes Programm, nämlich das der „Biographieorientierten Aktivierung nach SimA®-P" entwickelt (vgl. Einführung).

Das vorliegende kognitive Aktivierungsprogramm richtet sich gezielt auf jene kognitiven Funktionen und darunter subsumierten speziellen Gedächtnisfunktionen, die vom Alternsprozess bzw. einer eventuellen Demenz vom Alzheimer-Typus am stärksten betroffen sind. Hierzu gehören vor allem das Nachlassen der Wahrnehmung, der Aufmerksamkeit und Konzentration, die Verlangsamung der Aufnahme und Verarbeitung von Informationen im dynamischen Arbeitsgedächtnis, sowie das Episodische Gedächtnis und damit das Wiederfinden von Gespeichertem.

Berücksichtigung findet dabei auch die Tatsache, dass die Mehrzahl der Bewohner in Pflegeheimen bereits unter progredienten kognitiven Leistungseinbußen im Sinne einer Demenz leiden, so dass im Vordergrund der Übungen nicht das Ziel einer Leistungssteigerung, sondern einer Stabilisierung des Status quo oder je nach Krankheitsfortschritt einer Verlangsamung künftiger Verschlechterungen steht (Oswald et al. 2006).

Darüber hinaus wurde auch das bei Pflegeheimbewohnern überwiegend reduzierte Leistungsniveau bedacht. Das Übungsprogramm ist deshalb nicht mit einem kognitiven Training vergleichbar, wie es im ambulanten Bereich mit gesunden und relativ gesunden Senioren durchgeführt wird (z.B. dem SimA®-Programm). So wurden beispielsweise Themenbereiche wie komplexe Gedächtnisstrategien, Mnemotechniken sowie Metatheorien nicht in das Programm aufgenommen.

Das kombinierte kognitive und psychomotorische SimA®-P-Aktivierungsprogramm dient der Ergänzung einer ganzheitlich aktivierenden und normalisierenden Milieugestaltung mit dem Ziel, die kognitive Leistungsfähigkeit und Selbständigkeit zu erhalten und zu fördern und somit zur Verbesserung der Lebensqualität und Zufriedenheit von Bewohnern der stationären Altenhilfe beizutragen.

Die Therapieleitfäden wurden so konzipiert, dass sie auch von Mitarbeitern im Bereich der Pflege ohne spezifische therapeutische Ausbildung aber auch von Angehörigen umgesetzt werden können.

1.6 Ergebnisse der SimA®-P-Studie

Der vorliegende Übungsband „Kognitive Aktivierung mit SimA®-P" wurde in Kombination mit dem ebenfalls in dieser Reihe erschienenen Übungsband „Psychomotorische Aktivierung mit SimA®-P" zwölf Monate lang mit freiwillig teilnehmenden Pflegeheimbewohnern im Alter von 70-99 Jahren (Durchschnitt: 83 Jahre) im Rahmen des Forschungsprojektes „Rehabilitation im Altenpflegeheim" (Oswald et al. 2006) durchgeführt.

Dabei wurden insgesamt 294 Personen einer umfassenden funktionellen und psychodiagnostischen Untersuchung unterzogen und anschließend nach statistischen Kriterien einer Übungsgruppe (Treatmentgruppe) oder einer Kontrollgruppe, die keine weitere Therapie erhielt, zugeteilt. Die Übungsgruppe erhielt an zwei Terminen pro Woche für jeweils eine Stunde Aktivierung nach SimA®-P, die Kontrollgruppe erhielt weiterhin die üblichen Aktivierungsmaßnahmen der jeweiligen Einrichtung. Nach sechs Monaten (N = 189) sowie nach zwölf Monaten (N = 137) wurde die Untersuchung wiederholt.

Aufgrund des hohen Alters der Teilnehmer (70-99 Jahre) sowie den starken gesundheitlichen, kognitiven und funktionellen Einschränkungen, lag das Ziel der Therapie vor allem in der Erhaltung und Förderung der verbliebenen Selbständigkeit.

Die wichtigsten Ergebnisse dieser Untersuchungen sollen im Folgenden kurz skizziert werden:

Allgemein konnten durch das Kombinationstraining bei Pflegeheimbewohnern mit leichten bis mittelschweren kognitiven Beeinträchtigungen signifikante Verbesserungen in der Selbständigkeit bei Aktivitäten des täglichen Lebens festgestellt werden.

Gleichsam verringerte sich in den Übungsgruppen über einen Verlauf von sechs Monaten der Schweregrad der Depressivität, während sich die Lebensqualität verbesserte. Die Eigenaktivität sowie die sozialen Aktivitäten der Pflegeheimbewohner nahmen über den Interventionszeitraum signifikant zu.

Im Bereich der allgemeinen kognitiven Leistungsfähigkeit kam es zu einer signifikanten Stabilisierung und zum Teil sogar zu Verbesserungen bei den Therapieteilnehmern, hingegen musste während der Interventionsphase in der Kontrollgruppe ein stetiger Leistungsabfall beobachtet werden (vgl. Abbildung 4).

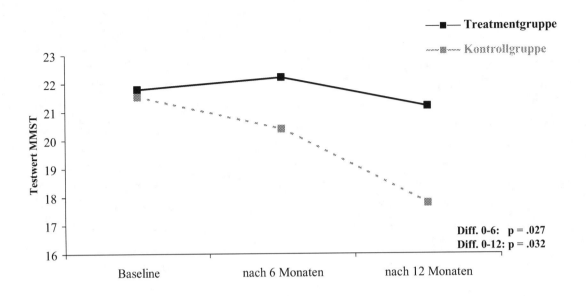

Abbildung 4: Mini-Mental-Status-Test (MMST), Untersuchungsergebnisse nach 6 und 12 Monaten

Gleichartige Effekte ließen sich auch im Bereich spezifischer Gedächtnisleistungen feststellen. So konnten z.B. die visuellen Gedächtnisleistungen, d.h. das Sehen und Merken von Informationen, was für den Alltag in besonderem Maße von Bedeutung ist, sogar verbessert werden (vgl. Abbildung 5).

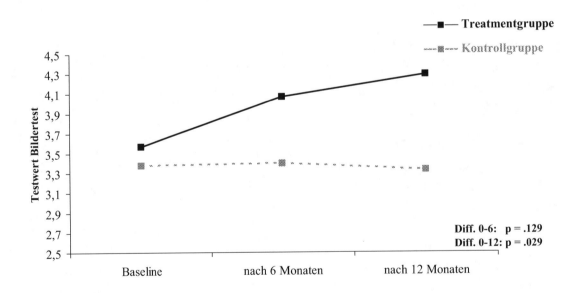

Abbildung 5: Nürnberger-Alters-Inventar-Bildertest, Untersuchungsergebnisse nach 6 und 12 Monaten

Weiterhin wirkt sich eine Verbesserung der kognitiven Leistungsfähigkeit auch auf motorisch-koordinative Fähigkeiten aus. So konnte durch die Kombination von kognitiver und psychomotorischer Aktivierung die Sturzhäufigkeit bei den Therapieteilnehmern drastisch reduziert werden (vgl. Abbildung 6).

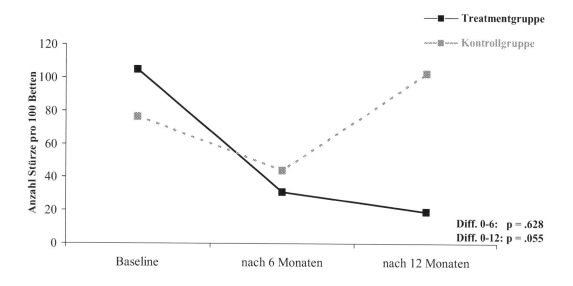

Abbildung 6: Sturzereignisse pro 100 Bewohnerbetten

Auch das Pflegepersonal der teilnehmenden Heime (Treatmentheime) wurde hinsichtlich ihrer Beobachtungen zu Veränderungen bei den teilnehmenden Bewohnern befragt. Hier konnte ebenfalls der therapeutische Nutzen des Konzeptes und der Transfer der Therapieeffekte auf den Alltag der Bewohner bestätigt werden (vgl. Abbildung 7).

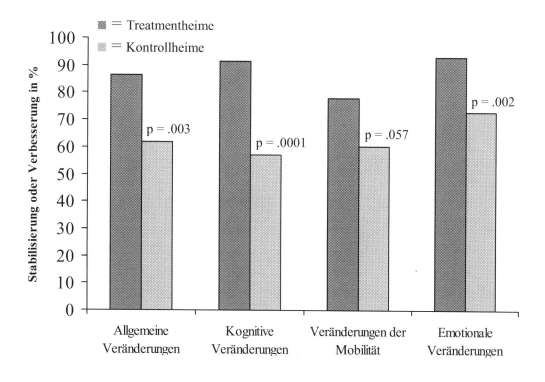

Abbildung 7: Fremdbeurteilung Pflegekräfte nach 12 Monaten (N=214)

Die an das Pflegepersonal gerichtete Frage nach den allgemeinen Veränderungen bezog sich auf den Gesamteindruck des Gesundheitszustandes der Bewohner. Auch hier konnten signifikant positive Veränderungen festgestellt werden. Vor allem fallen hierunter Aussagen wie geringere Pflegebedürftigkeit im weitesten Sinne, bessere Mitarbeit bei Pflegetätigkeiten und eine insgesamt verbesserte Wachheit der Bewohner.

Auch münden die erzielten kognitiven und funktionellen Verbesserungen (vgl. auch Band „Psychomotorische Aktivierung mit SimA®-P") in einer deutlichen Entlastung der Pflegekräfte aufgrund verbesserter Mitarbeit der Bewohner bei den Grundpflegetätigkeiten. Hierdurch kam es auch zu Verbesserungen in der Arbeitszufriedenheit der Mitarbeiter (vgl. Abbildung 8).

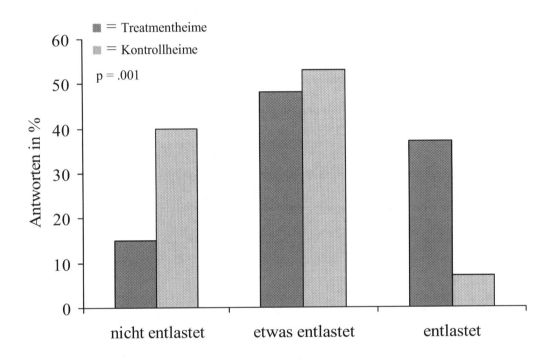

Abbildung 8: Entlastung des Pflegepersonals durch die Therapie, Abschlussuntersuchung (N=214)

II
Hinweise zur Durchführung

2.1 Allgemeine Erklärungen zum Aufbau

Der vorliegende Band umfasst 24 Therapieeinheiten und ist in Struktur und Ablauf so aufbereitet, dass im Training alle wichtigen Gedächtnisfunktionen geübt werden. Der Schwerpunkt liegt in den einzelnen Einheiten jeweils auf der Übung von fluiden Gedächtnisleistungen. Alle Einheiten des Bandes sind in diese drei Abschnitte gegliedert:

1. Übersicht über Ablauf und Inhalte der Therapieeinheit
2. Übungsbeschreibungen und Durchführungshinweise für den Gruppenleiter
3. Arbeitsmaterialien für die Teilnehmer (Kopiervorlagen)

Übersicht über Ablauf und Inhalte der Therapieeinheit
Am Anfang einer jeden Therapieeinheit werden die jeweils folgenden Übungen aufgeführt, so dass sich der Gruppenleiter schnell einen Überblick über die benötigten und vorzubereitenden Übungsmaterialien (Materialien für Alternativaufgaben jeweils in Klammern) und Kopien verschaffen kann. In der Übersicht werden zudem Übungsalternativen aufgezeigt, die zusätzlich zu oder anstatt einer der vorgegebenen Übungen durchgeführt werden können.

Weiterhin wird für jede Übung die entsprechende Zielsetzung bzw. die beübte Gedächtnisfunktion aufgeführt (s. u. „Absicht"), so dass Alternativen oder Änderungen durch den Gruppenleiter mit gleichen Übungen ersetzt werden können. Zu beachten ist allerdings, dass jeweils nur die Übungsschwerpunkte angegeben werden, da es auch Schnittstellen mit anderen Gedächtnisfunktionen und -leistungen innerhalb einer Aufgabenstellung geben kann. Auch wurden grobe Zeitangaben für die einzelnen Übungen gemacht, die jedoch immer nur ein Anhalt sein können, da die Heterogenität der einzelnen Gruppen eine individuelle Zeitplanung erforderlich macht.

Übungsbeschreibungen und Durchführungshinweise für den Gruppenleiter
Jede Übung ist in ihrem Ablauf genau beschrieben. Weiterhin sind Vorschläge für die sprachlichen Anweisungen des Gruppenleiters angegeben; diese können in der bestehenden Form den Teilnehmern vorgetragen werden. Sie sind so konzipiert, dass ein zweideutiges oder missverständliches Auffassen der Übungsanweisungen vermieden wird. Da es sich nur um Hilfen handelt, muss der genaue Wortlaut natürlich nicht eingehalten werden.

Die Anweisungen, die vorgelesen werden können, sind zur besseren Kennzeichnung jeweils umrandet. Nach den Beschreibungen folgen die Übungen sowie die dazugehörigen Lösungsvorschläge. Auch hier können eigene Ideen und auch Vorschläge der Teilnehmer einfließen. Durch die verschiedenen Wissens- und Erfahrungshintergründe der Teilnehmer verändern sich Antworten und Schwerpunkte; dies ist bei der Durchführung jeweils zu berücksichtigen.

Arbeitsmaterialien für die Teilnehmer

Für Übungen, bei denen Vorlagen oder Übungsblätter benötigt werden, sind in diesem Abschnitt die Kopiervorlagen angeordnet. Es ist individuell vom Gruppenleiter abzuwägen, ob Kopien ausgehändigt werden, oder, je nach Anspruch, die Übungen an eine Flipchart oder Tafel angeschrieben und gemeinsam gelöst werden. Die Kopiervorlagen befinden sich zum Ausdruck am PC zusätzlich auf der beiliegenden CD-ROM.

Auch für die Entspannungsübungen wurde jeweils der Text als Kopiervorlage vorbereitet. Dieser kann dann genutzt werden, wenn jeder Teilnehmer selbst einen Teil lesen soll, oder die Teilnehmer das Blatt mitnehmen dürfen.

Während alle Vorlagen in schwarz-weiß gehalten sind stellt die „Farb-Wort-Übung" eine Ausnahme dar, da sie aufgrund ihres Charakters in Farbe präsentiert werden muss. Die Farb-Wort-Tafel (Datei befindet sich auf beiliegender CD-ROM) sollte demnach entsprechend der Anzahl der Teilnehmer farbig ausgedruckt bzw. vervielfältigt werden, damit die Übung im Sinne der Anweisung durchgeführt werden kann.

2.2 Aufbau und Ablauf der Therapieeinheiten

Die Kognitive Aktivierung nach SimA®-P schließt an die Psychomotorische Aktivierung an. Die Therapieeinheiten wurden bezüglich des Ablaufs in drei Teile gegliedert:

Jede Einheit beginnt mit einem **mündlichen Einstieg** zum „Warmdenken". Die Teilnehmer können sich dabei auf die darauf folgenden Übungen vorbereiten.
Darauf folgt der **Hauptübungsteil** mit circa zwei schriftlichen Übungen zur Konzentration, Aufmerksamkeit und Informationsverarbeitungsgeschwindigkeit und weiteren Übungen zu anderen Gedächtnisleistungen (Kurzzeitgedächtnis, Langzeitgedächtnis, Abrufstrategien, schlussfolgerndes Denken). Weiterhin wurde mit wechselnden Inhalten ein Einbezug der sensorischen Systeme (visuell, akustisch, taktil, olfaktorisch) berücksichtigt.
Abschließend folgt der **Entspannungsteil** z.B. mit Vorlesen eines Gedichts, einer Geschichte oder dem gemeinsamen Singen eines Liedes.

Der klare, einheitliche Aufbau der Therapieeinheiten unterstützt die Teilnehmer darin, sich auf die Übungen einzulassen, da sie wissen was sie erwartet und so ein Stück weit Handlungssicherheit erlangen.

Zeitlicher Ablauf der Therapieeinheit:

1. Mündliche Aufwärmübung   ca. 5 Minuten
2. Hauptteil   ca. 15-20 Minuten
3. Entspannung   ca. 5-10 Minuten

2.3 Organisatorische Hinweise

Im Rahmen der Studie zum Forschungsprojekt hat es sich als günstig erwiesen, bei der Durchführung der Therapieeinheiten zwei Gruppenleiter (ein Durchführender und eine Hilfskraft) einzusetzen, da so besser auf besonders verlangsamte und hilfebedürftige Teilnehmer eingegangen werden konnte. Zudem musste die Gruppe bei notwendigen Unterbrechungen nicht alleine gelassen werden. Realität ist jedoch, dass der Einsatz von zwei Gruppenleitern im täglichen Betriebsablauf eines Pflegeheimes meist nicht umsetzbar ist. Entsprechend müssen besondere Sicherheitsvorkehrungen zum Unfallschutz beachtet werden.

Eine Gruppengröße von acht Teilnehmern hat sich bei demenziell beeinträchtigten Teilnehmern als günstig erwiesen. Bei größeren Gruppen kann eine individuelle Betreuung nicht mehr gewährleistet werden, zudem steigen auch Lärmpegel und die Gefahr der Ablenkung der Teilnehmer. Außerdem ist die besondere funktionelle Situation von Pflegeheimbewohnern zu berücksichtigen.
In Gruppen mit stärker kognitiv beeinträchtigten Teilnehmern ist eine eher kleinere Teilnehmerzahl zu wählen, da hierbei vermehrt individuelle Hilfestellungen gegeben werden müssen.
Umgekehrt sollte auch eine nicht zu geringe Teilnehmerzahl gewählt werden, da die Motivation dann stark sinken und schnell ein „Schüler-Lehrer"-Gefühl aufkommen kann. Bei zu erwartenden hohen Fehl- oder Erkrankungsraten ist deshalb von vornherein eher eine etwas größere Teilnehmerzahl zu wählen, da davon ausgegangen werden muss, dass meist nicht alle teilnehmen können.

Auch die Raumqualität hat einen entscheidenden Einfluss auf einen reibungslosen Stundenablauf. Aufgrund der oftmals beeinträchtigten sensorischen Funktionen der Teilnehmer ist besonders darauf zu achten, dass der Raum resonanzfrei ist und die Entfernung zur Tafel oder Flipchart nicht zu groß ist. Als vorteilhaft hat sich die Anordnung der Tische und Stühle in Hufeisenform gezeigt. Es sollte für jeden Teilnehmer ausreichend Platz zur Verfügung stehen; bei der Vorbereitung des Raumes sollten Freiräume für Rollstuhlfahrer mit berücksichtigt werden. Gute Lichtverhältnisse sowie gutes Schreib- und Unterlagenmaterial sollten vorhanden sein. Der Gruppenleiter sollte immer Sichtkontakt zu den Teilnehmern haben, damit schwerhörige Teilnehmer zum einen die direkte Ansprache haben und zum anderen die Möglichkeit bekommen die Lippenbewegungen des Gruppenleiters als Verstehhilfe zu nutzen.

Grundsätzlich empfiehlt es sich, bei der Gruppenzusammensetzung darauf zu achten, dass die Teilnehmer möglichst ein ähnliches kognitives und funktionelles Niveau aufweisen. Dies wird nicht immer möglich sein, daher ist der Gruppenleiter stark gefordert um trotz Gruppenheterogenität Schwächere nicht zu überfordern und Leistungsstärkere nicht durch mangelnden Anspruch zu langweilen.

Übungsanweisungen sollten immer wieder ausführlich in kurzen einfachen Sätzen und am besten mit der Vorgabe eines Beispieles, wenn nötig mit Anschrift an der Tafel oder Flipchart erklärt werden. In den Übungseinheiten wurde dieser Vorsatz weitestgehend berücksichtigt. Vor allem bei Gruppen mit Demenzerkrankten kann die Kenntnis auch von Übungen die bereits häufig durchgeführt wurden nicht vorausgesetzt werden. Es ist weiterhin wichtig, Anweisungen mit klarer, deutlicher Sprache zu geben. Bei Bedarf sollte individuelle Hilfestellung gegeben werden.

Einer der wichtigsten Punkte für den Erfolg jeder Therapie ist die regelmäßige Durchführung. Nur durch verlässliche Termine und Zeiten entsteht bei den Teilnehmern eine feste Struktur und Identifikation mit der Therapie. Zur Erinnerung der Teilnehmer an die Zeiten eignen sich Terminzettel in den Wohnungen bzw. Zimmern; diese erhöhen nicht nur die Zuverlässigkeit, sondern betonen auch die Bedeutung der Trainingsstunden. Bei stärker kognitiv eingeschränkten Pflegeheimbewohnern sollte immer auch das Pflegepersonal informiert werden. Oftmals ist es hierbei auch wichtig, dem Personal die Bedeutsamkeit der Therapie zu verdeutlichen und es um Unterstützung zu bitten, damit die Teilnehmer zu den Therapiezeiten entsprechend vorbereitet und nicht durch andere Termine verhindert sind.

In diesem Zusammenhang sei darauf hingewiesen, dass die Durchführung der Therapieeinheiten in einem geeigneten Raum direkt auf der Station Mitarbeitern des Heimes sowie Angehörigen das Geschehen während der Stunden transparent macht und die wichtige Unterstützung der Therapie auf diesem Wege gefördert werden kann.

Eigene Arbeitsmappen – beschriftet mit den Namen der Teilnehmer - fördern die Identifikation mit der Therapie und zeigen, was schon alles gemacht wurde. Die Arbeitsblätter sind somit nicht nur für den „Papierkorb".

2.4 Besondere Aufgaben des Gruppenleiters

Erfahrungen während der Projektphase waren beispielsweise, dass einzelne Übungen nicht gleich von Anfang an problemlos ausgeführt werden konnten. Anfängliche Schwierigkeiten bestanden z.B. bei der Durchführung von „Wortketten". Mit etwas Übung und nach wenigen Therapieeinheiten konnten bereits wesentliche Verbesserungen in Ideenreichtum und Geschwindigkeit bei den Teilnehmern festgestellt werden. Der Gruppenleiter ist hier gefordert auch bei schwierigeren Übungen die Teilnehmer zu motivieren und vor allem auch nicht selbst gleich aufzugeben oder leichtere Übungen zu bevorzugen. Im Laufe der Therapie konnte eine Abnahme der anfänglichen Unsicherheit und eine größere Experimentierfreudigkeit seitens der Teilnehmer beobachtet werden. Dies lässt sich unter anderem gruppendynamisch durch ein besseres Kennenlernen der Teilnehmer untereinander und somit ein stärkeres Vertrauen in die Gruppe erklären.

Umgekehrt ließ sich bei einigen Teilnehmern eine starke Abwehrhaltung oder auch Dominanz gegenüber schwächeren Teilnehmern beobachten. Hier kommt dem Gruppenleiter eine wichtige moderierende Funktion zu. Vor diesem Hintergrund sollten beispielsweise Übungen, die von einzelnen Teilnehmern auch nach wiederholtem Male nicht verstanden wurden, separat noch einmal wiederholt oder bei der Durchführung der Aufgabe individuelle Hilfestellung gegeben werden. Das Tempo der Gruppe sollte sich immer am Schwächsten orientieren. Es gilt hier nicht, in einen Konkurrenzkampf mit anderen zu treten, sondern vielmehr soll das soziale Miteinander, die Hilfe untereinander und die Zusammenarbeit gepflegt werden.

Selbstverständlich ist auch ein spielerischer „Wettkampf" nicht grundsätzlich schlecht, es ist hierbei jedoch wichtig, stets auf die individuelle Leistungsfähigkeit der Teilnehmer zu achten. Wettkämpfe sind nur dort einzusetzen wo das Niveau der Gesamtgruppe in etwa gleich ist.

Positive Rückmeldungen und Lob sind für die Vermittlung von Erfolgserlebnissen und damit der Steigerung des Selbstwertgefühls nicht zu unterschätzen. Lob und Anerkennung spielen gerade beim alten Menschen im Pflegeheim – den meisten Aufgaben und gesellschaftlichen Tätigkeiten enthoben – eine große Rolle. Das Erfahren eigener Leistungsfähigkeit und eigenen Erfolges wirkt sinnstiftend und motivierend für die Teilnehmer, vor allem da diese Erfahrungen aus anderen Lebensbereichen kaum noch oder nicht mehr gewonnen werden können.

2.5 Tipps aus der Praxis für die Praxis

Für sehr schnelle und fitte Teilnehmer können zusätzliche, kleine Aufgaben gestellt werden, um die Wartezeit auf die anderen zu verkürzen (z.B. Arbeitsblatt mit mehr Übungen; beim Buchstaben ausstreichen Buchstaben oder Wörter mitzählen etc.). Hierbei sollte jedoch darauf geachtet werden, dass langsamere Teilnehmer nicht beschämt werden.

Übungen können je nach Gruppenzusammensetzung vereinfacht oder erschwert werden. Im Folgenden sind einige Varianten aufgeführt:

- Namensrunden können mit mehreren Merkmalen (z.B. Name + Farbe + Tier) oder nur einem Merkmal durchgeführt werden.
- Wortketten können unter Beachtung bestimmter Themen oder frei gebildet werden.
- Übungsblätter sind bereits in zwei Schwierigkeitsgraden (1 und 2) vorbereitet, Schwierigkeitsstufe 2 bzw. Arbeitsblatt 2 bezeichnen jeweils eine etwas leichtere Version der Übung.
- Sollten Übungen für die Teilnehmer auch in Stufe 2 noch zu schwierig erscheinen, können Wahlalternativen einfach weggelassen oder gestrichen werden (z.B. Kuckucksei: nur 3 Alternativen anstatt 5).

- Übungen können in Gemeinschafts- oder Einzelarbeit durchgeführt werden.

Auch inhaltlich können die Übungen auf Feiertage, Jahreszeiten oder biographisch bedeutsame Tage wie Geburtstag, Hochzeitstag etc. angepasst werden. So können z.B. Wortketten zum Thema Sommer gebildet werden oder Arbeitsblätter zu bestimmten Themen ausgetauscht werden.

Wenn bestimmte Entspannungsformen, wie beispielsweise Phantasiereisen oder Gedichte von einzelnen Gruppen nicht gut angenommen werden, so können diese jederzeit gegen andere Entspannungen ausgetauscht werden. Die abgedruckten Texte und Lieder sind als Vorschläge zu verstehen, die austauschbar sind. Sie sollten aber kurze Texte wählen, um die Aufmerksamkeit der Teilnehmer, gerade am Ende der Stunde, nicht zu überfordern.

Mündliche Übungen können reihum oder als Gemeinschaftsarbeit durchgeführt werden. Es sollte möglichst keiner der Teilnehmer „vergessen" oder übergangen werden – ohne deshalb zu drängen oder Druck auszuüben. Achten Sie in diesem Zusammenhang auf die jeweilige Gruppenzusammensetzung.

Kommen bei mündlichen Übungen keine Ideen, können Sie mit Umschreibungen oder Rätselfragen Hilfestellungen geben.

Für sehbehinderte Teilnehmer sollten soweit möglich große Kopien gemacht werden oder – insofern die Übung geeignet erscheint – die Übungen vorgelesen werden.

Bei leistungsschwachen Teilnehmern oder Gruppen können Arbeitsblätter Schritt für Schritt auch zusammen gelöst werden.

Das Setzen eines klaren Anfangs- und Endpunktes gibt den Teilnehmern einen sicheren Rahmen, auf den sie sich einlassen können (z.B. ist der Platzwechsel vom Stuhlkreis bei der Psychomotorik zum Tisch für die Aktivierung sehr gut, da so eine klare Trennung der beiden Teile entsteht).

III
Darstellung der Therapieeinheiten

Therapieeinheit 1

Geräte- und Medienbedarf:

- Arbeitsblätter, Stifte
- Farb-Wort-Tafel
- Flipchart, Stifte

Kognitiver Teil

Absicht	Schwierigkeitsstufe 1	Schwierigkeitsstufe 2	Zeit-bedarf
Aufwärmübung A, K, KZG	1. Namensrunde		5 Min.
A, K, I	2. Farb-Wort-Tafel		5 Min.
SG, A, K, ÜLZG A, K, I	3. Textbearbeitung a) Fragen zum Text b) Buchstaben ausstreichen (1)	b) Buchstaben ausstreichen (2)	10 Min.

Alternativaufgaben

Absicht	Schwierigkeitsstufe 1	Schwierigkeitsstufe 2	Zeit-bedarf
Abruf LZG	- Kuckucksei (1)	- Kuckucksei (2)	5 Min.
A, K, I	- Labyrinth (1)	- Labyrinth (2)	3 Min.
A, K, KZG	- Wortkette		3 Min.

Entspannung

Absicht	Inhalt	Zeit-bedarf
Entspannung, Ausklang	Ballade „Der Sänger" von Johann Wolfgang von Goethe	4 Min.

Übung 1: „Namensrunde"

(in Anlehnung an SimA 1993; Evers 2008)

Der erste Teilnehmer nennt seinen Namen und sein Lieblingstier, der nachfolgende Teilnehmer nennt ebenfalls seinen Namen und sein Lieblingstier und wiederholt die Angaben des Vorgängers. So wird fortgefahren, bis jeder Teilnehmer an der Reihe war. Es werden jeweils nur die Angaben des unmittelbaren Vorgängers und die eigenen Angaben genannt.

> „Derjenige Teilnehmer, der beginnt, sagt seinen Namen und sein Lieblingstier. Anschließend wiederholt jeder Teilnehmer, der an die Reihe kommt, zuerst den Namen und das Lieblingstier des vorigen Mitspielers und sagt dann den eigenen Namen und das eigene Lieblingstier."

Variation: Die Übung sollte, um den Anforderungsgehalt beizubehalten, auch variiert werden. So kann statt des Nachnamens der Vorname oder beides genannt werden, statt des Lieblingstieres bspw. die Lieblingsspeise, das Lieblingsgetränk, die Lieblingsfarbe usw.

Übung 2: „Farb-Wort-Tafel"

(in Anlehnung an Fleischmann und Oswald 1990)

Die Aufgabe der Teilnehmer ist es, möglichst rasch die **Druckfarben** der Worte zu nennen. Jeder Teilnehmer liest laut eine Reihe der Farb-Wort-Tafel vor.

Der Gruppenleiter teilt die Farb-Wort-Tafeln aus.

> „Ihre Aufgabe ist hier, möglichst schnell die Farben laut auszusprechen, in denen die Wörter geschrieben sind. Sie sollen nicht die Wörter vorlesen sondern nur deren Farben laut aussprechen."

Der Gruppenleiter liest die erste Reihe der Tafel als Beispiel vor.

Die Aufgabe soll in aufsteigenden Schwierigkeitsvarianten durchgeführt werden. Die Anforderungen steigen, indem man jeden Teilnehmer zuerst nur die Druckfarbe einzelner Wörter vorlesen lässt. Ist die Aufgabenstellung an sich verstanden, liest jeder Teilnehmer laut eine Reihe der Farb-Wort-Tafel vor. Zusätzliche Steigerungen entstehen durch das Lesen weiterer Reihen sowie die kontinuierliche Erhöhung der individuellen Geschwindigkeit, in der die Reihen gelesen werden können.

Übung 3: „Textbearbeitung"

(in Anlehnung an SimA 1993; Wurzer 1989; Berchem 1994)

In dieser Übung sollen zunächst Fragen zum vorgetragenen Text beantwortet werden, danach sollen im gedruckten Text bestimmte Buchstaben angestrichen werden.

> „Ich werde Ihnen jetzt einen Text vorlesen. Bitte hören Sie aufmerksam zu, denn ich möchte Ihnen später Fragen zum Text stellen."

Der Gruppenleiter liest den folgenden Text vor:

„Der Jacobi-Sturm"

An Jacobi sind die ersten Frühäpfel reif geworden, die Jacobiäpfel.

Und dann kam immer ein schwerer Sturm.

Der Jacobi-Sturm war bekannt. Wenn Jacobi rum ist, braucht man nichts mehr fürchten. Aber wenn der Sturm da war, hat der manchmal Bäume abgebrochen, das Obst runtergeschüttelt und die Kornmandl umgeworfen.

Wir Kinder haben schon auf den Sturm gewartet. Und der hat dann die Bäume gebogen, ein alter Baum ist abgebrochen worden. Das war für uns Kinder was ganz Besonderes. Den großen Baum hat der Sturm umgeworfen! Da waren unsere Birnen dran. Da hat man sich schon auf die Birnen gefreut, und dann hat der Sturm den Baum umgeworfen. Hernach war's aus mit den Birnen.

Da hat's Jacobi-Äpfel gegeben, die waren um die Zeit schon auch zum Essen. Das waren die ersten, die reif waren – die weißen Kläräpfel.

(Wimschneider 1991, S. 88)

a) Fragen zum Text

> „Ich möchte Ihnen jetzt Fragen zum Text stellen. Wer eine Antwort kennt, nennt sie der Gruppe."

- **Um was ging es in der Geschichte?**
- **Was passierte immer an Jacobi?**
  (es kam ein schwerer Sturm)
- **Welchen Baum warf der Sturm um?**
  (einen Birnenbaum)
- **Für wen war es etwas besonderes, dass der Baum umgeworfen wurde?**
  (für die Kinder)
- **Wie werden die Äpfel genannt?**
  (Jacobi-Äpfel oder Kläräpfel)

Die Teilnehmer sollen einen bestimmten Buchstaben im Text ausstreichen.

b) Buchstaben ausstreichen

Der Gruppenleiter teilt die Arbeitsblätter und Stifte aus.

> „In dieser Übung sollen Sie aus dem vorliegenden Text alle „B" ausstreichen. Machen Sie dies möglichst rasch und versuchen Sie, keines zu vergessen."

Als Hilfe kann der Buchstabe „B", „b" an die Tafel oder Flipchart angeschrieben werden.

Alternative: „Kuckucksei"

(in Anlehnung an Fischer und Lehrl 1992; Klauer 2002)

In den vorgegebenen Wortreihen passen vier Wörter sinngemäß zueinander, ein fünftes Wort passt nicht dazu. Die Teilnehmer sollen dieses nicht dazu passende Wort („Kuckucksei") finden. Sie sollen das entsprechende Wort nennen und erklären, warum es nicht zu den anderen passt.

Der Gruppenleiter teilt die Arbeitsblätter und Stifte aus.

„Auf ihrem Arbeitsblatt stehen immer fünf Wörter nebeneinander. Vier davon haben eine Gemeinsamkeit, eines passt nicht dazu. Wenn Sie das Kuckucksei erkannt haben, rufen Sie es mir zu. Und sagen Sie uns bitte, warum es nicht dazu passt."

---

1. **Hund – Katze – Löwe – Pferd – Kuh**
   (Haus/Hoftiere, falsch: Löwe)
2. **Bayern – Thüringen – Hessen – Nürnberg – Sachsen**
   (Bundesländer, falsch: Nürnberg)
3. **Brot – Butter – Wurst – Zahnpasta – Milch**
   (Lebensmittel, falsch: Zahnpasta)
4. **Rose – Lauch – Tulpe – Veilchen – Nelke**
   (Zierpflanzen, falsch: Lauch)
5. **Zahnbürste – Seife – Badeschwamm – Besen – Handbürste**
   (Toilettenartikel, falsch: Besen)
6. **Dornröschen – Rotkäppchen – Goliath – Schneewittchen – Rosenrot**
   (Märchenfiguren, falsch: Goliath)

Für Schwierigkeitsstufe 1 zusätzlich auf Arbeitsblatt 1:

7. **Frankreich – Deutschland – England – Afrika – Italien**
   (Länder, falsch: Afrika)
8. **Bier – Most – Saft– Wein – Radler**
   (Alkoholische Getränke, falsch: Saft)

Variante: Die Übung kann auch ohne Arbeitsblatt mündlich von der Gruppe bearbeitet werden. Hierfür können die Begriffe an die Flipchart angeschrieben werden. Zur Steigerung der Schwierigkeit wird die Übung ohne Anschrieb mündlich bearbeitet.

Alternative: „Labyrinth"

(in Anlehnung an Fleischmann und Oswald 1990)

Die Teilnehmer sollen versuchen, auf dem ausgeteilten Arbeitsblatt ausgehend von der Mitte möglichst schnell den Weg zum Ausgang zu finden und mit dem Stift einzuzeichnen.

Der Gruppenleiter teilt die Arbeitsblätter und Stifte aus.

> „Die Vorlage zeigt ein Labyrinth, das Sie von oben betrachten. Die schwarzen Linien können Sie sich als Mauern vorstellen, die Sie nicht überschreiten dürfen. Ihre Aufgabe ist es nun, von der Mitte des Labyrinths so schnell wie möglich zum Ausgang zu gelangen. Suchen Sie zuerst mit dem Zeigefinger den Weg, zeichnen Sie ihn dann mit einem Stift ein."

Alternative: „Wortkette"

(in Anlehnung an SimA 1993; Evers 2008)

Ein Teilnehmer beginnt mit einem beliebigen Wort, zusammengesetzt aus zwei Nomen. Der nachfolgende Teilnehmer soll nun ein Wort nennen, bestehend aus dem zweiten Wortteil des Vorgängers und einem beliebigen Nomen.

> „Wir wollen jetzt eine Wortkette bilden. Zum Einstieg nenne ich ein Wort, das aus zwei Hauptwörtern zusammengesetzt ist: Baumstamm. Frau X. fährt nun fort, indem sie mit dem zweiten Wortteil meines Wortes, also Stamm, und einem beliebigen Hauptwort ein neues Wort bildet. So fahren wir fort, bis alle an der Reihe waren."

Beispiel: Wor<u>kette</u> – <u>Kette</u>nhund – Hundehütte – Hüttentür ...

Übung: erstes Wort „Baumstamm"

Entspannung: Ballade „Der Sänger"

Der Gruppenleiter liest zum Abschluss der Stunde eine Ballade von Johann Wolfgang von Goethe vor. Nach Bedarf kann die Ballade auch kopiert werden und den Gruppenteilnehmern mitgegeben werden.

„Zum Abschluss der heutigen Stunde möchte ich Ihnen eine Ballade vorlesen. Sie heißt „Der Sänger". Johann Wolfgang von Goethe hat sie geschrieben."

Der Sänger

„Was hör' ich draußen vor dem Tor,
Was auf der Brücke schallen?
Laß den Gesang vor unserm Ohr
Im Saale widerhallen!"
Der König sprach's, der Page lief;
Der Knabe kam, der König rief:
„Laßt mir herein den Alten!"

„Gegrüßet seid mir, edle Herrn,
Gegrüßt ihr, schöne Damen!
Welch reicher Himmel! Stern bei Stern!
Wer kennet ihre Namen?
Im Saal voll Pracht und Herrlichkeit
Schließt, Augen, euch; hier ist nicht Zeit,
Sich staunend zu ergetzen."

Der Sänger drückt' die Augen ein
Und schlug in vollen Tönen;
Die Ritter schauten mutig drein
Und in den Schoß die Schönen.
Der König, dem das Lied gefiel,
Ließ, ihn zu ehren für sein Spiel,
Eine goldne Kette holen.

„Die goldne Kette gib mir nicht,
Die Kette gib den Rittern,
Vor deren kühnem Angesicht
Der Feinde Lanzen splittern!
Gib sie dem Kanzler, den du hast,
Und laß ihn noch die goldne Last
Zu andern Lasten tragen!

Ich singe, wie der Vogel singt,
Der in den Zweigen wohnet;
Das Lied, das aus der Kehle dringt,
Ist Lohn, der reichlich lohnet.
Doch darf ich bitten, bitt' ich eins:
Laß mir den besten Becher Weins
In purem Golde reichen!"

Er setzt' ihn an, er trank ihn aus:
„O Trank voll süßer Labe!
O wohl dem hochbeglückten Haus,
Wo das ist kleine Gabe!
Ergeht's Euch wohl, so denkt an mich,
Und danket Gott so warm, als ich
Für diesen Trunk euch danke."

(Johann Wolfgang von Goethe)

Arbeitsmaterialien

Kopiervorlage Übung 3: „Textbearbeitung", Arbeitsblatt 1:
(in Anlehnung an SimA 1993; Wurzer 1989; Berchem 1994)

An Jacobi sind die ersten Frühäpfel reif geworden, die Jacobiäpfel.

Und dann kam immer ein schwerer Sturm.

Der Jacobi-Sturm war bekannt. Wenn Jacobi rum ist, braucht man nichts mehr fürchten. Aber wenn der Sturm da war, hat der manchmal Bäume abgebrochen, das Obst runtergeschüttelt und die Kornmandl umgeworfen. Wir Kinder haben schon auf den Sturm gewartet. Und der hat dann die Bäume gebogen, ein alter Baum ist abgebrochen worden. Das war für uns Kinder was ganz Besonderes. Den großen Baum hat der Sturm umgeworfen! Da waren unsere Birnen dran. Da hat man sich schon auf die Birnen gefreut, und dann hat der Sturm den Baum umgeworfen. Hernach war's aus mit den Birnen.

Da hat's Jacobi-Äpfel gegeben, die waren um die Zeit schon auch zum Essen. Das waren die ersten, die reif waren – die weißen Kläräpfel.

(Wimschneider 1991, S. 88)

Kopiervorlage Übung 3: „Textbearbeitung", Arbeitsblatt 2:
(in Anlehnung an SimA 1993; Wurzer 1989; Berchem 1994)

Der Jacobi-Sturm war bekannt. Wenn Jacobi rum ist, braucht man nichts mehr fürchten.

Wir Kinder haben schon auf den Sturm gewartet. Und der hat dann die Bäume gebogen, ein alter Baum ist abgebrochen worden. Das war für uns Kinder was ganz Besonderes. Den großen Baum hat der Sturm umgeworfen!

Da waren unsere Birnen dran. Hernach war's aus mit den Birnen.

Da hat's Jacobi-Äpfel gegeben, die waren um die Zeit schon auch zum Essen. Das waren die ersten, die reif waren – die weißen Klaräpfel.

(Wimschneider 1991, S. 88)

1

Kopiervorlage Alternative: „Kuckucksei", Arbeitsblatt 1:
(in Anlehnung an Fischer und Lehrl 1992; Klauer 2002)

Beispiel:
Banane – Apfel – Birne – <u>Lauch</u> – Kirsche

1. Hund – Katze – Löwe – Pferd – Kuh

2. Bayern – Thüringen – Hessen – Nürnberg – Sachsen

3. Brot – Butter – Wurst – Zahnpasta – Milch

4. Rose – Lauch – Tulpe – Veilchen – Nelke

5. Zahnbürste – Seife – Badeschwamm – Besen – Handbürste

6. Dornröschen – Rotkäppchen – Goliath – Schneewittchen – Rosenrot

7. Frankreich – Deutschland – England – Afrika – Italien

8. Bier – Most – Saft – Wein – Radler

Kopiervorlage Alternative: „Kuckucksei", Arbeitsblatt 2:
(in Anlehnung an Fischer und Lehrl 1992; Klauer 2002)

Beispiel:
Banane – Apfel – Birne – **<u>Lauch</u>** – Kirsche

1. Hund – Katze – Löwe – Pferd – Kuh

2. Bayern – Thüringen – Hessen – Nürnberg – Sachsen

3. Brot – Butter – Wurst – Zahnpasta – Milch

4. Rose – Lauch – Tulpe – Veilchen – Nelke

5. Zahnbürste – Seife – Badeschwamm – Besen – Handbürste

6. Dornröschen – Rotkäppchen – Goliath – Schneewittchen – Rosenrot

Kopiervorlage Alternative: „Labyrinth", Arbeitsblatt 1:
(in Anlehnung an Fleischmann und Oswald 1990)

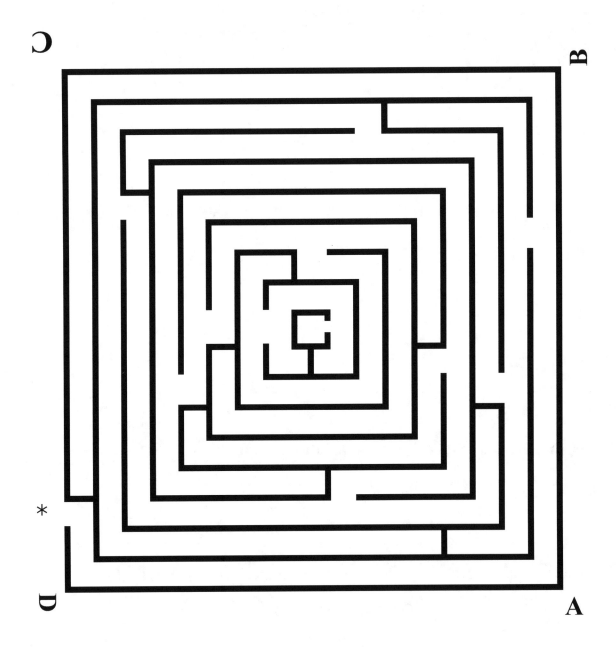

Kopiervorlage Alternative: „Labyrinth", Arbeitsblatt 2:
(in Anlehnung an Fleischmann und Oswald 1990)

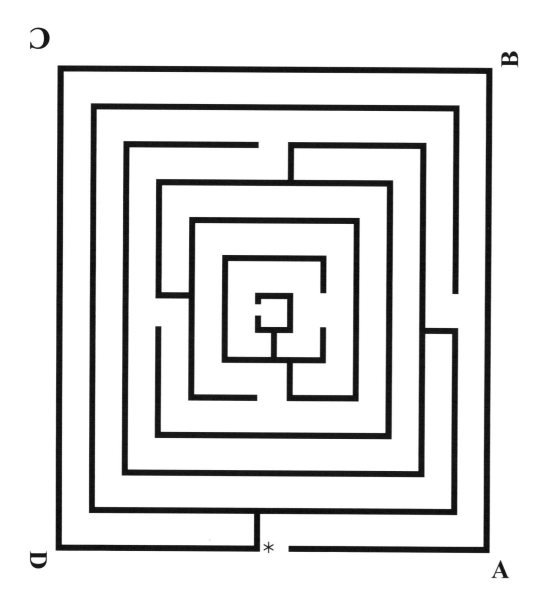

Kopiervorlage Entspannung: Ballade „Der Sänger"

Der Sänger

„Was hör' ich draußen vor dem Tor,
Was auf der Brücke schallen?
Laß den Gesang vor unserm Ohr
Im Saale widerhallen!"
Der König sprach's, der Page lief;
Der Knabe kam, der König rief:
„Laßt mir herein den Alten!"

„Gegrüßet seid mir, edle Herrn,
Gegrüßt ihr, schöne Damen!
Welch reicher Himmel! Stern bei
Stern!
Wer kennet ihre Namen?
Im Saal voll Pracht und Herrlichkeit
Schließt, Augen, euch; hier ist nicht
Zeit,
Sich staunend zu ergetzen."

Der Sänger drückt' die Augen ein
Und schlug in vollen Tönen;
Die Ritter schauten mutig drein
Und in den Schoß die Schönen.
Der König, dem das Lied gefiel,
Ließ, ihn zu ehren für sein Spiel,
Eine goldne Kette holen.

„Die goldne Kette gib mir nicht,
Die Kette gib den Rittern,
Vor deren kühnem Angesicht
Der Feinde Lanzen splittern!
Gib sie dem Kanzler, den du hast,
Und laß ihn noch die goldne Last
Zu andern Lasten tragen!

Ich singe, wie der Vogel singt,
Der in den Zweigen wohnet;
Das Lied, das aus der Kehle dringt,
Ist Lohn, der reichlich lohnet.
Doch darf ich bitten, bitt' ich eins:
Laß mir den besten Becher Weins
In purem Golde reichen!"

Er setzt' ihn an, er trank ihn aus:
„O Trank voll süßer Labe!
O wohl dem hochbeglückten Haus,
Wo das ist kleine Gabe!
Ergeht's Euch wohl, so denkt an
mich,
Und danket Gott so warm, als ich
Für diesen Trunk euch danke."

(Johann Wolfgang von Goethe)

Therapieeinheit 2

Geräte- und Medienbedarf:

- Arbeitsblätter, Stifte
- Verschiedene kleine Gegenstände, Stoffbeutel, Tuch
- Flipchart

Kognitiver Teil

Absicht	Schwierigkeitsstufe 1	Schwierigkeitsstufe 2	Zeit-bedarf
Aufwärmübung A, K, KZG	1. Wortkette		5 Min.
A, K, I	2. Labyrinth (1)	2. Labyrinth (2)	3 Min.
Abruf LZG	3. Kuckucksei (1)	3. Kuckucksei (2)	4 Min.
TW, Abruf LZG	4. Tast-Spiel		10 Min.

Alternativaufgaben

A, K, I	- Verborgene Zahlen (1)	- Verborgene Zahlen (2)	2 Min.
A, K, KZG	- Buchstabenrätsel (1)	- Buchstabenrätsel (2)	3 Min.

Entspannung

Absicht	Inhalt	Zeit-bedarf
Entspannung, Ausklang	Gedicht „Gefunden" von Johann Wolfgang von Goethe	2 Min.

Übung 1: „Wortkette"

(in Anlehnung an SimA 1993; Evers 2008)

Ein Teilnehmer beginnt mit einem beliebigen Wort, zusammengesetzt aus zwei Nomen. Der nachfolgende Teilnehmer soll nun ein Wort nennen, bestehend aus dem zweiten Wortteil des Vorgängers und einem beliebigen Nomen.

„Wir beginnen die heutige Stunde mit einer Wortkette. Zum Einstieg nenne ich ein Wort, das aus zwei Hauptwörtern zusammengesetzt ist: Fuchsbau. Frau X fährt nun fort, indem sie mit dem zweiten Wortteil meines Wortes, also Bau, und einem beliebigen Hauptwort ein neues Wort bildet. So fahren wir fort, bis alle an der Reihe waren."

Beispiel: Wortkette – Kettenhund – Hundehütte – Hüttentür...

Übung: erstes Wort „Fuchsbau"

Übung 2: „Labyrinth"

(in Anlehnung an Fleischmann und Oswald 1990)

Die Teilnehmer sollen versuchen, auf dem ausgeteilten Arbeitsblatt ausgehend von der Mitte möglichst schnell den Weg zum Ausgang zu finden und mit dem Stift einzuzeichnen.

Der Gruppenleiter teilt die Arbeitsblätter und Stifte aus.

„Die Vorlage zeigt ein Labyrinth, das Sie von oben betrachten. Die schwarzen Linien können Sie sich als Mauern vorstellen, die Sie nicht überschreiten dürfen. Ihre Aufgabe ist es nun, von der Mitte des Labyrinths so schnell wie möglich zum Ausgang zu gelangen. Suchen Sie zuerst mit dem Zeigefinger den Weg, zeichnen Sie ihn dann mit einem Stift ein."

Übung 3: „Kuckucksei"

(in Anlehnung an Fischer und Lehrl 1992; Klauer 2002)

In den vorgegebenen Wortreihen passen vier Worte sinngemäß zueinander, ein fünftes Wort passt nicht dazu. Die Teilnehmer sollen dieses nicht dazu passende Wort („Kuckucksei") finden. Sie sollen das betreffende Wort nennen und erklären, warum es nicht zu den anderen passt.

Der Gruppenleiter teilt die Arbeitsblätter und Stifte aus.

> „Auf Ihrem Arbeitsblatt stehen immer fünf Wörter nebeneinander. Vier davon haben eine Gemeinsamkeit, eines passt nicht dazu. Wenn Sie das Kuckucksei erkannt haben, rufen Sie es mir zu. Und sagen Sie uns bitte, warum es nicht dazu passt."

1. **Fisch – Ente – Stein – Holz – Boot**
   (Dinge, die schwimmen, falsch: Stein)
2. **Baum – Habicht – Gans – Amsel – Schmetterling**
   (Dinge, die fliegen, falsch: Baum)
3. **Apfel – Seife – Brot – Knödel – Nudeln**
   (Dinge, die essbar sind, falsch: Seife)
4. **Hammer – Zange – Zollstock – Uhr – Wasserwaage**
   (Werkzeug, falsch: Uhr)
5. **Herz – Magen – Leber – Bein – Gehirn**
   (innere Organe, falsch: Bein)
6. **Hund – Pferd – Huhn – Kuh – Schwein**
   (Säugetiere, falsch: Huhn)

Für Schwierigkeitsstufe 1 zusätzlich auf Arbeitsblatt 1:

7. **Schöpfkelle – Schraubenzieher – Kochlöffel – Nudelholz – Schneebesen**
   (Küchenutensilien, falsch: Schraubenzieher)
8. **Mirabelle – Pflaume – Erdbeere – Pfirsich – Kirsche**
   (Steinobst, falsch: Erdbeere)

Variante: Die Übung kann auch ohne Arbeitsblatt mündlich von der Gruppe bearbeitet werden. Hierfür können die Begriffe an die Flipchart angeschrieben werden. Zur Steigerung der Schwierigkeit wird die Übung ohne Anschrieb mündlich bearbeitet.

Übung 4: „Tastspiel mit Stoffbeutel"

(in Anlehnung an Stengel und Ladner-Merz 2007; Stengel 1986b, 1993a, 1997, 2003; Knies et al. 1997; Hanna und Hanna 1998)

Der Gruppenleiter hat in einem Stoffbeutel oder einer großen Tüte zwei Gegenstände. Der erste Teilnehmer greift in den Sack und soll einen Gegenstand erfühlen. Diesen soll er benennen, herausnehmen und anschließend vergleichen, ob er den Gegenstand richtig erkannt hat. Jetzt wird versteckt ein neuer Gegenstand vom Gruppenleiter in den Beutel gelegt, so dass jeweils für jeden Teilnehmer zwei Gegenstände darin liegen. So wird reihum fortgefahren, bis jeder Teilnehmer einen Gegenstand auf den Tisch gestellt hat.

„Ich habe hier in diesem Beutel zwei Gegenstände. Herr X soll nun in den Beutel greifen, einen Gegenstand erfühlen, mir sagen, welchen Gegenstand er erkannt hat und ihn dann herausnehmen. Dann werden wir den Gegenstand auf den Tisch stellen, so dass ihn jeder sehen kann. Daraufhin werde ich einen neuen Gegenstand in den Beutel legen und Frau Y ist an der Reihe, so fahren wir fort, bis jeder einmal an der Reihe war."

Beispiele für Gegenstände:
- **kleiner Igelball**
- **Strumpf**
- **Apfel**
- **Tafel Schokolade**
- **Stück Seife**
- **Badeschwamm**
- **große Schraube**
- **Stein**
- **dicker Stift**
- **große Wäscheklammer**
- **Löffel**
- **Mini-Buch**

Jetzt werden alle Gegenstände, die auf dem Tisch stehen, noch einmal aufgezählt. Die Teilnehmer werden aufgefordert, sich die Gegenstände einzuprägen. Der Gruppenleiter deckt nun die Gegenstände mit einem Tuch ab, die Teilnehmer sollen die Gegenstände nennen, die sie sich gemerkt haben. Für den späteren Vergleich sollte der Gruppenleiter die genannten Gegenstände an der Tafel notieren.

„Prägen Sie sich alle Gegenstände gut ein, denn ich werde sie jetzt abdecken und Sie sollen mir dann die Gegenstände nennen, die Sie sich gemerkt haben."

Zur Auswertung wird das Tuch entfernt, die Gegenstände werden mit den genannten verglichen.

Alternative: „Verborgene Zahlen"

(in Anlehnung an SimA 1993; Gräßel 1989; Fischer und Lehrl 1992)

Die Teilnehmer sollen auf dem ausgeteilten Arbeitsblatt verborgene Zahlen suchen und entsprechend anstreichen.

Der Gruppenleiter teilt die Arbeitsblätter und Stifte aus.

„Bei der nächsten Übung geht es darum, verborgene Zahlen zu suchen. In jeder Zeile steht links eine Zahl. Rechts daneben ist diese Zahl in einer Ziffernreihe versteckt. Richten Sie Ihre Aufmerksamkeit auf diese Zahl und suchen Sie diese in der Ziffernreihe. Die Zahlen können einmal oder mehrmals in der Ziffernreihe versteckt sein. Unterstreichen Sie die Zahlen, sobald Sie diese gefunden haben. Arbeiten Sie so schnell wie möglich."

Alternative: „Buchstabenrätsel"

(in Anlehnung an SimA 1993; Rigling 1998, 2002; Berchem 1994)

Die Teilnehmer sollen die mit Zahlen verbundenen Buchstaben in die entsprechende Reihenfolge bringen und das Lösungswort nennen bzw. auf ihrem Arbeitsblatt eintragen. Die Zahlen geben an, in welcher Reihenfolge die Buchstaben zu lesen sind. Die geometrischen Formen um die Zahlen dienen lediglich als Störreiz.

Der Gruppenleiter teilt die Arbeitsblätter und Stifte aus.

„Hier besteht Ihre Aufgabe darin, die mit den Zahlen verbundenen Buchstaben in die richtige Reihenfolge zu bringen. Die Zahlen geben an, in welcher Reihenfolge die Buchstaben zu lesen sind. Haben Sie die Buchstaben richtig sortiert, so ergibt sich ein Lösungswort. Schreiben Sie zu jeder Zahl den Buchstaben auf Ihr Arbeitsblatt. (Alternativ: Rufen Sie mir das Wort bitte zu)."

Lösungen: **Wolken (Arbeitsblatt 1)**
Meer (Arbeitsblatt 2)

Entspannung: Gedicht „Gefunden"

Der Gruppenleiter liest zum Abschluss der Stunde ein Gedicht von Johann Wolfgang von Goethe vor. Nach Bedarf kann das Gedicht auch kopiert werden und den Gruppenteilnehmern mitgegeben werden.

„Zum Abschluss der heutigen Stunde möchte ich Ihnen ein Gedicht vorlesen. Es heißt ‚Gefunden'. Johann Wolfgang von Goethe hat dieses Gedicht geschrieben."

Gefunden

Ich ging im Walde
So für mich hin,
Und nichts zu suchen,
Das war mein Sinn.

Im Schatten sah ich
Ein Blümchen stehn,
Wie Sterne leuchtend,
Wie Äuglein schön.

Ich wollt es brechen,
Da sagt` es fein:
Soll ich zum Welken
Gebrochen sein?

Ich grub`s mit allen
Den Würzlein aus,
Zum Garten trug ich`s
Am hübschen Haus.

Und pflanzt` es wieder
Am stillen Ort;
Nun zweigt es immer
Und blüht so fort.

(Johann Wolfgang von Goethe)

Arbeitsmaterialien

Kopiervorlage Übung 2: „Labyrinth", Arbeitsblatt 1:
(in Anlehnung an Fleischmann und Oswald 1990)

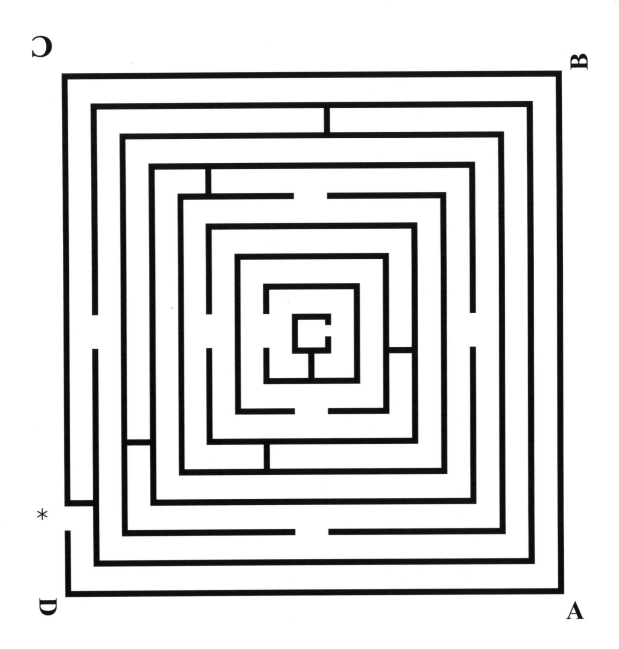

Kopiervorlage Übung 2: „Labyrinth", Arbeitsblatt 2:

(in Anlehnung an Fleischmann und Oswald 1990)

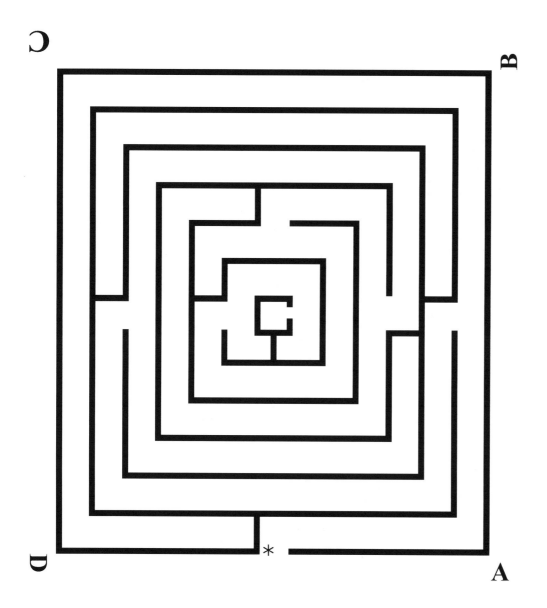

Kopiervorlage Übung 3: „Kuckucksei", Arbeitsblatt 1:
(in Anlehnung an Fischer und Lehrl 1992; Klauer 2002)

Beispiel:
Banane – Apfel – Birne – <u>Lauch</u> – Kirsche

1. Fisch – Ente – Stein – Holz – Boot

2. Baum – Habicht – Gans – Amsel – Schmetterling

3. Apfel – Seife – Brot – Knödel – Nudeln

4. Hammer – Zange – Zollstock – Uhr – Wasserwaage

5. Herz – Magen – Leber – Bein – Gehirn

6. Hund – Pferd – Huhn – Kuh – Schwein

7. Schöpfkelle – Schraubenzieher – Kochlöffel – Nudelholz – Schneebesen

8. Mirabelle – Pflaume – Erdbeere – Pfirsich – Kirsche

Kopiervorlage Übung 3: „Kuckucksei", Arbeitsblatt 2:
(in Anlehnung an Fischer und Lehrl 1992; Klauer 2002)

Beispiel:
Banane – Apfel – Birne – <u>Lauch</u> – Kirsche

1. Fisch – Ente – Stein – Holz – Boot

2. Baum – Habicht – Gans – Amsel – Schmetterling

3. Apfel – Seife – Brot – Knödel – Nudeln

4. Hammer – Zange – Zollstock – Uhr – Wasserwaage

5. Herz – Magen – Leber – Bein – Gehirn

6. Hund – Pferd – Huhn – Kuh – Schwein

2

Kopiervorlage Alternative: „Verborgene Zahlen", Arbeitsblatt 1:
(in Anlehnung an SimA 1993; Gräßel 1989; Fischer und Lehrl 1992)

Beispiel:
847   309649548471395639206328430281 0

234   34876234560982345347112348 90769

675   43167509863467513423675090 76558

908   76543908789651190876590854 39805

145   23905871458674490314590234 50015

719   28792747194857602876367871 93744

938   89383329847574938756493881 24943

132   346132789013267541326781328 9713

Kopiervorlage Alternative: „Verborgene Zahlen", Arbeitsblatt 2:
(in Anlehnung an SimA 1993; Gräßel 1989; Fischer und Lehrl 1992)

Beispiel:

847 4 9 5 4 <u>8 4 7</u> 1 3 9 5 6 0 3 1 7 4

234 6 2 3 4 5 5 3 4 7 2 3 4 8 9 0 7 6

675 6 3 4 6 7 5 1 3 6 7 5 0 6 5 5 8 3

908 9 6 5 1 1 9 0 8 7 6 5 9 4 3 9 8 0

145 3 7 1 4 5 8 6 7 4 4 9 0 3 1 4 5 4

719 2 8 7 9 2 7 4 7 1 9 4 8 5 7 6 8 7

Kopiervorlage Alternative: „Buchstabenrätsel", Arbeitsblatt 1:
(in Anlehnung an SimA 1993; Rigling 1998, 2002; Berchem 1994)

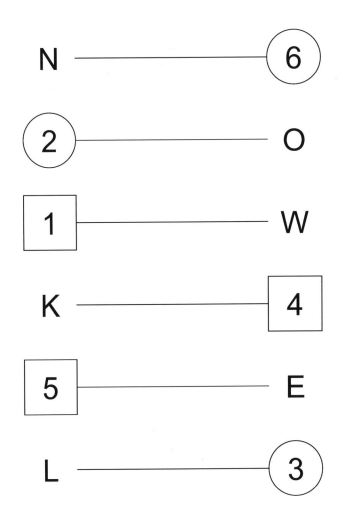

1	2	3	4	5	6

Kopiervorlage Alternative: „Buchstabenrätsel", Arbeitsblatt 2:
(in Anlehnung an SimA 1993; Rigling 1998, 2002; Berchem 1994)

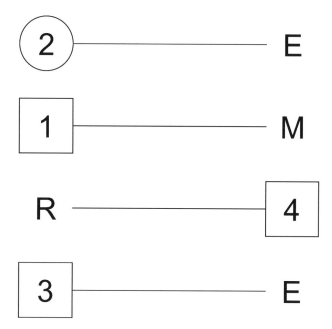

1	2	3	4

Kopiervorlage Entspannung: Gedicht „Gefunden"

Gefunden

Ich ging im Walde
So für mich hin,
Und nichts zu suchen,
Das war mein Sinn.

Im Schatten sah ich
Ein Blümchen stehn,
Wie Sterne leuchtend,
Wie Äuglein schön.

Ich wollt es brechen,
Da sagt` es fein:
Soll ich zum Welken
Gebrochen sein?

Ich grub`s mit allen
Den Würzlein aus,
Zum Garten trug ich`s
Am hübschen Haus.

Und pflanzt` es wieder
Am stillen Ort;
Nun zweigt es immer
Und blüht so fort.

(Johann Wolfgang von Goethe)

Therapieeinheit 3

Geräte- und Medienbedarf:

- Arbeitsblätter, Stifte
- Flipchart
- Farb-Wort-Tafel

Kognitiver Teil

Absicht	Schwierigkeitsstufe 1	Schwierigkeitsstufe 2	Zeit-bedarf
Aufwärmübung A, K, KZG	1. Wortkette		5 Min.
A, K, I A, K, I	2. Textbearbeitung a) Wörter suchen (1) b) Buchstaben ausstreichen (1)	2. Textbearbeitung a) Wörter suchen (2) b) Buchstaben ausstreichen (2)	10 Min.
A, K, I	3. Farb-Wort-Tafel		5 Min.
SG, A, K, ÜLZG	4. Textbearbeitung c) Fragen zum Text		5 Min.

Alternativaufgaben

SD, A, K	- Symbolleiste (1)	- Symbolleiste (2)	2 Min.
A, K, I	- Verborgene Wörter (1)	- Verborgene Wörter (2)	3 Min.
Abruf LZG	- Kuckucksei (1)	- Kuckucksei (2)	4 Min.

Entspannung

Absicht	Inhalt	Zeit-bedarf
Entspannung, Ausklang	Gedicht „Der alte Narr" von Wilhelm Busch	2 Min.

Übung 1: „Wortkette"
(in Anlehnung an SimA 1993; Evers 2008)

Ein Teilnehmer beginnt mit einem beliebigen Wort, zusammengesetzt aus zwei Nomen. Der nachfolgende Teilnehmer soll nun ein Wort nennen, bestehend aus dem zweiten Wortteil des Vorgängers und einem beliebigen Nomen.

> „Wir beginnen die heutige Stunde mit einer Wortkette. Zum Einstieg nenne ich ein Wort, das aus zwei Hauptwörtern zusammengesetzt ist: Hausarbeit. Frau X fährt nun fort, indem sie mit dem zweiten Wortteil meines Wortes, also Bau, und einem beliebigen Hauptwort ein neues Wort bildet. So fahren wir fort, bis alle an der Reihe waren."

Beispiel: Wort<u>kette</u> – <u>Kette</u>n<u>hund</u> – <u>Hunde</u>hütte – Hüttentür ...

Übung: erstes Wort „Hausarbeit"

Übung 2: „Textbearbeitung"
(in Anlehnung an SimA 1993; Wurzer 1989; Berchem 1994)

Der Gruppenleiter liest den Teilnehmern den folgenden Text vor:

> „Ich werde Ihnen jetzt einen Text vorlesen. Bitte hören Sie aufmerksam zu, denn ich möchte Ihnen später Fragen zum Text stellen."

„Der erste Rausch"
Ich bin einmal einem Bauern ganz schön auf den Leim gegangen.
Im Herbst, ich war ein Jahr verheiratet, da habe ich mir bei ihm einen Weißkrautkopf mit Wurzelstock geholt.
Der alte Bauer wollte sich mit mir einen Spaß machen und lud mich zu einem Krüglein Apfelmost ein. Der hat mir gut geschmeckt, ich habe mich bedankt und nun wollte ich mit meinem Fahrrad heim.
Er aber verwickelte mich immer wieder in ein Gespräch, ich müsste seinen Mostkeller anschauen. Da in *dem* Fass ist ein ganz starker Most, der ist nichts für mich, aber der in *dem* Fass, der ist einer, grad richtig für ein Weiberleut, von dem da kriegt man keinen Rausch. Da probierte ich halt doch den einen und den anderen, die waren wirklich gut. Nun aber ließ ich mich nicht mehr länger halten und fuhr heim.
In der frischen Luft begann der Most zu wirken. 500 Meter waren es bis zur Landstraße, da musste ich links abbiegen, aber das Fahrrad gehorchte mir nicht, es fuhr geradeaus in einen Acker. Das Rad lag dort, der Krautkopf da, und ich mit der Nase im Dreck. Ich hab dann alles wieder zusammengeklaubt, aber ich konnte die Straße nicht mehr finden, immer wieder ging es irgendwie im Kreis herum. Ich kam erst spät am Abend heim. Das war mein erster, aber auch mein letzter Rausch.

(Wimschneider 1991, S.134)

Der Gruppenleiter teilt die Arbeitsblätter und Stifte aus.

a) Wörter suchen

Die Teilnehmer sollen bestimmte auf den Arbeitsblättern vorgegebene Wörter im Text unterstreichen.

> „Nachdem ich Ihnen nun den Text vorgelesen habe, sollen Sie die Wörter, die auf Ihrem Arbeitsblatt ganz oben stehen, im Text unterstreichen."

Die zweite Aufgabenstellung bitte erst geben, wenn die erste Aufgabe von allen gelöst wurde.

Die Teilnehmer sollen nun einen bestimmten Buchstaben im Text ausstreichen.

b) Buchstaben ausstreichen

> „Nachdem nun alle fertig sind, sollen sie aus diesem Text noch den Buchstaben „A" herausstreichen. Machen Sie dies möglichst rasch und versuchen Sie, keinen zu vergessen."

Zur Erleichterung können die Buchstaben „A", „a" an die Flipchart oder Tafel angeschrieben werden.

Übung 3: „Farb-Wort-Tafel"
(in Anlehnung an Fleischmann und Oswald 1990)

Die Aufgabe der Teilnehmer ist es, möglichst rasch die **Druckfarben** der Worte zu nennen. Jeder Teilnehmer liest laut eine Reihe der Farb-Wort-Tafel vor.

Der Gruppenleiter teilt die Farb-Wort-Tafeln aus.

> „Ihre Aufgabe ist hier, möglichst schnell die Farben laut auszusprechen, in denen die Wörter geschrieben sind. Sie sollen nicht die Wörter vorlesen sondern nur deren Farben laut aussprechen."

Der Gruppenleiter nennt die erste Reihe der Tafel als Beispiel.

Die Aufgabe soll in aufsteigenden Schwierigkeitsvarianten durchgeführt werden. Die Anforderungen steigen, in dem man jeden Teilnehmer zuerst nur die Druckfarbe einzelner Wörter vorlesen lässt. Ist die Aufgabenstellung an sich verstanden, liest jeder Teilnehmer laut eine Reihe der Farb-Wort-Tafel vor. Zusätzliche Steigerungen entstehen durch das Lesen weiterer Reihen sowie die kontinuierliche Erhöhung der individuellen Geschwindigkeit, in der die Reihen gelesen werden können.

Übung 4: „Textbearbeitung"

(in Anlehnung an SimA 1993; Wurzer 1989; Berchem 1994)

Die Teilnehmer sollen nun Fragen zu dem Text beantworten, der zur Übung 2 vorgelesen und bearbeitet wurde.

c) Fragen zum Text

„Ich möchte Ihnen jetzt Fragen zu dem Text, den ich Ihnen vorhin vorgelesen habe, stellen. Wer eine Antwort kennt, nennt sie der Gruppe."

- **Um was ging es in der Geschichte?**
- **Was wollte Anna bei dem Bauern?**
  (Weißkrautkopf mit Wurzelstock)
- **In welcher Jahreszeit war Anna bei dem Bauern?**
  (im Herbst)
- **Was gab der Bauer Anna zu trinken?**
  (Apfelmost)
- **Mit welchem Fortbewegungsmittel war Anna unterwegs?**
  (Fahrrad)
- **Wann kam Anna nach Hause?**
  (spät am Abend)

Alternative: „Symbolleiste"

(in Anlehnung an SimA 1993; Klauer 2002)

Die Aufgabe der Teilnehmer besteht darin, die Symbole in der vorgegebenen Reihenfolge bis zum Ende der Leiste einzusetzen.

Der Gruppenleiter teilt die Arbeitsblätter und Stifte aus.

„In der folgenden Übung sollen Sie die aufgeführten Symbole in richtiger Reihenfolge bis zum Ende der Leiste weiterführen."

Alternative: „Verborgene Wörter"

(in Anlehnung an SimA 1993; Gräßel 1989)

Die Teilnehmer sollen auf dem ausgeteilten Arbeitsblatt verborgene Wörter suchen und entsprechend anstreichen.

Der Gruppenleiter teilt die Arbeitsblätter und Stifte aus.

„Bei der nächsten Übung geht es darum, verborgene Wörter zu suchen. In jeder Zeile steht links ein Wort. Rechts daneben ist dieses Wort in einer Buchstabenreihe versteckt. Richten Sie ihre Aufmerksamkeit auf dieses Wort und suchen Sie es in der Buchstabenreihe. Unterstreichen Sie es, sobald Sie es gefunden haben. Arbeiten Sie so schnell wie möglich."

Alternative: „Kuckucksei"

(in Anlehnung an Fischer und Lehrl 1992; Klauer 2002)

In den vorgegebenen Wortreihen passen vier Worte sinngemäß zueinander, ein fünftes Wort passt nicht dazu. Die Teilnehmer sollen dieses nicht dazu passende Wort („Kuckucksei") finden. Sie sollen das betreffende Wort benennen und erklären, warum es nicht zu den anderen passt.

Der Gruppenleiter teilt die Arbeitsblätter und Stifte aus.

> „Auf Ihrem Arbeitsblatt stehen immer fünf Wörter nebeneinander. Vier davon haben eine Gemeinsamkeit, eines passt nicht dazu. Wenn Sie das Kuckucksei erkannt haben, rufen Sie es mir zu. Und sagen Sie uns bitte, warum es nicht dazu passt."

1. **Hund – Katze – Löwe – Pferd – Kuh**
   (Haus/Hoftiere, falsch: Löwe)
2. **Bayern – Thüringen – Hessen – Nürnberg – Sachsen**
   (Bundesländer, falsch: Nürnberg)
3. **Brot – Butter – Wurst – Zahnpasta – Milch**
   (Lebensmittel, falsch: Zahnpasta)
4. **Rose – Lauch – Tulpe – Veilchen – Nelke**
   (Zierpflanzen, falsch: Lauch)
5. **Zahnbürste – Seife – Badeschwamm – Besen – Handbürste**
   (Toilettenartikel, falsch: Besen)
6. **Dornröschen – Rotkäppchen – Goliath – Schneewittchen – Rosenrot**
   (Märchenfiguren, falsch: Goliath)

Für Schwierigkeitsstufe 1 zusätzlich auf Arbeitsblatt 1:

7. **Forelle – Karpfen – Hecht – Saibling – Hai**
   (Heimische Speisefische, falsch: Hai)
8. **Salami – Schinken – Gelbwurst – Harzer – Wiener**
   (Wurst, falsch: Harzer)

Variante: Die Übung kann auch ohne Arbeitsblatt mündlich von der Gruppe bearbeitet werden. Hierfür können die Begriffe an die Flipchart angeschrieben werden. Zur Steigerung der Schwierigkeit wird die Übung ohne Anschrieb mündlich bearbeitet.

3

Entspannung: Gedicht „Der alte Narr"

Zum Abschluss liest der Gruppenleiter das Gedicht „Der alte Narr" von Wilhelm Busch vor.

> „Als Entspannung möchte ich Ihnen das Gedicht „Der alte Narr" von Wilhelm Busch vorlesen."

Der alte Narr

Ein Künstler auf dem hohen Seil,
Der alt geworden mittlerweil,
Stieg eines Tages vom Gerüst,
Und sprach: Nun will ich unten bleiben
Und nur noch Hausgymnastik treiben,
Was zur Verdauung nötig ist.

Da riefen alle: Oh, wie schad!
Der Meister scheint doch allnachgrad
Zu schwach und steif zum Seilbesteigen!
Ha! Denkt er. Dieses wird sich zeigen!

Und richtig, eh der Markt geschlossen,
Treibt er aufs neu die alten Possen
Hoch in der Luft und zwar mit Glück,
Bis auf ein kleines Missgeschick.

Er fiel herab in großer Eile
Und knickte sich die Wirbelsäule.

Der alte Narr! Jetzt bleibt er krumm!
So äußert sich das Publikum.

(Wilhelm Busch)

Arbeitsmaterialien

3

Kopiervorlage Übung 2: „Textbearbeitung", Arbeitsblatt 1:
(in Anlehnung an SimA 1993; Wurzer 1989; Berchem 1994)

- **Leim**	- **Apfelmost**
- **Spaß**	- **Fahrrad**
- **Luft**	- **Acker**
- **Nase**	- **Rausch**

Ich bin einmal einem Bauern ganz schön auf den Leim gegangen.

Der alte Bauer wollte sich mit mir einen Spaß machen und lud mich zu einem Krüglein Apfelmost ein. Der hat mir gut geschmeckt, ich habe mich bedankt und nun wollte ich mit meinem Fahrrad heim.

Er aber verwickelte mich immer wieder in ein Gespräch, ich müsste seinen Mostkeller anschauen. Da probierte ich halt doch den einen und den anderen, die waren wirklich gut.

In der frischen Luft begann der Most zu wirken. 500 Meter waren es bis zur Landstraße, da musste ich links abbiegen, aber das Fahrrad gehorchte mir nicht, es fuhr geradeaus in einen Acker. Das Rad lag dort, der Krautkopf da, und ich mit der Nase im Dreck. Ich kam erst spät am Abend heim. Das war mein erster, aber auch mein letzter Rausch.

(Wimschneider 1991, S.134)

Kopiervorlage Übung 2: „Textbearbeitung", Arbeitsblatt 2:
(in Anlehnung an SimA 1993; Wurzer 1989; Berchem 1994)

- **Bauer**
- **Apfelmost**
- **Luft**

- **Fahrrad**
- **Acker**

Der alte Bauer wollte sich mit mir einen Spaß machen und lud mich zu einem Krüglein Apfelmost ein. Der hat mir gut geschmeckt, ich habe mich bedankt und nun wollte ich mit meinem Fahrrad heim.
Da probierte ich halt doch den einen und den anderen, die waren wirklich gut.
In der frischen Luft begann der Most zu wirken. 500 Meter waren es bis zur Landstraße, da musste ich links abbiegen, aber das Fahrrad gehorchte mir nicht, es fuhr geradeaus in einen Acker. Das Rad lag dort, der Krautkopf da, und ich mit der Nase im Dreck. Das war mein erster, aber auch mein letzter Rausch.

(Wimschneider 1991, S.134)

Kopiervorlage Alternative: „Symbolleiste", Arbeitsblatt 1:

(in Anlehnung an SimA 1993; Klauer 2002)

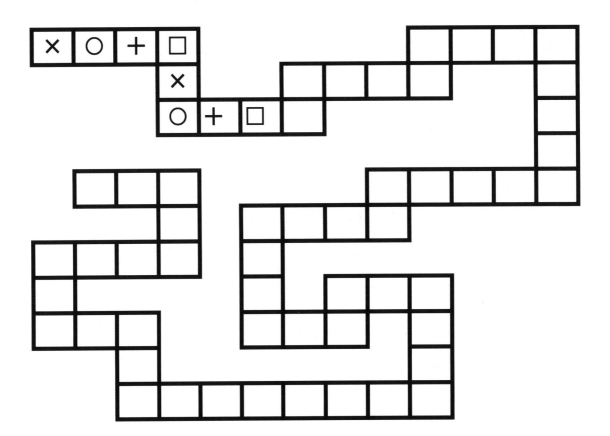

Kopiervorlage Alternative: „Symbolleiste", Arbeitsblatt 2:
(in Anlehnung an SimA 1993; Klauer 2002)

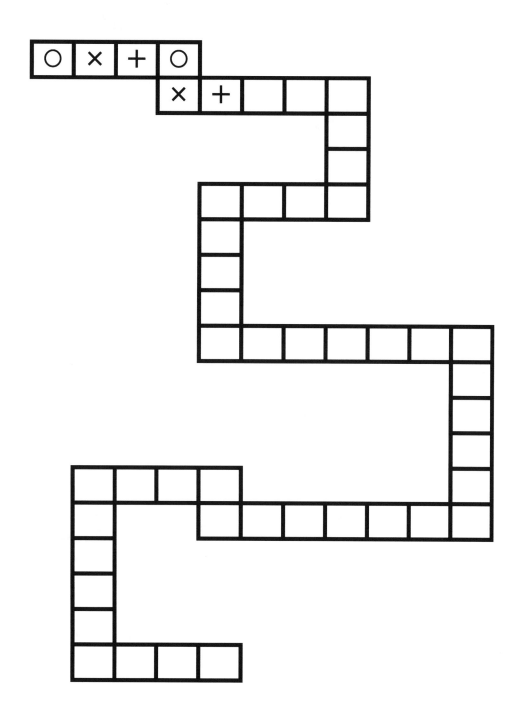

3

Kopiervorlage Alternative: „Verborgene Wörter", Arbeitsblatt 1:
(in Anlehnung an SimA 1993; Gräßel 1989)

Beispiel:
MOND   LODNSTET<u>MOND</u>FERAN

SONNE   BSURWEPÜMSONNEMDI

TAG   OPTBDSAETAGMEROITZ

FLASCHE   NJUEDASÜPFLASCHEUZT

ARMBAND   OIRTUFBSARMBANDPOL

LESEN   IRTFESTLESENMANITDFE

STUNDE   SDOKMVSTULKOSTUNDE

SCHRIFT   VDSAEAXUITSCHRIFTPÜL

Kopiervorlage Alternative: „Verborgene Wörter", Arbeitsblatt 2:
(in Anlehnung an SimA 1993; Gräßel 1989)

Beispiel:
MOND   DNSTET<u>MOND</u>FE

BROT   VFRZUBROTPOLI

VOGEL   RESAÜVOGELBIK

BÜRSTE   POGBÜRSTEZVES

STUNDE   STKLZDABSTUNDE

MESSER   OUNEMESSERÖLE

HUND   UTWEBHUNDPOAS

3

Kopiervorlage Alternative: „Kuckucksei", Arbeitsblatt 1:
(in Anlehnung an Fischer und Lehrl 1992; Klauer 2002)

Beispiel:
Banane – Apfel – Birne – <u>Lauch</u> – Kirsche

1. Hund – Katze – Löwe – Pferd – Kuh

2. Bayern – Thüringen – Hessen – Nürnberg – Sachsen

3. Brot – Butter – Wurst – Zahnpasta – Milch

4. Rose – Lauch – Tulpe – Veilchen – Nelke

5. Zahnbürste – Seife – Badeschwamm – Besen – Nagelbürste

6. Dornröschen – Rotkäppchen – Goliath – Schneewittchen – Rosenrot

7. Forelle – Karpfen – Hecht – Saibling – Hai

8. Salami – Schinken – Gelbwurst – Harzer – Wiener

Kopiervorlage Alternative: „Kuckucksei", Arbeitsblatt 2:
(in Anlehnung an Fischer und Lehrl 1992; Klauer 2002)

Beispiel:
Banane – Apfel – Birne – <u>Lauch</u> – Kirsche

1. Hund – Katze – Löwe – Pferd – Kuh

2. Bayern – Thüringen – Hessen – Nürnberg – Sachsen

3. Brot – Butter – Wurst – Zahnpasta – Milch

4. Rose – Lauch – Tulpe – Veilchen – Nelke

5. Zahnbürste – Seife – Badeschwamm – Besen – Handbürste

6. Dornröschen – Rotkäppchen – Goliath – Schneewittchen – Rosenrot

3

Kopiervorlage Entspannung: Gedicht „Der alte Narr"

Der alte Narr

Ein Künstler auf dem hohen Seil,
Der alt geworden mittlerweil,
Stieg eines Tages vom Gerüst,
Und sprach: Nun will ich unten bleiben
Und nur noch Hausgymnastik treiben,
Was zur Verdauung nötig ist.

Da riefen alle: Oh, wie schad!
Der Meister scheint doch allnachgrad
Zu schwach und steif zum Seilbesteigen!
Ha! Denkt er. Dieses wird sich zeigen!

Und richtig, eh der Markt geschlossen,
Treibt er aufs neu die alten Possen
Hoch in der Luft und zwar mit Glück,
Bis auf ein kleines Missgeschick.

Er fiel herab in großer Eile
Und knickte sich die Wirbelsäule.

Der alte Narr! Jetzt bleibt er krumm!
So äußert sich das Publikum.

(Wilhelm Busch)

Therapieeinheit 4

Geräte- und Medienbedarf:

- Arbeitsblätter, Stifte
- Farb-Wort-Tafel
- Musikinstrumente, Farbkarten in drei Farben

Kognitiver Teil

Absicht	Schwierigkeitsstufe 1	Schwierigkeitsstufe 2	Zeit-bedarf
Aufwärmübung A, K, KZG	1. Wortkette		5 Min.
A, K, I	2. Zusammenhänge erkennen (1)	2. Zusammenhänge erkennen (2)	3 Min.
A, K, I	3. Farb-Wort-Tafel		5 Min.
A, K, I	4. Labyrinth (1)	4. Labyrinth (2)	3 Min.
A, K, SK	5. Märchen mit Musikinstrumenten		10 Min.

Alternativaufgaben

A, K, I	- Textbearbeitung – Buchstaben ausstreichen (1)	- Textbearbeitung – Buchstaben ausstreichen (2)	3 Min.
A, K, KZG	- Buchstabenrätsel (1)	- Buchstabenrätsel (2)	2 Min.

Entspannung

Absicht	Inhalt	Zeit-bedarf
Entspannung, Ausklang	Gedicht „Blaue Hortensien" von Rainer Maria Rilke Alternative Entspannung: Progressive Muskelrelaxation nach Jacobsen	3 Min.

Übung 1: „Wortkette"

(in Anlehnung an SimA 1993; Evers 2008)

Ein Teilnehmer beginnt mit einem beliebigen Wort, zusammengesetzt aus zwei Nomen. Der nachfolgende Teilnehmer soll nun ein Wort nennen, bestehend aus dem zweiten Wortteil des Vorgängers und einem beliebigen Nomen.

> „Wir beginnen die heutige Stunde mit einer Wortkette. Zum Einstieg nenne ich ein Wort, das aus zwei Hauptwörtern zusammengesetzt ist: Hauptstraße. Frau X fährt nun fort, indem sie mit dem zweiten Wortteil meines Wortes, also Straße, und einem beliebigen Hauptwort ein neues Wort bildet. So fahren wir fort, bis alle an der Reihe waren."

Beispiel: Wort<u>kette</u> – <u>Ketten</u>hund – Hundehütte – Hüttentür ...

Übung: erstes Wort „Hauptstraße"

Übung 2: „Zusammenhänge erkennen"

(in Anlehnung an SimA 1993; Gräßel 1989)

Auf dem Arbeitsblatt stehen drei Wörter in einer Zeile. Eines davon ist fett gedruckt und mit einer Nummer versehen. Unter den beiden <u>nicht</u> gekennzeichneten Wörtern sollen die Teilnehmer das in sinngemäßem Zusammenhang mit dem markierten Wort stehende herausfinden und markieren.

Der Gruppenleiter teilt die Arbeitsblätter und Stifte aus.

> „In jeder Zeile stehen drei Wörter. Eines dieser Wörter ist fett gedruckt und mit einer Nummer versehen. Suchen Sie zuerst dieses Wort. Nun sollen Sie herausfinden, welches der beiden anderen Wörter sinngemäß dazugehört. Unterstreichen Sie bitte das dazugehörende Wort".

Übung 3: „Farb-Wort-Tafel"

(in Anlehnung an Fleischmann und Oswald 1990)

Die Aufgabe der Teilnehmer ist es, möglichst rasch die **Druckfarben** der Worte zu nennen. Jeder Teilnehmer liest laut eine Reihe der Farb-Wort-Tafel vor.

Der Gruppenleiter teilt die Farb-Wort-Tafeln aus.

> „Ihre Aufgabe ist hier, möglichst schnell die Farben laut auszusprechen, in denen die Wörter geschrieben sind. Sie sollen nicht die Wörter vorlesen, sondern nur deren Farben laut aussprechen."

Der Gruppenleiter nennt die erste Reihe der Tafel als Beispiel.

Übung 4: „Labyrinth"

(in Anlehnung an Fleischmann und Oswald 1990)

Die Teilnehmer sollen versuchen, auf dem ausgeteilten Arbeitsblatt ausgehend von der Mitte möglichst schnell den Weg zum Ausgang zu finden und mit dem Stift einzuzeichnen.

Der Gruppenleiter teilt die Arbeitsblätter und Stifte aus.

> „Die Vorlage zeigt ein Labyrinth, das Sie von oben betrachten. Die schwarzen Linien können Sie sich als Mauern vorstellen, die Sie nicht überschreiten dürfen. Ihre Aufgabe ist es nun, von der Mitte des Labyrinths so schnell wie möglich zum Ausgang zu gelangen. Suchen Sie zuerst mit dem Zeigefinger den Weg, zeichnen Sie ihn dann mit einem Stift ein."

Übung 5: „Märchen mit Musikinstrumenten"

(in Anlehnung an Harms und Dreischulte 1995; Knies et al. 1997)

Der Gruppenleiter liest das Märchen Schneewittchen vor. Die Teilnehmer werden in drei Gruppen eingeteilt und jeder Teilnehmer bekommt ein Musikinstrument (innerhalb einer Gruppe möglichst die gleichen Instrumente). Jeder Gruppe wird eine Farbe zugeteilt. Wenn die Farbe im Märchen genannt wird, sollen die Teilnehmer mit ihren Instrumenten ein Geräusch machen. Zur Vereinfachung kann jedem Teilnehmer ein Kärtchen mit seiner entsprechenden Farbe auf den Tisch gelegt werden.

> „Sie bekommen nun von mir eine Reihe von Instrumenten. Dann werden Sie in drei Gruppen eingeteilt: eine „rote" Gruppe, eine „weiße" Gruppe und eine „schwarze" Gruppe.
> Ich lese dann die Geschichte von *Schneewittchen* vor und jedes Mal, wenn Sie Ihre Farbe hören, machen Sie mit Ihrem Instrument ein Geräusch."

Schneewittchen

Es waren einmal eine Königin und ein König, die wünschten sich nichts sehnlicher als ein Kind. Eines Tages im Winter saß die Königin am Fenster und stickte. Als sie die **weißen** Schneeflocken beobachtete, stach sie sich in den Finger. Da dachte sie: „Ach hätt' ich doch ein Kind, so **weiß** wie Schnee, so **rot** wie Blut und so **schwarz** wie Ebenholz. Bald darauf gebar sie ein Töchterlein, das hatte Haut so **weiß** wie Schnee, Lippen so **rot** wie Blut und Haar, so **schwarz** wie Ebenholz und ward darum Schneewittchen genannt. Doch wie das Kind geboren war, starb die Königin. Über ein Jahr nahm sich der König eine andere Gemahlin. Sie war eine schöne Frau, doch sie war stolz und übermütig und konnte nicht leiden, dass sie an Schönheit von jemandem übertroffen werden sollte. Als Schneewittchen heranwuchs wurde sie schöner und schöner. Da fragte die Königin ihren **schwarzen** Zauberspiegel: „Spieglein, Spieglein an der Wand, wer ist die Schönste im ganzen Land?". Der **schwarze** Spiegel antwortete: „Frau Königin, Ihr seid die schönste hier, doch Schneewittchen ist tausendmal schöner als Ihr."
Da war die Königin **rot** vor Wut und rief nach dem Jäger. Der sollte Schneewittchen in den tiefen Wald bringen und sie töten. Als der Jäger aber mit dem Kind im Wald war, begann sie zu flehen und zu bitten, er möge sie laufen lassen. Der gute Jäger tat das, und als Beweis für ihren Tod fing er einen Frischling, schnitt ihm Herz und Leber heraus und brachte es der Kö-

nigin. Schneewittchen lief durch den tiefen Wald, bis ihre Füße **rot** waren, da kam sie an ein **rotes** Häuschen. Sie ging hinein und fand **weiße** Gedecke wie für sieben Kinder und auch sieben kleine **weiße** Bettchen. In das größte legte sie sich und schlief sofort vor Erschöpfung ein. Als die Hausherren heimkamen, die übrigens Zwerge waren, waren sie sehr überrascht, doch als sie die traurige Geschichte des Mädchens gehört hatten, erlaubten sie ihr, bei ihnen zu bleiben. So wäre alles gut gewesen, doch die böse Königin fragte eines Tages wieder ihren **schwarzen** Zauberspiegel: „Spieglein, Spieglein an der Wand, wer ist die Schönste im ganzen Land?" Der **schwarze** Spiegel antwortete: „Frau Königin, ihr seid die schönste hier, doch Schneewittchen hinter den Bergen, bei den sieben Zwergen ist tausendmal schöner als ihr!" Das Gesicht der Königin wurde **rot** vor Zorn und sie sann nach einem Plan das schöne Kind umzubringen. Sie ging als Krämerin verkleidet zum Haus der Zwerge und bot ihre Ware feil. Sie bot Schnürriemen in allen Farben, auch **rot**, **weiß** und **schwarz**. Als Schneewittchen die sah, konnte sie nicht widerstehen und ließ sich von der Krämerin einen **schwarzen** Schnürriemen anlegen. Die aber zog ihn so fest, dass dem Mädchen die Luft weg blieb und sie ohnmächtig umfiel. Als die Zwerge nach Haus kamen und Schneewittchen so liegen sahen, schnitten sie schnell den **schwarzen** Schnürriemen entzwei, sodass sie wieder atmen konnte. Doch die Königin gab nicht auf, sie hatte von ihrem **schwarzen** Spiegel erfahren, dass Schneewittchen noch lebte und hatte schon einen neuen Plan.

Sie vergiftete einen **weißen** Kamm und ging als altes Weib mit **rotem** Kopftuch verkleidet zu Schneewittchen. Schneewittchen aber wollte niemanden hereinlassen. Die alte Frau sprach ihr gut zu, sie solle den **weißen** Kamm nur einmal probieren. Doch als er in ihrem **schwarzen** Haar steckte, begann das Gift zu wirken und sie fiel wie tot um. Auch dieses Mal konnten die Zwerge Schneewittchen retten, indem sie den **weißen** Kamm aus ihrem **schwarzen** Haar lösten. Doch die Königin hatte schon einen neuen, noch böseren Plan.

Sie vergiftete einen **roten** Apfel. Als Bauersfrau verkleidet ging sie zum Haus der Zwerge und bot Schneewittchen den **roten** Apfel an. Um ihr zu zeigen, dass er nicht vergiftet war, schnitt sie ihn in zwei Hälften und gab Schneewittchen die **rote**, vergiftete Hälfte. Sie selbst nahm die ungiftige **weiße** Hälfte. Wie nun Schneewittchen vom **roten** Apfel abbiss wirkte das Gift, der Apfel blieb ihr im Hals stecken und sie fiel tot um. Diesmal konnten ihr die Zwerge nicht helfen, und als sie drei Tage geweint hatten, bauten sie für Schneewittchen einen gläsernen Sarg. Eines Tages kam ein Prinz auf einem **weißen** Schimmel vorbei geritten und sah Schneewittchen, die immer noch so **weiß** wie Schnee, so **rot** wie Blut und so **schwarz** wie Ebenholz war und versprach den Zwergen reiche Belohnung, wenn er Schneewittchen mit in sein **weißes** Schloss nehmen dürfte. Die Zwerge aber wollten das nicht. Der Prinz konnte sie überreden und seine Diener trugen den gläsernen Sarg auf ihren Schultern zum **weißen** Schloss. Einer der Diener aber stolperte, von der Erschütterung sprang das Stück **roter** Apfel aus ihrem Hals und Schneewittchen wachte auf. Sie schien noch mal so schön, so **rot** wie Blut, so **weiß** wie Schnee und so **schwarz** wie Ebenholz. Da waren die Zwerge froh, und der Prinz begann sofort eine Hochzeitsfeier auszurichten. Und wenn sie nicht gestorben sind, dann leben sie noch heute.

Alternative: „Textbearbeitung"

(in Anlehnung an SimA 1993; Wurzer 1989; Berchem 1994)

Buchstaben ausstreichen

Die Teilnehmer sollen einen bestimmten Buchstaben im Text ausstreichen.

Der Gruppenleiter teilt hierfür die Arbeitsblätter mit dem Text und Stifte aus (Textauszug aus Wimschneider 1991, S.136; siehe Kopiervorlage).

„In dieser Übung sollen Sie aus dem vorliegenden Text alle „R" ausstreichen. Machen Sie dies möglichst rasch und versuchen Sie, keines zu vergessen."

Die Buchstaben „R", „r" können zur Erleichterung an die Tafel oder Flipchart geschrieben werden.

Alternative: „Buchstabenrätsel"

(in Anlehnung an SimA 1993; Rigling 1998, 2002; Berchem 1994)

Die Teilnehmer sollen die mit Zahlen verbundenen Buchstaben in die entsprechende Reihenfolge bringen und das Lösungswort nennen bzw. auf ihrem Arbeitsblatt eintragen. Die Zahlen geben an, in welcher Reihenfolge die Buchstaben zu lesen sind. Die geometrischen Formen um die Zahlen dienen lediglich als Störreiz.

Der Gruppenleiter teilt die Arbeitsblätter und Stifte aus.

„Hier besteht Ihre Aufgabe darin, die mit den Zahlen verbundenen Buchstaben in die richtige Reihenfolge zu bringen. Die Zahlen geben an, in welcher Reihenfolge die Buchstaben zu lesen sind. Haben Sie die Buchstaben richtig sortiert, so ergibt sich ein Lösungswort. Schreiben Sie zu jeder Zahl den Buchstaben auf Ihr Arbeitsblatt. (Alternativ: Rufen Sie mir das Wort bitte zu)."

Lösungen: **Frühling (Arbeitsblatt 1)**
             Sommer (Arbeitsblatt 2)

Entspannung: Gedicht „Blaue Hortensien"

Zum Abschluss liest der Gruppenleiter das Gedicht „Blaue Hortensien" von Rainer Maria Rilke vor.

„Als Entspannung lese ich Ihnen das Gedicht „Blaue Hortensien" von Rainer Maria Rilke vor."

Blaue Hortensien

So wie das letzte Grün in Farbentiegeln
Sind diese Blätter, trocken, stumpf und rau,
hinter den Blütendolden, die ein Blau
nicht auf sich tragen, nur von ferne spiegeln.

Sie spiegeln es verweint und ungenau,
als wollten sie es wiederum verlieren,
und wie in alten Briefpapieren,
ist Gelb in ihnen, Violett und Grau;

Verwaschnes wie an einer Kinderschürze,
Nichtmehrgetragnes, dem nichts mehr geschieht:
Wie fühlt man eines kleinen Lebens Kürze.

Doch plötzlich scheint das Blau sich zu verneuen,
in einer von den Dolden, und man sieht
ein rührend Blaues sich vor Grünem freuen.

(Rainer Maria Rilke)

Alternative Entspannung: „Progressive Muskelrelaxation nach Jacobsen"
(in Ahnlehnung an Oppolzer 1996; Bernstein und Borkovec 2002)

Es wird eine Entspannungsübung nach Art der progressiven Muskelrelaxation durchgeführt.

„Zum Abschluss der Stunde wollen wir eine Entspannungsübung durchführen: Stellen Sie sich vor, Sie pressen eine Orange. In jeder Hand halten Sie eine Hälfte. Jetzt drücken Sie ganz fest zu! Nach 5 Sek. lösen Sie die Spannung und fühlen bewusst die Entspannung. Bitte wiederholen Sie die Übung 5mal."

Arbeitsmaterialien

4

Kopiervorlage Übung 2: „Zusammenhänge erkennen", Arbeitsblatt 1:
(in Anlehnung an SimA 1993; Gräßel,1989)

Beispiel:
1. Marmelade   <u>Brot</u>   Nudeln

1. Stift	Tinte	Wasser
trinken	**2. Glas**	werfen
Mund	**3. Kamm**	Haar
4. Schaf	Wohnung	Weide
Zwinger	Auto	**5. Hund**
Eiffelturm	**6. Paris**	Dom
7. Buch	lesen	fahren
Wasser	Wüste	**8. Fisch**

92

Kopiervorlage Übung 2: „Zusammenhänge erkennen", Arbeitsblatt 2:
(in Anlehnung an SimA 1993; Gräßel 1989)

Beispiel:
1. Honig   <u>Brot</u>   Nudeln

1. Stift   Tinte   Wasser

trinken   **2. Glas**   werfen

Mund   **3. Kamm**   Haar

4. Schaf   Wohnung   Weide

Zwinger   Auto   **5. Hund**

Eiffelturm   **6. Paris**   Dom

Kopiervorlage Übung 4: „Labyrinth", Arbeitsblatt 1:

(in Anlehnung an Fleischmann und Oswald 1990)

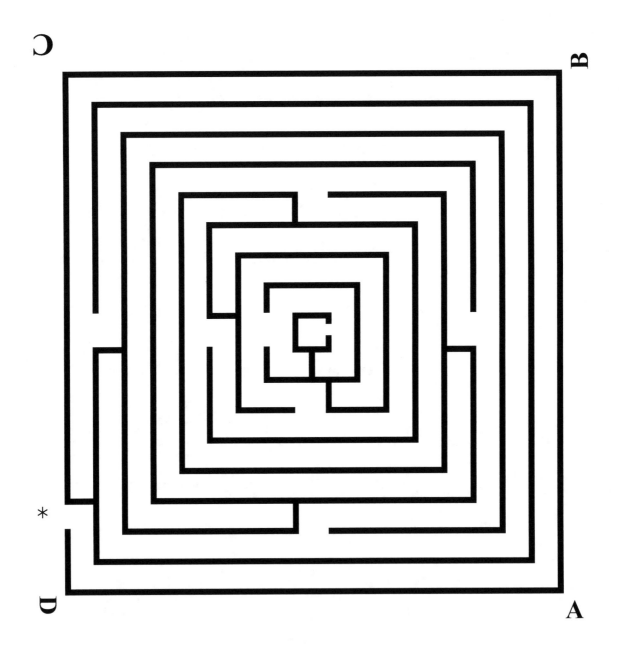

Kopiervorlage Übung 4: „Labyrinth", Arbeitsblatt 2:
(in Anlehnung an Fleischmann und Oswald 1990)

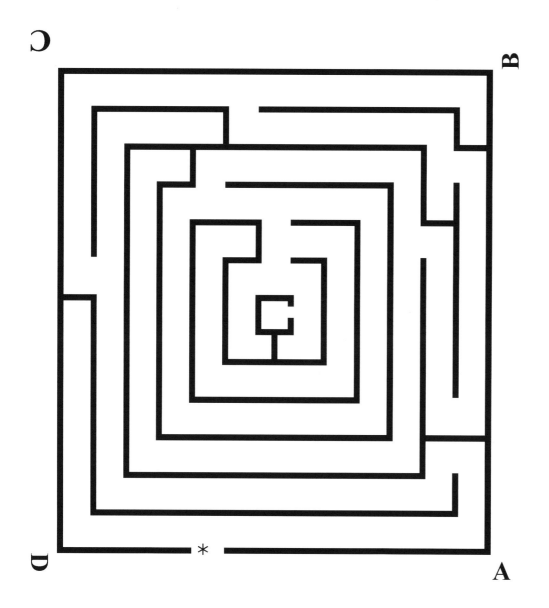

4

Kopiervorlage Alternative: „Textbearbeitung", Arbeitsblatt 1:
(in Anlehnung an SimA 1993; Wurzer 1989; Berchem 1994)

Früher haben wir unser Getreide zum Müller gebracht. Da haben wir die Körner umgetauscht für Brotmehl und Kuchenmehl.

Während dem Krieg bin ich immer mit dem Ochsen in die Mühle gefahren und hab die Körner dann umgetauscht.

Dann bin ich wieder heimgefahren mit meinem Ochsen.

Wie wir Kinder waren, hat der Vater das Korn hingebracht, oder die ältesten Brüder waren schon so groß, dass sie auch mit den Ochsen haben fahren können. Das war ungefähr eine Dreiviertelstunde, der Weg bis zur Mühle. Später hat's der Albert gemacht, und wenn der nicht daheim war, bin ich gefahren. Was übrig geblieben ist, wenn das schöne Mehl verbraucht war, das ist dann eine Futtermischung für die Schweine und fürs Rindvieh gewesen, das hat man dann verfüttert.

(Wimschneider 1991, S. 136)

4

Kopiervorlage Alternative: „Textbearbeitung", Arbeitsblatt 2:
(in Anlehnung an SimA 1993; Wurzer 1989; Berchem 1994)

Früher haben wir unser Getreide zum Müller gebracht. Da haben wir die Körner umgetauscht für Brotmehl und Kuchenmehl.

Während dem Krieg bin ich immer mit dem Ochsen in die Mühle gefahren und hab die Körner dann umgetauscht.

Dann bin ich wieder heimgefahren mit meinem Ochsen.

Wie wir Kinder waren, hat der Vater das Korn hingebracht, oder die ältesten Brüder waren schon so groß, dass sie auch mit den Ochsen haben fahren können. Das war ungefähr eine Dreiviertelstunde, der Weg bis zur Mühle.

(Wimschneider 1991, S. 136)

Kopiervorlage Alternative: „Buchstabenrätsel", Arbeitsblatt 1:

(in Anlehnung an SimA 1993; Rigling 1998, 2002; Berchem 1994)

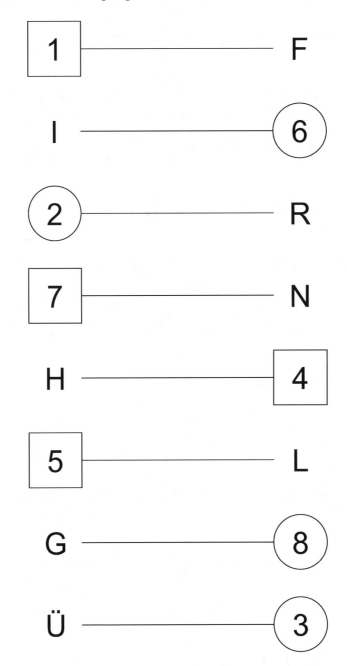

1	2	3	4	5	6	7	8

Kopiervorlage Alternative: „Buchstabenrätsel", Arbeitsblatt 2:
(in Anlehnung an SimA 1993; Rigling 1998, 2002; Berchem 1994)

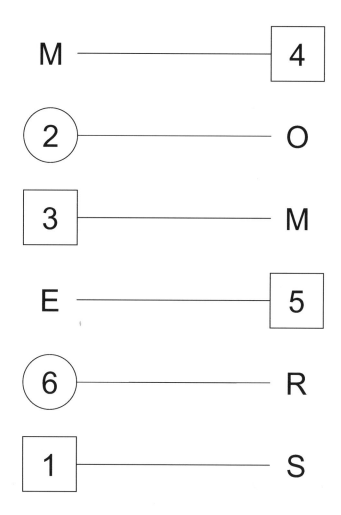

1	2	3	4	5	6

Kopiervorlage Entspannung: Gedicht „Blaue Hortensien"

Blaue Hortensien

So wie das letzte Grün in Farbentiegeln
Sind diese Blätter, trocken, stumpf und rau,
hinter den Blütendolden, die ein Blau
nicht auf sich tragen, nur von ferne spiegeln.

Sie spiegeln es verweint und ungenau,
als wollten sie es wiederum verlieren,
und wie in alten Briefpapieren,
ist Gelb in ihnen, Violett und Grau;

Verwaschnes wie an einer Kinderschürze,
Nichtmehrgetragnes,
dem nichts mehr geschieht:
Wie fühlt man eines kleinen Lebens Kürze.

Doch plötzlich scheint das Blau
sich zu verneuen,
in einer von den Dolden, und man sieht
ein rührend Blaues sich vor Grünem freuen.

(Rainer Maria Rilke)

Therapieeinheit 5

Geräte- und Medienbedarf:

- Arbeitsblätter, Stifte
- Flipchart

Kognitiver Teil

Absicht	Schwierigkeitsstufe 1	Schwierigkeitsstufe 2	Zeit-bedarf
Aufwärmübung A, K, KZG	1. Wortkette		5 Min.
A, K, I	2. Verborgene Zahlen (1)	2. Verborgene Zahlen (2)	3 Min.
A, K, I	3. Textbearbeitung – Buchstaben ausstreichen (1)	3. Textbearbeitung – Buchstaben ausstreichen (2)	3 Min.
Abruf LZG	4. Wörter finden		3 Min.
Abruf LZG	5. Gegenstände mit verschiedenen Eigenschaften		7 Min.

Alternativaufgaben

SD, A, K	- Symbolleiste (1)	- Symbolleiste (2)	2 Min.
A, K	- Verborgene Wörter (1)	- Verborgene Wörter (2)	3 Min.

Entspannung

Absicht	Inhalt	Zeit-bedarf
Entspannung, Ausklang	Gedicht „Leider" von Wilhelm Busch	2 Min.

5

Übung 1: „Wortkette"

(in Anlehnung an SimA 1993; Evers 2008)

Ein Teilnehmer beginnt mit einem beliebigen Wort, zusammengesetzt aus zwei Nomen. Der nachfolgende Teilnehmer soll nun ein Wort nennen, bestehend aus dem zweiten Wortteil des Vorgängers und einem beliebigen Nomen.

> „Wir beginnen die heutige Stunde mit einer Wortkette. Zum Einstieg nenne ich ein Wort, das aus zwei Hauptwörtern zusammengesetzt ist: Blumentopf. Frau X fährt nun fort, indem sie mit dem zweiten Wortteil meines Wortes, also Topf, und einem beliebigen Hauptwort ein neues Wort bildet. So fahren wir fort, bis alle an der Reihe waren."

Beispiel: Wor<u>tkette</u> – <u>Ketten</u>hund – Hundehütte – Hüttentür ...

Übung: erstes Wort „Blumentopf"

Übung 2: „Verborgene Zahlen"

(in Anlehnung an SimA 1993; Gräßel 1989; Fischer und Lehrl 1992)

Die Teilnehmer sollen auf dem ausgeteilten Arbeitsblatt verborgene Zahlen suchen und entsprechend anstreichen.

Der Gruppenleiter teilt die Arbeitsblätter und Stifte aus.

> „Bei der nächsten Übung geht es darum, verborgene Zahlen zu suchen. In jeder Zeile steht links eine Zahl. Rechts daneben ist diese Zahl in einer Ziffernreihe versteckt. Richten Sie Ihre Aufmerksamkeit auf diese Zahl und suchen Sie diese in der Ziffernreihe. Die Zahlen können einmal oder mehrmals in der Ziffernreihe versteckt sein. Unterstreichen Sie die Zahlen, sobald Sie diese gefunden haben, arbeiten Sie so schnell wie möglich."

Übung 3: „Textbearbeitung"

(in Anlehnung an SimA 1993; Wurzer 1989; Berchem 1994)

Buchstaben ausstreichen

Die Teilnehmer sollen einen bestimmten Buchstaben im Text ausstreichen.

Der Gruppenleiter teilt hierfür die Arbeitsblätter mit dem Text und Stifte aus (Textauszug aus Wimschneider 1991, S. 32).

> „In dieser Übung sollen Sie aus dem vorliegenden Text alle „N" ausstreichen. Machen Sie dies möglichst rasch und versuchen Sie, keines zu vergessen."

Die Buchstaben „N" und „n" können zur Erleichterung an die Tafel oder Flipchart geschrieben werden.

Übung 4: „Wörter finden"
(in Anlehnung an SimA 1993; Evers 2008; Stengel und Ladner-Merz 2006; Stengel 1986a, 1997; Halbach 1995)

Die Aufgabe der Teilnehmer besteht darin, Städte zu finden und zu nennen, die mit einem vom Gruppenleiter vorgegebenen Buchstaben beginnen.

> „Nun wollen wir Städte mit bestimmten Anfangsbuchstaben finden. Ich gebe einen Buchstaben vor und Sie rufen einfach Ihre Antworten in die Runde. Wir suchen Städte, mit dem Buchstaben „A" beginnen; z.B. Augsburg".

Lösungen: Augsburg, Aachen, Ansbach, Aalen, Avignon

Übung 5: „Gegenstände mit verschiedenen Eigenschaften"
(in Anlehnung an Stengel 1984, 1988, 1993b, 2003; Oppolzer 1996; Normann 1994)

Der erste Teilnehmer nennt einen Gegenstand, der spitz ist, der nächste ebenfalls und so weiter, bis alle Teilnehmer an der Reihe waren. In der nächsten Runde soll ein Gegenstand genannt werden, der scharf ist, in der letzten Runde ein Gegenstand, der weich ist.

> „Wir wollen jetzt der Reihe nach alle einen Gegenstand nennen, der spitz ist. In der nächsten Runde nennen wir der Reihe nach je einen Gegenstand, der scharf ist. In der dritten Runde sagt jeder einen Gegenstand der weich ist."

Der Gruppenleiter notiert die genannten Begriffe an der Flip-Chart. Nachdem alle Gegenstände genannt sind, werden die Begriffe verdeckt und die Teilnehmer sollen nun die Gegenstände nennen, die sie sich gemerkt haben. Die Begriffe werden an der Flip-Chart gezeigt und es wird mündlich verglichen.

> „Ich habe alle von Ihnen genannten Begriffe hier an der Tafel notiert. Wir wollen die Tafel nun abdecken, und Sie sagen mir, welche Begriffe Sie sich gemerkt haben."

Alternative: „Symbolleiste"
(in Anlehnung an SimA 1993; Klauer 2002)

Die Aufgabe der Teilnehmer besteht darin, die Symbole in der vorgegebenen Reihenfolge bis zum Ende der Leiste einzusetzen.

Der Gruppenleiter teilt die Arbeitsblätter und Stifte aus.

> „In der folgenden Übung sollen Sie die aufgeführten Symbole in richtiger Reihenfolge bis zum Ende der Leiste weiterführen."

Alternative: „Verborgene Wörter"

(in Anlehnung an SimA 1993; Rigling 1998, 2002; Brost 1995)

Die Aufgabe der Teilnehmer besteht darin, in dem Buchstaben-Durcheinander die vorgegebenen Wörter zu finden und zu unterstreichen. Die Wörter sind nur waagrecht versteckt.

Der Gruppenleiter teilt die Arbeitsblätter und Stifte aus.

> „Auf den vor Ihnen liegenden Arbeitsblättern mit dem Buchstabensalat haben sich in waagrechter Richtung die oben angegebenen Wörter versteckt. Sie sollen diese suchen und unterstreichen. Arbeiten Sie möglichst schnell."

Entspannung: Gedicht „Leider"

Zum Abschluss liest der Gruppenleiter das Gedicht „Leider" von Wilhelm Busch vor.

> „Zum Abschluss möchte ich Ihnen das Gedicht „Leider" von Wilhelm Busch vorlesen."

Leider

So ist's in alter Zeit gewesen,
So ist es, fürcht ich, auch noch heut.
Wer nicht besonders auserlesen,
Dem macht die Tugend Schwierigkeit.
Aufsteigend mußt du dich bemühen,
Doch ohne Mühe sinkest du.
Der liebe Gott muß immer ziehen,
Dem Teufel fällt's von selber zu.

(Wilhelm Busch)

Arbeitsmaterialien

Kopiervorlage Übung 2: „Verborgene Zahlen", Arbeitsblatt 1:
(in Anlehnung an SimA 1993; Gräßel 1989; Fischer und Lehrl 1992)

Beispiel:
847   403163859249548<u>47</u>13956031741

348   7623456098234534711234890765

431   6750986346751343123675090763

765   4390878965119087659085439805

132   3461327890132675413267813289

652   9027563076525675839261538292

164   846373943272745859483749164

502   6372750243465738294859302948

831   9435735745831034985840304873

Kopiervorlage Übung 2: „Verborgene Zahlen", Arbeitsblatt 2:
(in Anlehnung an SimA 1993; Gräßel 1989; Fischer und Lehrl 1992)

Beispiel:
847   49548471395603128742 1

164   81463739432721645 8592

502   637275024346507238294

831   948357357458310349856

876   432653876537685329210

754   763457490654128754042

124   561249071248712403812

Kopiervorlage Übung 3: „Textbearbeitung", Arbeitsblatt 1:
(in Anlehnung an SimA 1993; Wurzer 1989; Berchem 1994)

Wir haben immer helfen müssen, wenn das Getreide vorbereitet worden ist zum Säen. Auf dem Dachboden stand eine Windmühle, die haben wir Kinder dann antreiben müssen, der Vater hat die dann schon so eingestellt, dass die Spreu von den Körnern hinten rausgeflogen ist.

Da waren Räder drin, wie Wasserräder, und wenn man gedreht hat, haben die Wind gemacht. Man hat dementsprechend schnell umdrehen müssen, dann ist die Spreu hinten rausgefallen und auch das andere Leichtgewichtige. Der Rest, das schöne Getreide, ist vorn rausgekommen. Das war das Saatgetreide.

Das hat man dann ausgesät, das hab ich auch gemacht. Da gibt es ein richtiges Sätuch, das kann man über die Schulter hängen, das ist sehr breit, damit es nicht einschneidet. Da füllt man ein, soviel man tragen kann, und dann geht man übers Feld. (...)

Man musste ganz gleichmäßig säen, das war wichtig. Und man musste auch die Länge des Feldes abschätzen, dass es reicht.

(Wimschneider 1991, S. 32)

Kopiervorlage Übung 3: „Textbearbeitung", Arbeitsblatt 2:
(in Anlehnung an SimA 1993; Wurzer 1989; Berchem 1994)

Wir haben immer helfen müssen, wenn das Getreide vorbereitet worden ist zum Säen. Auf dem Dachboden stand eine Windmühle, die haben wir Kinder dann antreiben müssen, der Vater hat die dann schon so eingestellt, dass die Spreu von den Körnern hinten rausgeflogen ist.

Da waren Räder drin, wie Wasserräder, und wenn man gedreht hat, haben die Wind gemacht. Man hat dementsprechend schnell umdrehen müssen, dann ist die Spreu hinten rausgefallen und auch das andere Leichtgewichtige. Der Rest, das schöne Getreide, ist vorn rausgekommen. Das war das Saatgetreide.

(Wimschneider 1991, S. 32)

Kopiervorlage Alternative: „Symbolleiste", Arbeitsblatt 1:
(in Anlehnung an SimA 1993; Klauer 2002)

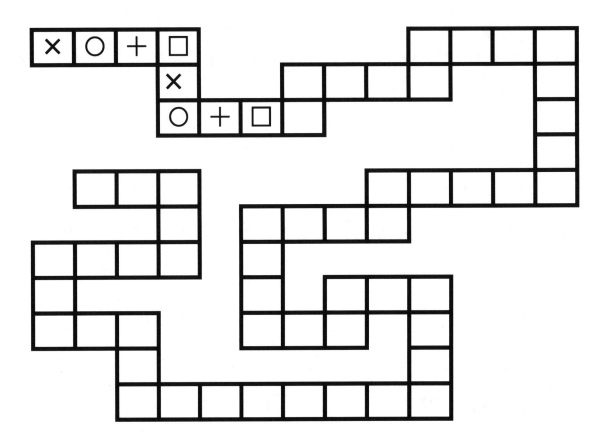

Kopiervorlage Alternative: „Symbolleiste", Arbeitsblatt 2:
(in Anlehnung an SimA 1993; Klauer 2002)

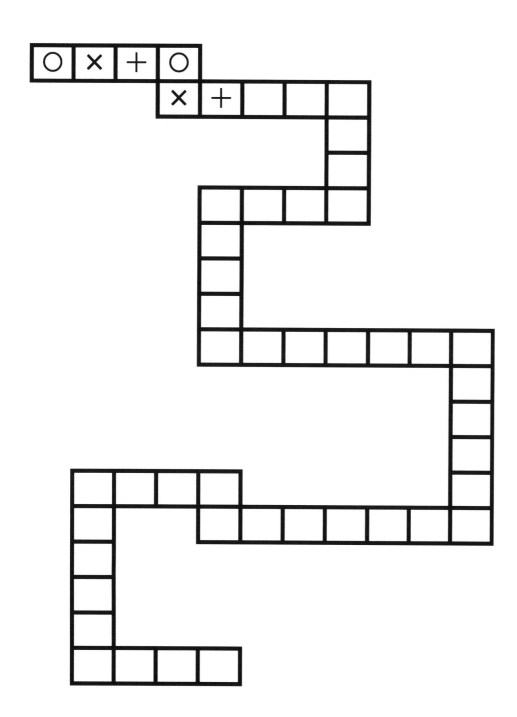

Kopiervorlage Alternative: „Verborgene Wörter", Arbeitsblatt 1:
(in Anlehnung an SimA 1993; Rigling 1998, 2002; Brost 1995)

Folgende Wörter sind in waagrechter Leserichtung versteckt:

Flut   **Luft**   **Alle**   **Sonne**

Gelb   **Haus**   **Erde**   **Weiss**

Eins   **Mole**

M E R Ö H S A N R F L U T B O J H R L

L U F T M S A L L E S U G D C F K P A

M O L E Y X I S O N N E N B A S R D I J

Q W E I S S U B T P O L I T M L T V O I

O L M N E A W D A S G E L B I G Ä W

E I N S Z R H A U S Ü P N T Z I X E I T J

E R M E R D E O I Z B V M P Q A V U I

Kopiervorlage Alternative: „Verborgene Wörter", Arbeitsblatt 2:
(in Anlehnung an SimA 1993; Rigling 1998, 2002; Brost 1995)

Folgende Wörter sind in waagrechter Leserichtung versteckt:

Flut	**Luft**	**Alle**
Sonne	**Haus**	**Erde**

M E R Ö H S A N R F L U T

L U F T M S A L L E S U G

I O L A Y X I S O N N E N I

Q W E R S D U B T P O L Z

O L M A W D A S G E S B A

E I N B Z R H A U S Ü P N I

E R M E R D E O I Z B V M

Kopiervorlage Entspannung: Gedicht „Leider"

Leider

So ist's in alter Zeit gewesen,
So ist es, fürcht ich, auch noch heut.
Wer nicht besonders auserlesen,
Dem macht die Tugend Schwierigkeit.
Aufsteigend musst du dich bemühen,
Doch ohne Mühe sinkest du.
Der liebe Gott muss immer ziehen,
Dem Teufel fällt's von selber zu.

(Wilhelm Busch)

Therapieeinheit 6

Geräte- und Medienbedarf:

- Arbeitsblätter, Stifte
- Farb-Wort-Tafel
- Bildtafeln
- Verschiedene Haushaltsgegenstände, Stoffbeutel, Tuch
- (Flipchart)

Kognitiver Teil

Absicht	Schwierigkeitsstufe 1	Schwierigkeitsstufe 2	Zeit-bedarf
Aufwärmübung LZG	1. Sprichwörter-Mix		3 Min.
A, K, I	2. Farb-Wort-Tafel		5 Min.
A, K, KZG	3. Buchstabenrätsel (1)	3. Buchstabenrätsel (2)	2 Min.
SK, VW, ÜLZG TW, Abruf LZG	4. Bildtafeln a) visuelle Vorgabe b) taktile Vorgabe		10 Min.

Alternativaufgaben

A, K, I	- Labyrinth (1)	- Labyrinth (2)	2 Min.
Abruf LZG	- Kuckucksei (1)	- Kuckucksei (2)	3 Min.
A, K, I	- Textbearbeitung – Buchstaben ausstreichen (1)	- Textbearbeitung – Buchstaben ausstreichen (2)	2 Min.

Entspannung

Absicht	Inhalt	Zeit-bedarf
Entspannung, Ausklang	Gedicht „Willkommen und Abschied" von Johann Wolfgang von Goethe	2 Min.

Übung 1: „Sprichwörter-Mix"

(in Anlehnung an SimA 1993; Stengel und Ladner-Merz 2006, 2007; Stengel 1984, 1986b, 1993b, 1997, 2003; Oppolzer 1996)

Der Gruppenleiter liest ein vermischtes Sprichwort vor, die Teilnehmer finden die Lösungen dazu.

„Im Folgenden sind ganz geläufige Sprichwörter durcheinander geraten. Wie heißen sie richtig?"

- **Ein Unglück – macht mich nicht heiß.**
  - Ein Unglück kommt selten allein.
  - Was ich nicht weiß, macht mich nicht heiß.

- **Wer nicht kommt zur rechten Zeit – hört seine eigene Schand.**
  - Wer nicht kommt zur rechten Zeit, muss nehmen, was ihm übrig bleibt.
  - Der Horcher an der Wand hört seine eigene Schand.

- **Wer anderen eine Grube gräbt – sündigt nicht.**
  - Wer anderen eine Grube gräbt, fällt selbst hinein.
  - Wer schläft, sündigt nicht.

- **Gut Ding – macht noch keinen Sommer.**
  - Gut Ding will Weile haben.
  - Eine Schwalbe macht noch keinen Sommer.

- **Wer im Glashaus sitzt – soll den ersten Stein werfen.**
  - Wer im Glashaus sitzt, soll nicht mit Steinen werfen.
  - Wer ohne Sünde ist, soll den ersten Stein werfen.

- **Übermut – ist das halbe Leben.**
  - Übermut tut selten gut.
  - Ordnung ist das halbe Leben.

- **Der Klügere – hat Gold im Mund.**
  - Der Klügere gibt nach.
  - Morgenstund hat Gold im Mund.

Übung 2: „Farb-Wort-Tafel"

(in Anlehnung an Fleischmann und Oswald 1990)

Die Aufgabe der Teilnehmer ist es, möglichst rasch die **Druckfarben** der Worte zu nennen. Jeder Teilnehmer liest laut eine Reihe der Farb-Wort-Tafel vor.

Der Gruppenleiter teilt die Farb-Wort-Tafeln aus.

> „Ihre Aufgabe ist hier, möglichst schnell die Farben laut auszusprechen, in denen die Wörter geschrieben sind. Sie sollen nicht die Wörter vorlesen sondern nur deren Farben laut aussprechen."

Der Gruppenleiter liest die erste Reihe der Tafel als Beispiel vor.

Übung 3: „Buchstabenrätsel"

(in Anlehnung an SimA 1993; Rigling 1998, 2002; Berchem 1994)

Die Teilnehmer sollen die mit Zahlen verbundenen Buchstaben in die entsprechende Reihenfolge bringen und das Lösungswort nennen bzw. auf ihrem Arbeitsblatt eintragen. Die Zahlen geben an, in welcher Reihenfolge die Buchstaben zu lesen sind. Die geometrischen Formen um die Zahlen dienen lediglich als Störreiz.

Der Gruppenleiter teilt die Arbeitsblätter und Stifte aus.

> „Hier besteht Ihre Aufgabe darin, die mit den Zahlen verbundenen Buchstaben in die richtige Reihenfolge zu bringen. Die Zahlen geben an, in welcher Reihenfolge die Buchstaben zu lesen sind. Haben Sie die Buchstaben richtig sortiert, so ergibt sich ein Lösungswort. Schreiben Sie zu jeder Zahl den Buchstaben auf Ihr Arbeitsblatt. (Alternativ: Rufen Sie mir das Wort bitte zu)."

    Lösungen: Schiff (Arbeitsblatt 1)
                   Boot (Arbeitsblatt 2)

Übung 4: „Bildtafeln"

(in Anlehnung an Matjugin et al. 1993; Hofele 1995; Kasten 2005)

Alle in der Stunde vorkommenden Gegenstände werden unter Einbezug aller Teilnehmer genannt.

a) Bildtafeln mit visueller Vorgabe: Bildtafeln „Haushalt"

Auf dem Tisch liegen Gegenstände, die auch auf den Bildtafeln abgebildet sind:

- **eine Brille**
- **eine Uhr**
- **eine Suppenkelle**
- **eine Wäscheklammer**
- **ein Schlüsselbund**
- **ein Korkenzieher**
- **eine Zahnbürste**
- **ein Bleistift**
- **eine Garnrolle**

Die Anzahl der Gegenstände wird vom Gruppenleiter so gewählt, dass sie dem Niveau der Gruppe gerecht wird.
Die Gegenstände werden herum gegeben, bis jeder Teilnehmer jeden Gegenstand in der Hand hatte.

„Ich habe Ihnen hier verschiedene Gegenstände mitgebracht. Bitte geben Sie diese Gegenstände reihum, bis jeder Teilnehmer jeden Gegenstand einmal in der Hand hatte."

Nun werden die Gegenstände weggeräumt, so dass die Teilnehmer sie nicht mehr sehen können. Jetzt werden den Teilnehmern die Bildtafeln vorgelegt und sie sollen die Gegenstände, die sie sich gemerkt haben, auf den Bildtafeln ankreuzen.

„Bitte schauen Sie die Tafeln mit den Bildern, die vor Ihnen liegen, an. Überlegen Sie, welche von den dort zu sehenden Gegenständen Sie vorher in der Hand hatten und kreuzen Sie diese an."

Der Gruppenleiter legt die Gegenstände nun wieder für alle sichtbar vor und es kann verglichen werden.

„Nun lassen Sie uns vergleichen, was Sie sich alles merken konnten."

b) Bildtafeln mit taktiler Vorgabe: Bildtafeln „Haushalt"

Der Gruppenleiter hat in einem kleinen Beutel (oder einem Karton mit Loch, oder einer abgedeckten Schüssel) zwei Gegenstände, die beide auf der Bildtafel abgebildet sind. Die Teilnehmer haben die Bildtafeln vor sich liegen. Der erste Teilnehmer greift in den Beutel und soll im Beutel (oder Karton, oder abgedeckter Schüssel) den Gegenstand erfühlen und benennen, dann auf der Bildtafel finden und ankreuzen.

„Hier in meinem Stoffbeutel befinden sich zwei Gegenstände, die Sie auch auf Ihren Bildtafeln sehen können. Bitte fassen Sie in den Beutel und versuchen Sie einen der Gegenstände zu erfühlen und kreuzen Sie ihn auf Ihrer Tafel an."

Der Gegenstand wird herausgenommen, es wird verglichen, ob er richtig erkannt wurde und er wird, für alle gut sichtbar, auf den Tisch gestellt.

„Jetzt wollen wir sehen, ob Sie richtig geraten haben."

Ein neuer Gegenstand kommt in den Beutel, so dass immer zwei Gegenstände darin sind. Der nächste Teilnehmer verfährt genauso wie der erste und so fort, bis jeder an der Reihe war. Wenn alle Teilnehmer an der Reihe waren, werden die Gegenstände abgedeckt und die Teilnehmer sollen die Gegenstände nennen, die sie sich gemerkt haben.

„Welche Gegenstände befinden sich hier unter dem Tuch?"

Steigerungsform: zwei Runden = doppelt so viele Gegenstände

Alternative: „Labyrinth"
(in Anlehnung an Fleischmann und Oswald 1990)

Die Teilnehmer sollen versuchen, auf dem ausgeteilten Arbeitsblatt ausgehend von der Mitte möglichst schnell den Weg zum Ausgang zu finden und mit dem Stift einzuzeichnen.

Der Gruppenleiter teilt die Arbeitsblätter und Stifte aus.

„Die Vorlage zeigt ein Labyrinth, das Sie von oben betrachten. Die schwarzen Linien können Sie sich als Mauern vorstellen, die Sie nicht überschreiten dürfen. Ihre Aufgabe ist es nun, von der Mitte des Labyrinths so schnell wie möglich zum Ausgang zu gelangen. Suchen Sie zuerst mit dem Zeigefinger den Weg, zeichnen Sie ihn dann mit einem Stift ein."

Alternative: „Kuckucksei"

(in Anlehnung an Fischer und Lehrl 1992; Klauer 2002)

In den vorgegebenen Wortreihen passen vier Wörter sinngemäß zueinander, ein fünftes Wort passt nicht dazu. Die Teilnehmer sollen dieses nicht dazu passende Wort („Kuckucksei") finden. Sie sollen das entsprechende Wort nennen und erklären, warum es nicht zu den anderen passt.

Der Gruppenleiter teilt die Arbeitsblätter und Stifte aus.

> „Auf Ihrem Arbeitsblatt stehen immer fünf Wörter nebeneinander. Vier davon haben eine Gemeinsamkeit, eines passt nicht dazu. Wenn Sie das Kuckucksei erkannt haben, rufen Sie es mir zu. Und sagen Sie uns bitte, warum es nicht dazu passt."

1. **Biber – Ente – Fischotter – Schildkröte – Hund**
   (im/am Wasser lebende Tiere, falsch: Hund)
2. **Birke – Eiche – Fichte – Kastanie – Buche**
   (Laubbäume, falsch: Fichte)
3. **Bleistift – Kugelschreiber – Federhalter – Schreibblock – Buntstift**
   (Schreibgeräte, falsch: Schreibblock)
4. **Koffer – Tasche – Einkaufswagen – Regenschirm – Handwagen**
   (Transportmittel, falsch: Regenschirm)
5. **Hecht – Delphin – Karpfen – Hai – Lachs**
   (Fische, falsch: Delphin)
6. **Seife – Zahnpasta – Shampoo – Kamm – Schlüssel**
   (Körperpflegemittel, falsch: Schlüssel)

Für Schwierigkeitsstufe 1 zusätzlich auf Arbeitsblatt 1:

7. **Eiche – Birke – Ahorn – Geranie – Ulme**
   (Bäume, falsch: Geranie)
8. **Schuhe – Hemd – Unterhemd – Hose – Jacke**
   (Oberbekleidung, falsch: Unterhemd)

Variante: Die Übung kann auch ohne Arbeitsblatt mündlich von der Gruppe bearbeitet werden. Hierfür können die Begriffe an die Flipchart angeschrieben werden. Zur Steigerung der Schwierigkeit wird die Übung ohne Anschrieb mündlich bearbeitet.

Alternative: „Textbearbeitung"

(in Anlehnung an SimA 1993; Wurzer 1989; Berchem 1994)

Buchstaben ausstreichen

Die Teilnehmer sollen einen bestimmten Buchstaben im Text ausstreichen.

Der Gruppenleiter teilt hierfür die Arbeitsblätter mit dem Text und Stifte aus (Textauszug aus Wimschneider 1991, S. 26)

> „In dieser Übung sollen Sie aus dem vorliegenden Text alle „T" ausstreichen. Machen Sie dies möglichst rasch und versuchen Sie, keines zu vergessen."

Die Buchstaben „T" und „t" können zur Erleichterung an die Tafel oder Flipchart geschrieben werden.

Entspannung: Gedicht „Willkommen und Abschied"

Zum Abschluss liest der Gruppenleiter das Gedicht „Willkommen und Abschied" von Johann Wolfgang von Goethe vor.

> „Als Entspannung möchte ich Ihnen heute das Gedicht „Willkommen und Abschied" von Johann Wolfgang von Goethe vorlesen."

Willkommen und Abschied

Es schlug mein Herz, geschwind zu Pferde!
Es war getan fast eh gedacht.
Der Abend wiegte schon die Erde,
Und an den Bergen hing die Nacht;
Schon stand im Nebelkleid die Eiche,
Ein aufgetürmter Riese da,
Wo Finsternis aus dem Gesträuche
Mit hundert schwarzen Augen sah.

Der Mond von einem Wolkenhügel
Sah kläglich aus dem Duft hervor,
Die Winde schwangen leise Flügel,
Umsausten schauerlich mein Ohr;
Die Nacht schuf tausend Ungeheuer,
Doch frisch und fröhlich war mein Mut:
In meinen Adern welches Feuer!
In meinem Herzen welche Glut!

Dich sah ich, und die milde Freude
Floß von dem süßen Blick auf mich;
Ganz war mein Herz an deiner Seite
Und jeder Atemzug für dich.
Ein rosafarbnes Frühlingswetter
Umgab das liebliche Gesicht,
Und Zärtlichkeit für mich – ihr Götter!
Ich hofft es, ich verdient es nicht!

Doch ach, schon mit der Morgensonne
Verengt der Abschied mir das Herz:
In deinen Küssen, welche Wonne!
In deinem Auge welcher Schmerz!
Ich ging, du standst und sahst zur Erden
Und sahst mir nach mit nassem Blick:
Und doch, welch Glück, geliebt zu werden!
Und lieben, Götter, welch ein Glück!

(Johann Wolfgang von Goethe)

Arbeitsmaterialien

Kopiervorlage Übung 3: „Buchstabenrätsel", Arbeitsblatt 1:

(in Anlehnung an SimA 1993; Rigling 1998, 2002; Berchem 1994)

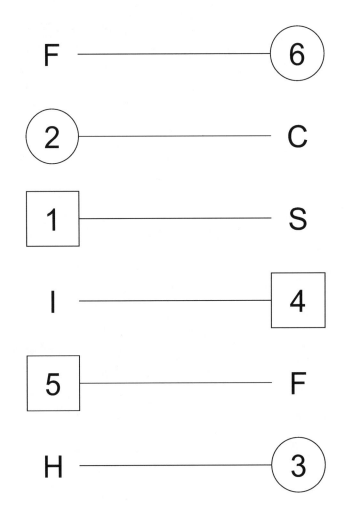

1	2	3	4	5	6

Kopiervorlage Übung 3: „Buchstabenrätsel", Arbeitsblatt 2:
(in Anlehnung an SimA 1993; Rigling 1998, 2002; Berchem 1994)

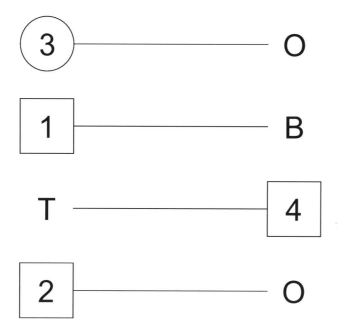

1	2	3	4

Kopiervorlage Übung 4a/4b: „Bildtafeln - Haushalt"

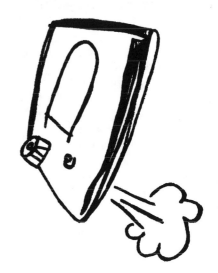

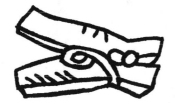

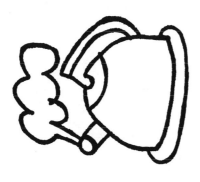

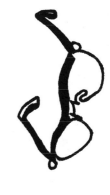

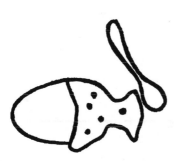

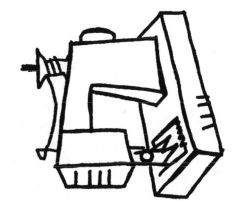

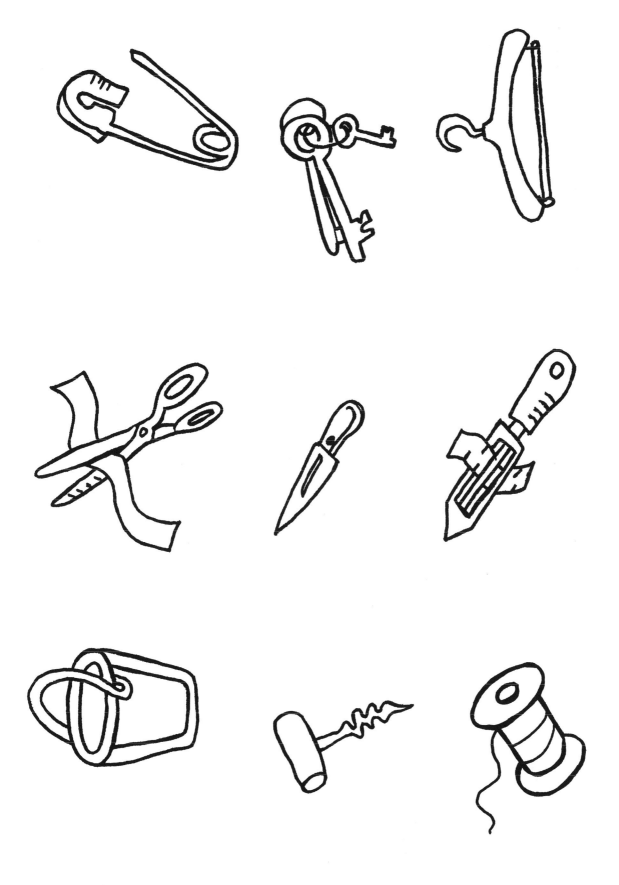

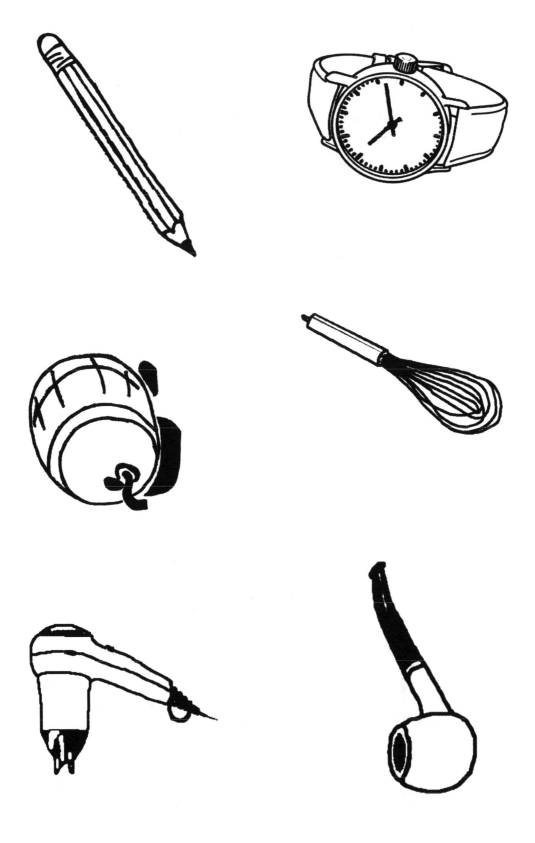

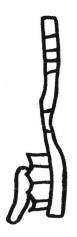

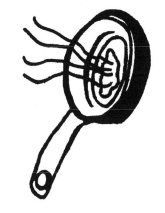

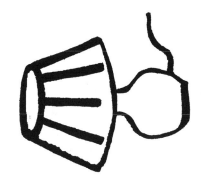

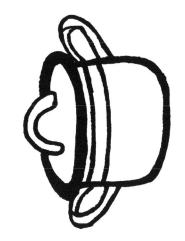

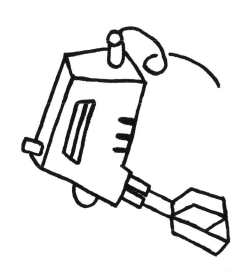

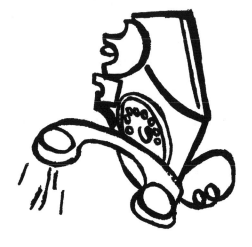

Kopiervorlage Alternative: „Labyrinth", Arbeitsblatt 1:
(in Anlehnung an Fleischmann und Oswald 1990)

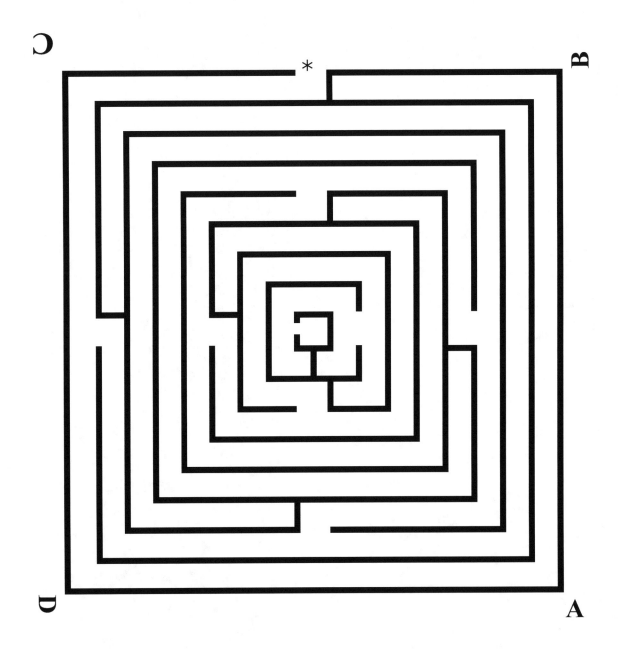

Kopiervorlage Alternative: „Labyrinth", Arbeitsblatt 2:
(in Anlehnung an Fleischmann und Oswald 1990)

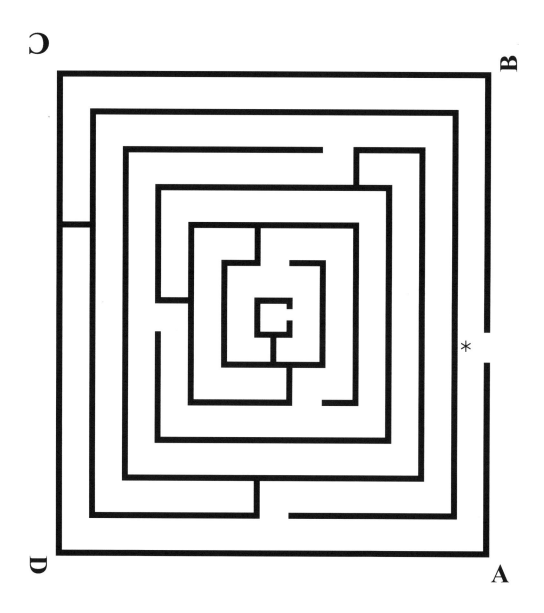

Kopiervorlage Alternative: „Kuckucksei", Arbeitsblatt 1:
(in Anlehnung an Fischer und Lehrl 1992; Klauer 2002)

Beispiel:
Banane – Apfel – Birne – <u>Lauch</u> – Kirsche

1. Biber – Ente – Fischotter – Schildkröte – Hund

2. Birke – Eiche – Fichte – Kastanie – Buche

3. Bleistift – Kugelschreiber – Federhalter – Schreibblock – Buntstift

4. Koffer – Tasche – Einkaufswagen – Regenschirm – Handwagen

5. Hecht – Delphin – Karpfen – Hai – Lachs

6. Seife – Zahnpasta – Shampoo – Kamm – Schlüssel

7. Eiche – Birke – Ahorn – Geranie – Ulme

8. Schuhe – Hemd – Unterhemd – Hose – Jacke

Kopiervorlage Alternative: „Kuckucksei", Arbeitsblatt 2:
(in Anlehnung an Fischer und Lehrl 1992; Klauer 2002)

Beispiel:
Banane – Apfel – Birne – <u>Lauch</u> – Kirsche

1. Biber – Ente – Fischotter – Schildkröte – Hund

2. Birke – Eiche – Fichte – Kastanie – Buche

3. Bleistift – Kugelschreiber – Federhalter – Schreibblock – Buntstift

4. Koffer – Tasche – Einkaufswagen – Regenschirm – Handwagen

5. Schuhe – Hemd – Unterhemd – Hose – Jacke

6. Seife – Zahnpasta – Shampoo – Kamm – Schlüssel

6

Kopiervorlage Alternative: „Textbearbeitung", Arbeitsblatt 1:
(in Anlehnung an SimA 1993; Wurzer 1989; Berchem 1994)

Im Februar tu ich den Boden schön auflockern, und ganz alter Mist, der schon bröselt, kommt drauf. Da hab ich immer Gummihandschuhe an und zerbrösel den Mist um den Schnittlauch herum. Dann kommt der Regen, der wäscht den so ein, dass man danach nichts mehr sieht davon. Aber was man sieht, ist, dass der Schnittlauch jeden Tag um ein ganzes Stück gewachsen ist. Wenn man den nicht düngt, dann wächst er eben nicht. Dann weckt ihn niemand auf. Von dem Mist, guter Stallmist, sozusagen abgelagerter Stallmist, nimmt der Schnittlauch keinen Geschmack an, aber wachsen tut er. Den Mist haben wir noch, Felder haben wir nicht mehr. Wir haben voriges Jahr ganz plötzlich einen Schnittlauchstock gehabt, den haben wir wahrscheinlich früher mal auf den Mist rübergeworfen, da ist dann plötzlich ein Schnittlauchstock gewachsen, echter Schnittlauch, der hat ganz lange Röhren gehabt.

(Wimschneider 1991, S. 26)

Kopiervorlage Alternative: „Textbearbeitung", Arbeitsblatt 2:
(in Anlehnung an SimA 1993; Wurzer 1989; Berchem 1994)

Im Februar tu ich den Boden schön auflockern, und ganz alter Mist, der schon bröselt, kommt drauf. Da hab ich immer Gummihandschuhe an und zerbrösel den Mist um den Schnittlauch herum. Dann kommt der Regen, der wäscht den so ein, dass man danach nichts mehr sieht davon. Aber was man sieht, ist, dass der Schnittlauch jeden Tag um ein ganzes Stück gewachsen ist. Wenn man den nicht düngt, dann wächst er eben nicht. Dann weckt ihn niemand auf. Von dem Mist, guter Stallmist, sozusagen abgelagerter Stallmist, nimmt der Schnittlauch keinen Geschmack an, aber wachsen tut er. Den Mist haben wir noch, Felder haben wir nicht mehr.

(Wimschneider 1991, S. 26)

Kopiervorlage Entspannung: Gedicht „Willkommen und Abschied"

Willkommen und Abschied

Es schlug mein Herz, geschwind zu Pferde!
Es war getan fast eh gedacht.
Der Abend wiegte schon die Erde,
Und an den Bergen hing die Nacht;
Schon stand im Nebelkleid die Eiche,
Ein aufgetürmter Riese da,
Wo Finsternis aus dem Gesträuche
Mit hundert schwarzen Augen sah.

Der Mond von einem Wolkenhügel
Sah kläglich aus dem Duft hervor,
Die Winde schwangen leise Flügel,
Umsausten schauerlich mein Ohr;
Die Nacht schuf tausend Ungeheuer,
Doch frisch und fröhlich war mein Mut:
In meinen Adern welches Feuer!
In meinem Herzen welche Glut!

Dich sah ich, und die milde Freude
Floß von dem süßen Blick auf mich;
Ganz war mein Herz an deiner Seite
Und jeder Atemzug für dich.
Ein rosafarbnes Frühlingswetter
Umgab das liebliche Gesicht,
Und Zärtlichkeit für mich – ihr Götter!
Ich hofft es, ich verdient es nicht!

Doch ach, schon mit der Morgensonne
Verengt der Abschied mir das Herz:
In deinen Küssen, welche Wonne!
In deinem Auge welcher Schmerz!
Ich ging, du standst und sahst zur Erden
Und sahst mir nach mit nassem Blick:
Und doch, welch Glück, geliebt zu werden!
Und lieben, Götter, welch ein Glück!

(Johann Wolfgang von Goethe)

Therapieeinheit 7

Geräte- und Medienbedarf:

- Farb-Wort-Tafel
- Arbeitsblätter, Stifte
- Bildtafeln
- (Geräusche CD/Kassette, Abspielgerät)

Kognitiver Teil

Absicht	Schwierigkeitsstufe 1	Schwierigkeitsstufe 2	Zeit-bedarf
Aufwärmübung A, K, KZG	1. Wortkette		5 Min.
A, K, I	2. Farb-Wort-Tafel		5 Min.
A, K, I	3. Verborgene Wörter (1)	3. Verborgene Wörter (2)	3 Min.
Abruf LZG	4. Sätze vervollständigen		3 Min.
SK, VW	5. Bildtafeln a) visuelle Vorgabe		10 Min.

Alternativaufgaben

A, K, I	- Verborgene Zahlen (1)	- Verborgene Zahlen (2)	2 Min.
SD, A, K	- Symbolleiste (1)	- Symbolleiste (2)	2 Min.
SK, AW, Abruf LZG	- Bildtafeln b) akustische Vorgabe		5 Min.

Entspannung

Absicht	Inhalt	Zeit-bedarf
Entspannung, Ausklang	Gedicht „Der Einsiedler" von Joseph von Eichendorff	2 Min.

7

Übung 1: „Wortkette"

(in Anlehnung an SimA 1993; Evers 2008)

Ein Teilnehmer beginnt mit etwas, das im Garten wächst. Der nachfolgende Teilnehmer soll nun etwas anderes aus dem Garten finden, das mit dem letzten Buchstaben des vom Vorgänger genannten Wortes beginnt.

> „Wir beginnen die heutige Stunde mit einer Wortkette. Zum Einstieg nennt Frau X etwas, das im Garten wächst. Eine Frucht: Birne. Frau Y fährt nun fort, indem sie ebenfalls etwas sucht, das im Garten wächst und mit dem letzten Buchstaben des von Frau X genannten Wortes anfängt, also „E". So wollen wir fortfahren, bis alle einmal an der Reihe waren.

Beispiel: Apfel – Lauch – Hagebutte – Eisenkraut – Thymian – usw.

Übung: erstes Wort „Birne"

Übung 2: „Farb-Wort-Tafel"

(in Anlehnung an Fleischmann und Oswald 1990)

Die Aufgabe der Teilnehmer ist es, möglichst rasch die **Druckfarben** der Worte zu nennen. Jeder Teilnehmer liest laut eine Reihe der Farb-Wort-Tafel vor.

Der Gruppenleiter teilt die Farb-Wort-Tafeln aus.

> „Ihre Aufgabe ist hier, möglichst schnell die Farben laut auszusprechen, in denen die Wörter geschrieben sind. Sie sollen nicht die Wörter vorlesen sondern nur deren Farben laut aussprechen."

Der Gruppenleiter liest die erste Reihe der Tafel als Beispiel vor.

Übung 3: „Verborgene Wörter"

(in Anlehnung an SimA 1993; Gräßel 1989)

Die Teilnehmer sollen auf dem ausgeteilten Arbeitsblatt verborgene Wörter suchen und entsprechend anstreichen.

Der Gruppenleiter teilt die Arbeitsblätter und Stifte aus.

> „Bei der nächsten Übung geht es darum, verborgene Wörter zu suchen. In jeder Zeile steht links ein Wort. Rechts daneben ist dieses Wort in einer Buchstabenreihe versteckt. Richten Sie ihre Aufmerksamkeit auf dieses Wort und suchen Sie es in der Buchstabenreihe. Unterstreichen Sie es, sobald Sie es gefunden haben, arbeiten Sie so schnell wie möglich."

Übung 4: „Sätze vervollständigen"

(in Anlehnung an Kasten 2005; Stengel 2003; Bellmann 1994)

Der Gruppenleiter liest den Teilnehmern Sätze vor, in denen ein Wort fehlt. Die Aufgabe der Gruppenteilnehmer besteht darin, die fehlenden Worte zu ergänzen.

> „Ich lese Ihnen nun Sätze vor. In jedem Satz fehlt ein Wort. An dieser Stelle sage ich „Punkt, Punkt, Punkt". Ihre Aufgabe soll sein, die fehlenden Wörter zu ergänzen. Wenn Sie glauben, das richtige Wort zu wissen, rufen Sie es mir zu."

- **Nachts kann man den Mond und die ... am Himmel sehen.**
  (Sterne)
- **Am Kiosk hatten sich viele Leute versammelt, um die neue ... zu kaufen.**
  (Zeitung)
- **Als sie aus dem ... sah, erblickte sie einen See.**
  (Fenster)
- **Zum Frühstück trank sie immer ein ... Orangensaft.**
  (Glas)
- **Herr F. geht jeden Tag mit seinem ... spazieren.**
  (Hund)
- **Um alle Worte zu erkennen, musste sie ihre ... aufsetzen.**
  (Brille)
- **Am Abend trank sie immer eine ... Milch.**
  (Tasse)
- **Die Briefe werden mit der ... verschickt.**
  (Post)
- **Zum Essen benötigt man Messer, ... und ... !**
  (Gabel und Löffel)
- **In der ... auf dem Tisch steht ein schöner Strauß ... !**
  (Vase, Blumen)
- **Regelmäßiger ... hält fit und gesund.**
  (Sport)
- **Der kleine Junge erschrak vor der großen ... auf der Weide.**
  (Kuh)

Übung 5: „Bildtafeln"

(in Anlehnung an Matjugin et al. 1993; Hofele 1995; Kasten 2005)

a) Visuelle Vorgabe

Der Gruppenleiter legt den Teilnehmern die Bildtafeln zum Thema „Gemüse" vor. Alle Bilder werden unter Einbezug aller Teilnehmer benannt, dann werden die Aufgabenstellungen genannt.

„Auf den vor Ihnen liegenden Bildtafeln sehen Sie Obst und Gemüse. Zum besseren Verständnis werden wir zuerst alle Obst- und Gemüsearten benennen.
Ihre erste Aufgabe ist nun, alle Obstsorten zu finden."

Die Teilnehmer sollen auf der Bildtafel Obst- und Gemüsesorten heraussuchen, die in unserer Klimazone wachsen.

„Jetzt möchte ich, dass Sie mir die Obst- und Gemüsesorten nennen, die „bei uns" wachsen."

Der Gruppenleiter nennt bestimmte Obst- und Gemüsesorten. Die Teilnehmer sollen die entsprechenden Bilder ankreuzen.

„Ich werde Ihnen jetzt verschiedene Obst- und Gemüsesorten nennen. Jeder von Ihnen soll so schnell wie möglich auf seinem Blatt die entsprechenden Bilder finden und ankreuzen."

(Blatt 1)	(Blatt 2)
- Karotte	- Kartoffel
- Rettich	- Apfel
- Kirsche	- Mandarine
- Paprika	- Gurke

Alternative: „Verborgene Zahlen"

(in Anlehnung an SimA 1993; Gräßel 1989; Fischer und Lehrl 1992)

Die Teilnehmer sollen auf dem ausgeteilten Arbeitsblatt verborgene Zahlen suchen und entsprechend anstreichen.

Der Gruppenleiter teilt die Arbeitsblätter und Stifte aus.

„Bei der nächsten Übung geht es darum, verborgene Zahlen zu suchen. In jeder Zeile steht links eine Zahl. Rechts daneben ist diese Zahl in einer Ziffernreihe versteckt. Richten Sie Ihre Aufmerksamkeit auf diese Zahl und suchen Sie diese in der Ziffernreihe. Die Zahlen können einmal oder mehrmals in der Ziffernreihe versteckt sein. Unterstreichen Sie die Zahlen, sobald Sie diese gefunden haben, arbeiten Sie so schnell wie möglich."

Alternative: „Symbolleiste"

(in Anlehnung an SimA 1993; Klauer 2002)

Die Aufgabe der Teilnehmer besteht darin, die Symbole in der vorgegebenen Reihenfolge bis zum Ende der Leiste einzusetzen.

Der Gruppenleiter teilt die Arbeitsblätter und Stifte aus.

„In der folgenden Übung sollen Sie die aufgeführten Symbole in richtiger Reihenfolge bis zum Ende der Leiste weiterführen."

Alternative: „Bildtafeln"

(in Anlehnung an Stengel und Ladner-Merz 2006, 2007; Kasten 2005; Stengel 1986a, 1993a, 1997, 2003; Hofele 1995; Matjugin et al. 1993)

b) Bildtafeln mit akustischer Vorgabe:

Die Teilnehmer erhalten die Bildtafel zur Erkennung von Geräuschen. Die entsprechenden Geräusche werden vom Gruppenleiter von einer CD-ROM bzw. Kassette abgespielt.
Die Teilnehmer sollen den erkannten Gegenstand auf ihrer Bildtafel ankreuzen.

„Jetzt spiele ich Ihnen einige Geräusche vor. Auf Ihren Arbeitsblättern finden Sie verschiedene Tiere und Gegenstände, die auch Geräusche machen können. Können Sie die Geräusche, die Sie hören, den entsprechenden Bildern zuordnen?"

Geräusche-CDs bzw. -Kassetten sind u.a. im Musikfach- und Buchhandel erhältlich. Man kann diese Medien direkt nutzen oder sich ein eigenes Band zusammenstellen. Dieses könnte u.a. z.B. folgende Geräusche enthalten: Martinshorn, Hufgeklapper Kirchturmläuten, Muh und Mäh, Kikeriki, Eisenbahnrattern, Motorradgeräusch, etc..

Entspannung Gedicht „Der Einsiedler"

Zum Abschluss liest der Gruppenleiter das Gedicht „Der Einsiedler" von Joseph von Eichendorff vor.

> „Zum Abschluss lese ich Ihnen das Gedicht „Der Einsiedler" von Joseph von Eichendorff vor."

Der Einsiedler

Komm, Trost der Welt, du stille Nacht!
Wie steigst du von den Bergen sacht,
Die Lüfte alle schlafen,
Ein Schiffer nur noch, wandermüd,
Singt übers Meer sein Abendlied
Zu Gottes Lob im Hafen.

Die Jahre wie die Wolken gehn
Und lassen mich hier einsam stehn,
Die Welt hat mich vergessen,
Da tratst du wunderbar zu mir,
Wenn ich beim Waldesrauschen hier
Gedankenvoll gesessen.

O Trost der Welt, du stille Nacht!
Der Tag hat mich so müd gemacht,
Das weite Meer schon dunkelt,
Lass ausruhn mich von Lust und Not,
Bis dass das ew'ge Morgenrot
Den stillen Wald durchfunkelt.

(Joseph von Eichendorff)

Arbeitsmaterialien

Kopiervorlage Übung 3: „Verborgene Wörter", Arbeitsblatt 1:
(in Anlehnung an SimA 1993; Gräßel 1989)

Beispiel
MOND   RALODNSTET<u>MOND</u>FERA

WEIN   MUSJGTWEINPLASTBERT

HASE   UITLNASÜMHASEMLOIZT

BIBER   BAERWÄPLÖBIBERHSDUI

GABEL   WNHSIRDFJZGABELOORN

WANNE   ERROIUCFJHWANNEJOUT

GLAS   IZNVJKFHSSEWÜOKGLAS

BLATT   BNDFUZROREJBLATTOEU

TUCH   NVCZRTÄSEOÖTUNTUCHS

Kopiervorlage Übung 3: „Verborgene Wörter", Arbeitsblatt 2:
(in Anlehnung an SimA 1993; Gräßel 1989)

Beispiel:
MOND   LODNSTET<u>MOND</u>FERU

WEIN   MUSJGWEINPLASTBEB

GABEL   NHSIRDFJZGABELORN

WANNE   ERROIUCFJHWANNEOT

GLAS   IZNVJKFHSSWOKGLAS

TUCH   NVCZRTÄOÖTUNTUCH

Kopiervorlage Übung 5a/Alternative: „Bildtafeln – Früchte/Geräusche"

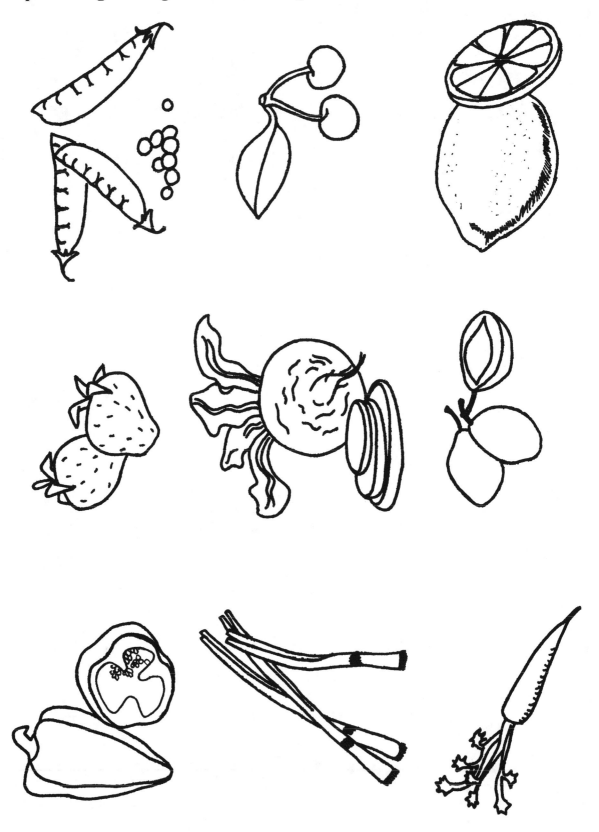

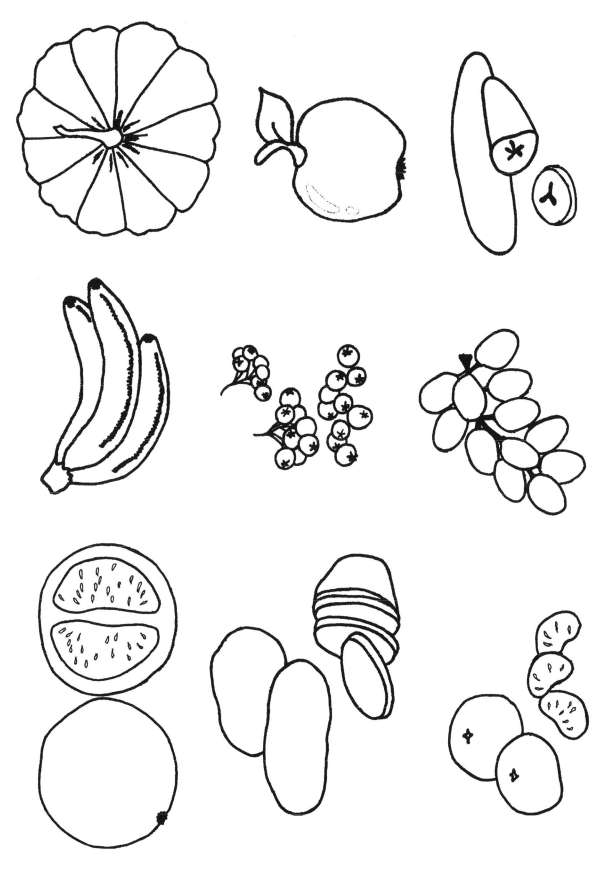

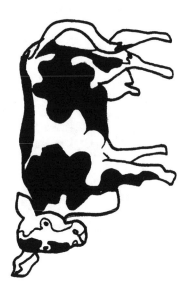

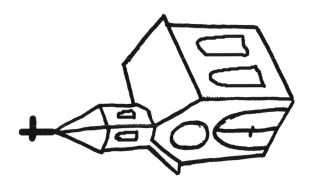

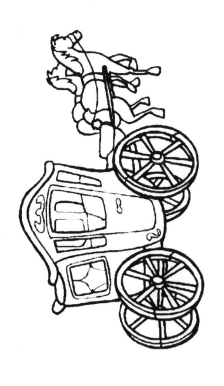

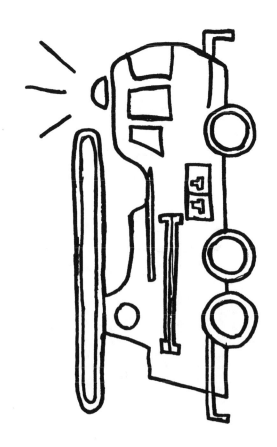

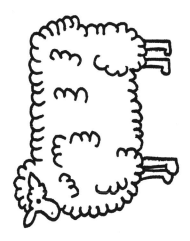

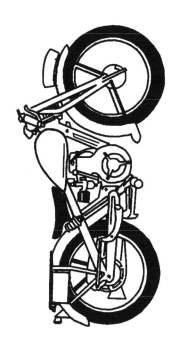

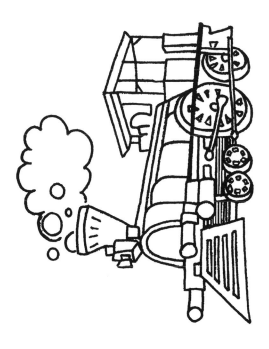

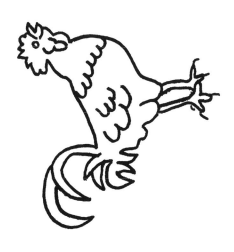

Kopiervorlage Alternative: „Verborgene Zahlen", Arbeitsblatt 1:
(in Anlehnung an SimA 1993; Gräßel 1989; Fischer und Lehrl 1992)

Beispiel:

592   **739682659267342068316592**3568213

327   98232708932715632726846351925433

651   87126510876514218348691365126233

922   20692275375497859220283161524377

270   76432398236270982792134687270344

459   34812034935982459884673184592466

097   65120974561097435509821645570977

124   54138712409676154872642153124766

Kopiervorlage Alternative: „Verborgene Zahlen", Arbeitsblatt 2:
(in Anlehnung an SimA 1993; Gräßel 1989; Fischer und Lehrl 1992)

Beispiel:
592   7 3 9 6 8 2 6 <u>5 9 2</u> 6 7 0 4 <u>5 9 2</u>

270   8 7 3 4 2 7 0 9 3 7 6 2 7 0 4 5 8

306   8 7 4 5 3 0 9 1 2 3 0 6 5 8 3 0 6

110   9 8 5 6 1 1 0 9 5 2 1 1 3 1 1 0 9

451   8 7 2 3 0 9 4 5 1 8 7 4 5 1 3 6 2

523   9 8 2 5 2 3 0 9 5 2 3 7 6 9 4 2 6

671   9 8 6 7 1 1 0 9 8 6 7 1 3 5 5 4 6

Kopiervorlage Alternative: „Symbolleiste", Arbeitsblatt 1:

(in Anlehnung an SimA 1993; Klauer 2002)

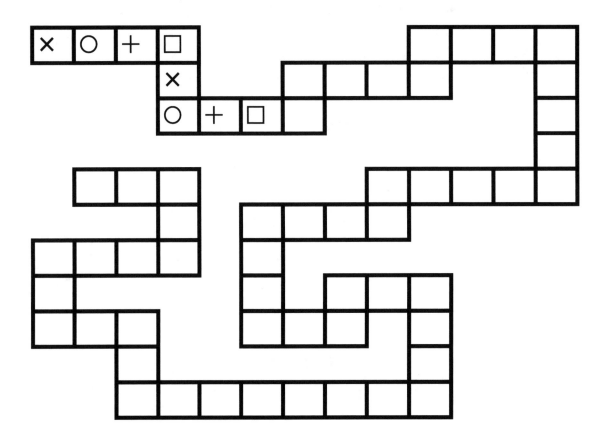

Kopiervorlage Alternative: „Symbolleiste", Arbeitsblatt 2:
(in Anlehnung an SimA 1993; Klauer 2002)

Kopiervorlage Entspannung: Gedicht „Der Einsiedler"

Der Einsiedler

Komm, Trost der Welt, du stille Nacht!
Wie steigst du von den Bergen sacht,
Die Lüfte alle schlafen,
Ein Schiffer nur noch, wandermüd,
Singt übers Meer sein Abendlied
Zu Gottes Lob im Hafen.

Die Jahre wie die Wolken gehn
Und lassen mich hier einsam stehn,
Die Welt hat mich vergessen,
Da tratst du wunderbar zu mir,
Wenn ich beim Waldesrauschen hier
Gedankenvoll gesessen.

O Trost der Welt, du stille Nacht!
Der Tag hat mich so müd gemacht,
Das weite Meer schon dunkelt,
Laß ausruhn mich von Lust und Not,
Bis dass das ew`ge Morgenrot
Den stillen Wald durchfunkelt.

(Joseph von Eichendorff)

Therapieeinheit 8

Geräte- und Medienbedarf:

- Arbeitsblätter, Stifte
- Musikinstrumente, Farbkarten in drei Farben
- (Flipchart)

Kognitiver Teil

Absicht	Schwierigkeitsstufe 1	Schwierigkeitsstufe 2	Zeit-bedarf
Aufwärmübung Abruf LZG	1. Wörter finden		5 Min.
A, K, I	2. Verborgene Wörter (1)	2. Verborgene Wörter (2)	2 Min.
Abruf LZG	3. Zusammenhänge erkennen (1)	3. Zusammenhänge erkennen (2)	3 Min.
A, K, SG	4. Märchen mit Musikinstrumenten		10 Min.

Alternativaufgaben

A, K, I	- Textbearbeitung – Buchstaben ausstreichen (1)	- Textbearbeitung – Buchstaben ausstreichen (2)	3 Min.
A, K, I	- Labyrinth (1)	- Labyrinth (2)	2 Min.

Entspannung

Absicht	Inhalt	Zeit-bedarf
Entspannung, Ausklang	Gedicht „Der gütige Wanderer" von Wilhelm Busch	3 Min.

Übung 1: „Wörter finden"

(in Anlehnung an SimA 1993; Evers 2008; Stengel und Ladner-Merz 2006; Stengel 1986a, 1997; Halbach 1995)

Die Aufgabe der Teilnehmer besteht darin, Städte zu finden und zu nennen, die mit einem von der Gruppenleiterin vorgegebenen Buchstaben beginnen.

> „Heute wollen wir Städte mit bestimmten Anfangsbuchstaben finden. Ich gebe einen Buchstaben vor und Sie rufen einfach Ihre Antworten in die Runde. Wir suchen Städte, die mit dem Buchstaben „M" beginnen, wie z.B. München."

Lösungen: München, Meersburg, Magdeburg, Madrid, Mannheim, Mainz, Mölln, Miesbach, Marburg, Mailand, Meißen

Übung 2: „Verborgene Wörter"

(in Anlehnung an SimA 1993; Gräßel 1989)

Die Teilnehmer sollen auf dem ausgeteilten Arbeitsblatt verborgene Wörter suchen und entsprechend anstreichen.

Der Gruppenleiter teilt die Arbeitsblätter und Stifte aus.

> „Bei der nächsten Übung geht es darum, verborgene Wörter zu suchen. In jeder Zeile steht links ein Wort. Rechts daneben ist dieses Wort in einer Buchstabenreihe versteckt. Richten Sie ihre Aufmerksamkeit auf dieses Wort und suchen Sie es in der Buchstabenreihe. Unterstreichen Sie es, sobald Sie es gefunden haben. Arbeiten Sie so schnell wie möglich."

Übung 3: „Zusammenhänge erkennen"

(in Anlehnung an SimA 1993; Gräßel 1989)

Auf dem Arbeitsblatt stehen drei Wörter in einer Zeile. Eins davon ist fett gedruckt und mit einer Nummer versehen. Unter den beiden <u>nicht</u> gekennzeichneten Wörtern sollen die Teilnehmer das in sinngemäßem Zusammenhang mit dem markierten Wort stehende herausfinden und markieren.

Der Gruppenleiter teilt die Arbeitsblätter und Stifte aus.

> „In jeder Zeile stehen drei Wörter. Eins dieser Wörter ist fett gedruckt und mit einer Nummer versehen. Suchen Sie zuerst dieses Wort. Nun sollen Sie herausfinden, welches der beiden anderen Wörter sinngemäß dazugehört. Unterstreichen Sie bitte das dazugehörende Wort".

Übung 4: „Märchen mit Musikinstrumenten"

(in Anlehnung an Harms und Dreischulte 1995; Knies et al. 1997)

Der Gruppenleiter liest das Märchen *Der Wolf und die sieben Geißlein* vor. Die Teilnehmer werden in drei Gruppen eingeteilt und jeder Teilnehmer bekommt ein Musikinstrument (innerhalb einer Gruppe möglichst die gleichen Instrumente). Jeder Gruppe wird eine Farbe zugeteilt. Wenn die Farbe im Märchen genannt wird, sollen die Teilnehmer mit ihren Instrumenten ein Geräusch machen. Zur Vereinfachung kann jedem Teilnehmer ein Kärtchen mit seiner entsprechenden Farbe auf den Tisch gelegt werden.

„Sie bekommen nun von mir eine Reihe von Instrumenten. Dann werden Sie in drei Gruppen eingeteilt: eine „grüne" Gruppe, eine „weiße" Gruppe und eine „schwarze" Gruppe.
Ich lese dann das Märchen *Der Wolf und die sieben Geißlein* vor und jedes Mal, wenn Sie Ihre Farbe hören, machen Sie mit Ihrem Instrument ein Geräusch."

Der Wolf und die sieben Geißlein

Es war einmal eine alte **weiße** Geiß, die hatte sieben junge **weiße** Geißlein. Eines Tages wollte sie in den **grünen** Wald gehen und Futter holen. Sie rief alle ihre **weißen** Kinder herbei und mahnte sie, sie sollen die Tür gut versperren und sich vor dem **schwarzen** Wolf in Acht nehmen. „Der **schwarze** Bösewicht verstellt sich oft, aber an seiner rauen Stimme und an seinen **schwarzen** Füßen werdet ihr ihn gleich erkennen." Die **weißen** Geißlein versprachen, sich in Acht zu nehmen und die alte **weiße** Geiß machte sich getrost auf den Weg über die **grüne** Wiese. Es dauerte nicht lange, da kam jemand über die **grüne** Wiese und klopfte an die Haustür und rief: „Macht auf, ihr lieben Kinder, eure Mutter ist da und hat jedem von euch etwas mitgebracht!" Aber die **weißen** Geißlein hörten an der rauen Stimme, dass es der **schwarze** Wolf war und öffneten die Tür nicht! Da ging der **schwarze** Wolf über die **grüne** Wiese zum Krämer, um sich ein großes Stück **weiße** Kreide zu kaufen. Er aß es auf und machte damit seine Stimme fein. Dann kam er über die **grüne** Wiese zurück, klopfte an die Haustür und rief: „Macht auf, ihr lieben Kinder, eure Mutter ist da und hat jedem von euch etwas mitgebracht!" Doch die **weißen** Geißlein sahen seine **schwarze** Pfote im Fensterbrett liegen und machten die Tür nicht auf.
Da lief der **schwarze** Wolf zum **weißen** Bäcker und sprach: „Ich habe mir den **schwarzen** Fuß angestoßen, streich mir Teig darüber!"
Als ihm der **weiße** Bäcker die **schwarze** Pfote bestrichen hatte, lief er zum Müller und sprach: „Streu mir **weißes** Mehl auf meine Pfote!" Der Müller dachte, der **schwarze** Wolf wolle jemanden betrügen, und weigerte sich. Aber der **schwarze** Wolf sprach: „Wenn du es nicht tust, fresse ich dich!" Da fürchtete sich der Müller und machte ihm die Pfote **weiß**.
Nun ging der **schwarze** Bösewicht zum dritten Mal über die **grüne** Wiese zu der Haustür, klopfte an und sprach: „Macht auf, Kinder, euer liebes Mütterchen ist heimgekommen und hat jedem von euch etwas aus dem **grünen** Wald mitgebracht!"
Als die **weißen** Geißlein die feine Stimme hörten und die **weiße** Pfote sahen, dachten sie, es wäre ihre **weiße** Mutter und öffneten die Tür.
Wer aber hereinkam, war der **schwarze** Wolf! Die **weißen** Geißlein erschraken und wollten sich verstecken. Das eine sprang unter den Tisch, das zweite ins **weiße** Bett, das dritte in den **schwarzen** Ofen, das vierte in die Küche, das fünfte in den Schrank, das sechste unter die **grüne** Waschschüssel, das siebente in den Kasten der Wanduhr. Aber der **schwarze** Wolf

fand sie und verschluckte eines nach dem andern. Nur das jüngste in dem Uhrkasten, das fand er nicht.

Als der **schwarze** Wolf satt war, legte er sich draußen auf der **grünen** Wiese unter einen **grünen** Baum und schlief ein.

Nicht lange danach kam die alte **weiße** Geiß aus dem **grünen** Walde wieder heim. Die Haustür stand sperrangelweit offen, Tisch, Stühle und Bänke waren umgeworfen, die **grüne** Waschschüssel lag in Scherben, **weiße** Decken und Polster waren aus dem **weißen** Bett gezogen. Sie suchte ihre Kinder, aber nirgends waren sie zu finden. Sie rief sie nacheinander bei ihren Namen, aber niemand antwortete. Endlich, als sie das jüngste rief, antwortete eine feine Stimme: „Liebe Mutter, ich stecke im Uhrkasten!"

Da holte die Mutter das junge **weiße** Geißlein aus seinem Versteck heraus, und es erzählte ihr, was passiert war. In ihrem Jammer ging sie hinaus. Als sie auf die **grüne** Wiese kamen, lag der **schwarze** Wolf immer noch unter dem **grünen** Baum und schnarchte, dass die **grünen** Äste zitterten. Die alte **weiße** Geiß sah, dass sich in seinem Bauch etwas regte und zappelte. Ach, Gott, dachte sie, sollten meine armen **weißen** Kinder, die er zum Nachtmahl hinuntergewürgt hat, noch am Leben sein? Das **weiße** Geißlein holte Schere, Nadel und Faden, dann schnitt die alte **weiße** Geiß dem **schwarzen** Bösewicht den Bauch auf. Kaum hatte sie den ersten Schnitt getan, da streckte auch schon ein **weißes** Geißlein den Kopf heraus. Und als sie weiter schnitt, sprangen nacheinander alle sechs heraus. Sie waren alle heil und gesund, denn der **schwarze** Wolf hatte sie in seiner Gier ganz hinuntergeschluckt. Das war eine Freude! Die Alte aber sagte: „Jetzt geht und sucht große **schwarze** Steine, damit wollen wir dem bösen **schwarzen** Tier den Bauch füllen, solange es noch im Schlafe liegt."

Da schleppten die sieben **weißen** Geißlein in aller Eile über die **grüne** Wiese **schwarze** Steine herbei und steckten ihm so viele in den **schwarzen** Bauch, als sie nur hineinbringen konnten. Dann nähte ihn die Alte in aller Geschwindigkeit wieder zu, so dass der **schwarze** Wolf nichts merkte und sich nicht einmal regte.

Als er endlich ausgeschlafen war, machte er sich auf die Beine. Und weil ihm die **schwarzen** Steine im Magen großen Durst verursachten, wollte er zu dem Brunnen auf der **grünen** Wiese gehen und trinken. Als er aber anfing zu laufen, stießen die **schwarzen** Steine in seinem Bauch aneinander und zappelten. Da rief er: *„Was rumpelt und pumpelt in meinem Bauch herum? Ich meinte, es wären sechs Geißelein, doch sind's lauter Wackerstein."*

Und als er an den Brunnen kam und sich über das Wasser bückte und trinken wollte, da zogen ihn die schweren Steine hinein, und er musste jämmerlich ersaufen.

Als die sieben **weißen** Geißlein das sahen, kamen sie eilig herbeigelaufen und riefen laut: „Der Wolf ist tot! Der Wolf ist tot!" Und sie fassten einander an den Händen und tanzten mit ihrer Mutter vor Freude um den Brunnen herum.

Alternative: „Textbearbeitung"

(in Anlehnung an SimA 1993; Wurzer 1989; Berchem 1994)

Buchstaben ausstreichen

Die Teilnehmer sollen einen bestimmten Buchstaben im Text ausstreichen.

Der Gruppenleiter teilt hierfür die Arbeitsblätter mit dem Text und Stifte aus (Textauszug aus Wimschneider 1991, S. 95f.)

„In dieser Übung sollen Sie aus dem vorliegenden Text alle „E" ausstreichen. Machen Sie dies möglichst rasch und versuchen Sie, keines zu vergessen."

Die Buchstaben „E" und „e" können zur Erleichterung an die Tafel oder Flipchart geschrieben werden.

Alternative: „Labyrinth"

(in Anlehnung an Fleischmann und Oswald 1990)

Die Teilnehmer sollen versuchen, auf dem ausgeteilten Arbeitsblatt ausgehend von der Mitte möglichst schnell den Weg zum Ausgang zu finden und mit dem Stift einzuzeichnen.

Der Gruppenleiter teilt die Arbeitsblätter und Stifte aus.

„Die Vorlage zeigt ein Labyrinth, das Sie von oben betrachten. Die schwarzen Linien können Sie sich als Mauern vorstellen, die Sie nicht überschreiten dürfen. Ihre Aufgabe ist es nun, von der Mitte des Labyrinths so schnell wie möglich zum Ausgang zu gelangen. Suchen Sie zuerst mit dem Zeigefinger den Weg, zeichnen Sie ihn dann mit einem Stift ein."

Entspannung: Gedicht „Der gütige Wandrer"

Zum Abschluss liest der Gruppenleiter das Gedicht „Der gütige Wandrer" von Wilhelm Busch vor.

„Zum Abschluss lese ich Ihnen heute das Gedicht „Der gütige Wandrer" von Wilhelm Busch vor. Sie können sich bequem hinsetzen und wenn Sie möchten die Augen schließen."

Der gütige Wandrer

Fing man vorzeiten einen Dieb,
Hing man ihn auf mit Schnellbetrieb,
Und meinte man, er sei verschieden,
Ging man nach haus und war zufrieden.

Ein Wandrer von der weichen Sorte
Kam einst zu diesem Galgenorte
Und sah, dass oben einer hängt,
Dem künstlich man den Hals verlängt.

Sogleich, als er ihn baumeln sieht,
Zerfließt in Tränen sein Gemüt.
Ich will den armen Schelm begraben,
Denkt er, sonst fressen ihn die Raben.

Nicht ohne Müh, doch mit Geschick,
Klimmt er hinauf und löst den Strick;
Und jener, der im Wind geschwebt,
liegt unten, scheinbar unbelebt.

Sieh da, nach Änderung der Lage
Tritt neu die Lebenskraft zutage.
So dass der gute Delinquent
Die Welt ganz deutlich wieder kennt.

Zärtlich, als wär's der eigne Vetter,
Umarmt er seinen Lebensretter,
Nicht einmal, sondern noch einmal,
Vor Freude nach so großer Qual.

Mein lieber Mitmensch, sprach der Wandrer,
Geh in dich, sei hinfür ein andrer.
Zum Anfang für dein neues Leben
Werd ich dir jetzt zwei Gulden geben.

Das Geben tat ihm immer wohl.
Rasch griff er in sein Kamisol,
Wo er zur langen Pilgerfahrt
Den vollen Säckel aufbewahrt.
Er sucht und sucht und fand ihn nicht,
Und länger wurde sein Gesicht.
Er sucht und suchte, wie ein Narr,
Weit wird der Mund, das Auge starr,
Bald ist ihm heiß, bald ist ihm kalt.

Der Dieb verschwand im Tannenwald.

(Wilhelm Busch)

167

Arbeitsmaterialien

Kopiervorlage Übung 2: „Verborgene Wörter", Arbeitsblatt 1:
(in Anlehnung an SimA 1993; Gräßel 1989)

Beispiel:
MOND   **LODNSTET<u>MOND</u>FERA**

BUCH   NMIUTRDFPÖZEBUCHD

ROT   NUHFRETZROTGFVBHH

APRIL   NZHFSOUAPRILNZFRTK

SOMMER   BHZTRDFSOMMERZZFD

FARBE   NHZFRSWFARBEOIUJHM

KATZE   DGEZKAWMKATZEFLPR

KIND   MIJHGFRTIUKINDLOPUT

Kopiervorlage Übung 2: „Verborgene Wörter", Arbeitsblatt 2:
(in Anlehnung an SimA 1993; Gräßel 1989)

Beispiel:
MOND   DNSTET<u>MOND</u>FE

ROT   NUHFTGROTNJIR

KIND   NJHDESKINDVGA

JAHR   NURJAHRPOKMK

IGEL   GPLSDRKSIGELQ

JUNI   POLTJUNIDESAR

Kopiervorlage Übung 3: „Zusammenhänge erkennen", Arbeitsblatt 1:
(in Anlehnung an SimA 1993; Gräßel 1989)

Beispiel:
1. Marmelade   <u>Brot</u>   Nudeln

1. Brille	waschen	lesen
kopieren	**2. Glas**	trinken
wiehern	meckern	**3. Ziege**
4. Hammer	Ei	Nagel
schneiden	**5. Haar**	essen
6. Buch	tanzen	lesen
7. Regen	nass	trocken
Füße	Haare	**8. Kamm**

Kopiervorlage Übung 3: „Zusammenhänge erkennen", Arbeitsblatt 2:
(in Anlehnung an SimA 1993; Gräßel 1989)

Beispiel:
1. Marmelade <u>Brot</u>   Nudeln

1. Brille   waschen   lesen

kopieren   2. Glas   trinken

wiehern   meckern   3. Ziege

4. Hammer   Ei   Nagel

5. Haar   essen   schneiden

Kopiervorlage Alternative: „Textbearbeitung", Arbeitsblatt 1:
(in Anlehnung an SimA 1993; Wurzer 1989; Berchem 1994)

Wie wir das Haus umgebaut haben, haben wir auch die Terrasse gebaut, geplant hat sie der Albert selbst.

Terrassen gab's früher in der ganzen Umgebung nicht. Da hat man halt einen Balkon gehabt, wo man die Wäsche trocknet. Da hat man einen ganzen Haufen Wäsche aufhängen können zum Trocknen.

Ich weiß nicht, ob mein Vater, wenn er noch leben tät, gern hier auf der Terrasse sitzen würde. So waren die früher, die Leut. Die haben immer was gemacht. Mit Gästen sitzen wir oft hier heroben.

Wie wir fertig waren mit Umbauen und die Terrasse auch fertig war, hab ich angefangen anzupflanzen.

Der Wein, der da steht, steht bestimmt schon zehn Jahre da. Beim Wein tu ich nur unten die Erde aufhacken und ihn düngen. Der Wein ist schön. Im September wird der reif.

(Wimschneider 1991, S. 95f.)

Kopiervorlage Alternative: „Textbearbeitung", Arbeitsblatt 2:
(in Anlehnung an SimA 1993; Wurzer 1989; Berchem 1994)

Da können wir uns im Sommer auch mal raussetzen. Wir können das Sonnendach runterlassen, da haben wir Schatten.
Terrassen gab's früher in der ganzen Umgebung nicht. Da hat man halt einen Balkon gehabt, wo man die Wäsche trocknet.
Ich weiß nicht, ob mein Vater, wenn er noch leben tät, gern hier auf der Terrasse sitzen würde. Aber manchmal setz ich mich auch raus, zum Albert. Der lässt sich von der Sonne richtig bräunen.
Der Wein, der da steht, steht bestimmt schon zehn Jahre da. Beim Wein tu ich nur unten die Erde aufhacken und ihn düngen. Der Wein ist schön. Im September wird der reif.

(Wimschneider 1991, S. 95f.)

Kopiervorlage Alternative: „Labyrinth", Arbeitsblatt 1:
(in Anlehnung an Fleischmann und Oswald 1990)

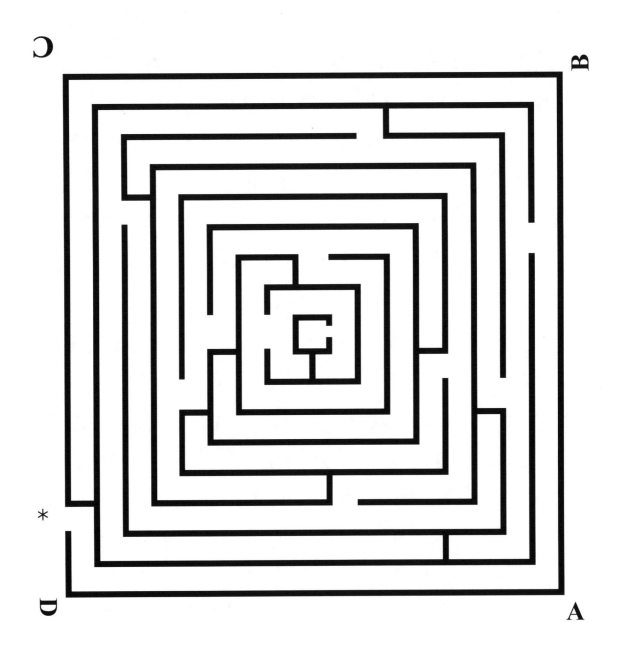

Kopiervorlage Alternative: „Labyrinth", Arbeitsblatt 2:
(in Anlehnung an Fleischmann und Oswald 1990)

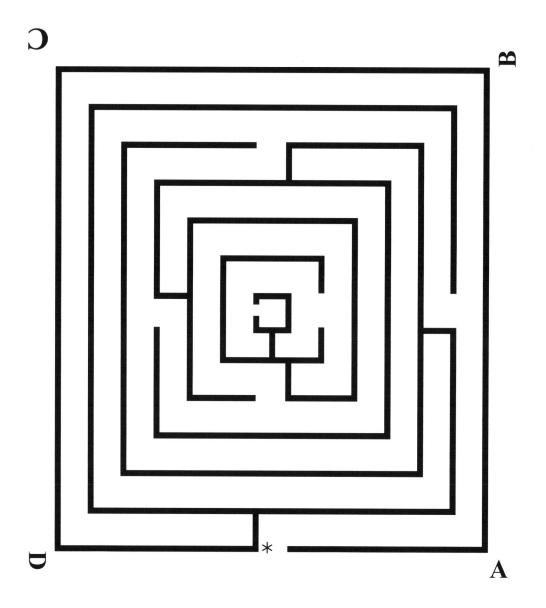

Kopiervorlage Entspannung: Gedicht „Der gütige Wandrer"

Der gütige Wandrer

Fing man vorzeiten einen Dieb,
Hing man ihn auf mit Schnellbetrieb,
Und meinte man, er sei verschieden,
Ging man nach haus und war zufrieden.

Ein Wandrer von der weichen Sorte
Kam einst zu diesem Galgenorte
Und sah, dass oben einer hängt,
Dem künstlich man den Hals verlängt.

Sogleich, als er ihn baumeln sieht,
Zerfließt in Tränen sein Gemüt.
Ich will den armen Schelm begraben,
Denkt er, sonst fressen ihn die Raben.

Nicht ohne Müh, doch mit Geschick,
Klimmt er hinauf und löst den Strick;
Und jener, der im Wind geschwebt,
liegt unten, scheinbar unbelebt.

Sieh da, nach Änderung der Lage
Tritt neu die Lebenskraft zutage.
So dass der gute Delinquent
Die Welt ganz deutlich wieder kennt.

Zärtlich, als wär's der eigne Vetter,
Umarmt er seinen Lebensretter,
Nicht einmal, sondern noch einmal,
Vor Freude nach so großer Qual.

Mein lieber Mitmensch, sprach der Wandrer,
Geh in dich, sei hinfür ein andrer.
Zum Anfang für dein neues Leben
Werd ich dir jetzt zwei Gulden geben.

Das Geben tat ihm immer wohl.
Rasch griff er in sein Kamisol,
Wo er zur langen Pilgerfahrt
Den vollen Säckel aufbewahrt.
Er sucht und sucht und fand ihn nicht,
Und länger wurde sein Gesicht.
Er sucht und suchte, wie ein Narr,
Weit wird der Mund, das Auge starr,
Bald ist ihm heiß, bald ist ihm kalt.

Der Dieb verschwand im Tannenwald.

(Wilhelm Busch)

Therapieeinheit 9

Geräte- und Medienbedarf:

- Arbeitsblätter, Stifte
- Tast-Tafeln, Stoffbeutel
- (Farb-Wort-Tafel)

Kognitiver Teil

Absicht	Schwierigkeitsstufe 1	Schwierigkeitsstufe 2	Zeit-bedarf
Aufwärmübung A, K, KZG	1. Namensrunde		5 Min.
Abruf LZG	2. Zusammenhänge erkennen (1)	2. Zusammenhänge erkennen (2)	4 Min.
TW, Abruf LZG	3. Tastspiel mit Tast-Tafeln		15 Min.

Alternativaufgaben

A, K, KZG	- Buchstabenrätsel (1)	- Buchstabenrätsel (2)	2 Min.
Abruf LZG	- Sätze vervollständigen		4 Min.
A, K, I	- Farb-Wort-Tafel		5 Min.

Entspannung

Absicht	Inhalt	Zeit-bedarf
Entspannung, Ausklang	Gedicht „Die wandelnde Glocke" von Johann Wolfgang von Goethe	2 Min.

Übung 1: „Namensrunde"

(in Anlehnung an SimA 1993; Evers 2008)

Die Teilnehmer befinden sich alle an einem Tisch. Der Gruppenleiter hält den Ball in der Hand, stellt sich mit dem Namen vor und sagt dazu noch seine Lieblingsfarbe. Anschließend rollt er den Ball einem weiteren Mitspieler zu. Dieser sagt den Namen des vorherigen Teilnehmers, dessen Lieblingsfarbe, seinen eigenen Namen und welche Farbe ihm am besten gefällt. Danach wird der Ball wieder einem anderen Mitspieler zugerollt. Dieser verfährt nach demselben Schema.

> „Derjenige Teilnehmer, der den Ball momentan in Besitz hat, sagt den Namen des vorherigen Mitspielers, der ihm den Ball zukommen hat lassen und dessen Lieblingsfarbe. Anschließend sagt er den eigenen Namen und seine Lieblingsfarbe."

Der Gruppenleiter beginnt.

Übung 2: „Zusammenhänge erkennen"

(in Anlehnung an SimA 1993; Gräßel 1989)

Auf dem Arbeitsblatt stehen drei Wörter in einer Zeile. Eins davon ist fett gedruckt und mit einer Nummer versehen. Unter den beiden nicht gekennzeichneten Wörtern sollen die Teilnehmer das in sinngemäßem Zusammenhang mit dem markierten Wort stehende herausfinden und markieren.

Der Gruppenleiter teilt die Arbeitsblätter und Stifte aus.

> „In jeder Zeile stehen drei Wörter. Eins dieser Wörter ist fett gedruckt und mit einer Nummer versehen. Suchen Sie zuerst dieses Wort. Nun sollen Sie herausfinden, welches der beiden anderen Wörter sinngemäß dazugehört. Unterstreichen Sie bitte das dazugehörende Wort".

Übung 3: „Tastspiel mit Tast-Tafeln"

(in Anlehnung an Knies et al. 1997; Hanna 1998)

Das Spiel besteht aus einer großen Tast-Tafel mit neun Feldern. Auf den Feldern sind unterschiedliche Gegenstände angebracht (Kiefernzapfen, Teppich, Schrauben, Bohnen...).
Jeder Teilnehmer erhält eine solche große Tafel. Des Weiteren sind kleine Täfelchen vorhanden, auf denen dieselben Gegenstände angebracht sind, wie auf der großen Tafel (ein Gegenstand pro Täfelchen). Um die Aufgabenstellung und den Schwierigkeitsgrad variieren zu können, stehen auch kleine Täfelchen zur Verfügung, auf denen Gegenstände angebracht sind, die auf der großen Tast-Tafel nicht zu finden sind (Watte, Klettverschluss, Peddigrohr, Linsen).

a) Jeder Teilnehmer hat eine Tast-Tafel vor sich liegen. Bevor die erste Aufgabenstellung genannt wird, sollen die Teilnehmer alle Felder befühlen und die Gegenstände sollen gemeinsam benannt werden. Die kleinen Täfelchen sind in einem undurchsichtigen Säckchen verpackt.

„Bitte schauen Sie die Dinge, die sich vor Ihnen auf der Tasttafel befinden in aller Ruhe an. Befühlen Sie jeden Gegenstand. Welche Dinge erkennen Sie?"

b) Der Gruppenleiter gibt das Säckchen mit den Täfelchen in die Runde. Für diesen Aufgabenteil sind nur Täfelchen im Säckchen, deren Gegenstände auch auf der großen Tast-Tafel wieder zu finden sind.
Der erste Teilnehmer soll die Täfelchen ertasten. Er entscheidet sich für eines, belässt dieses im Säckchen und zeigt an der entsprechenden Stelle auf seine Tast-Tafel. Danach darf er das kleine Täfelchen anschauen und kontrollieren, ob er den Gegenstand richtig erkannt hat. Das Täfelchen wird zurückgelegt und der nächste Teilnehmer fährt nach derselben Art fort.

„Nun darf der erste Teilnehmer in das Säckchen fassen und den Inhalt fühlen. Es sind dieselben Gegenstände wie auf Ihrer Tast-Tafel, nur einzeln auf kleinen Täfelchen angebracht. Wenn Sie glauben, eines ertastet und wieder erkannt zu haben, so lassen Sie es bitte im Säckchen und zeigen Sie die entsprechende Stelle auf Ihrer Tafel. Danach dürfen Sie zum Vergleich das kleine Täfelchen aus dem Säckchen nehmen."

c) Für die nächste Aufgabe werden zwei Täfelchen in das Säckchen gelegt, auf einem von beiden ist ein Gegenstand, der auf der Tast-Tafel zugeordnet werden kann, auf dem anderen ist ein Gegenstand, der nicht auf der Tast-Tafel vorkommt.
Der erste Teilnehmer greift in das Säckchen, soll aber das Täfelchen nicht herausnehmen, sondern beide Täfelchen im Säckchen befühlen, das zuordenbare Täfelchen „herausfühlen" und auf der Tast-Tafel zuordnen. Wenn das Täfelchen zugeordnet ist, wird es aus dem Säckchen genommen und das Ergebnis wird verglichen.

Der Gruppenleiter gibt das entsprechend vorbereitete Säckchen in die Runde.

„Jetzt befinden sich hier im Säckchen nur noch zwei Gegenstände. Einer davon befindet sich auch auf Ihrer Tast-Tafel, der andere ist neu. Versuchen Sie bitte, einen Gegenstand zu fühlen, der auch auf Ihrer Tafel ist und zeigen Sie an der entsprechenden Stelle darauf."

Alternative: „Buchstabenrätsel"

(in Anlehnung an SimA 1993; Rigling 1998, 2002; Berchem 1994)

Die Teilnehmer sollen die mit Zahlen verbundenen Buchstaben in die entsprechende Reihenfolge bringen und das Lösungswort nennen bzw. auf ihrem Arbeitsblatt eintragen. Die Zahlen geben an, in welcher Reihenfolge die Buchstaben zu lesen sind. Die geometrischen Formen um die Zahlen dienen lediglich als Störreiz.

Der Gruppenleiter teilt die Arbeitsblätter und Stifte aus.

„Hier besteht Ihre Aufgabe darin, die mit den Zahlen verbundenen Buchstaben in die richtige Reihenfolge zu bringen. Die Zahlen geben an, in welcher Reihenfolge die Buchstaben zu lesen sind. Haben Sie die Buchstaben richtig sortiert, so ergibt sich ein Lösungswort. Schreiben Sie zu jeder Zahl den Buchstaben auf Ihr Arbeitsblatt. (Alternativ: Rufen Sie mir das Wort bitte zu)."

Lösungen: **Stuttgart (Arbeitsblatt 1)**
Berlin (Arbeitsblatt 2)

Alternative: „Sätze vervollständigen"

(in Anlehnung an Kasten 2005; Stengel 2003; Bellmann 1994)

Der Gruppenleiter liest den Teilnehmern Sätze vor, in denen ein Wort fehlt. Die Aufgabe der Gruppenteilnehmer besteht darin, die fehlenden Worte zu ergänzen.

„Ich lese Ihnen nun Sätze vor. In jedem Satz fehlt ein Wort. An dieser Stelle sage ich „Punkt, Punkt, Punkt". Ihre Aufgabe soll sein, die fehlenden Wörter zu ergänzen. Wenn Sie glauben, das richtige Wort zu wissen, rufen Sie es mir zu."

- **Beim Frühjahrsputz müssen auch die ... geputzt werden.**
  (Fenster)
- **Die Kinder gehen sehr gerne in den Zoo, um die vielen verschiedenen ... zu beobachten.**
  (Tiere)
- **Der Mensch soll am Tag mindestens 2 Liter ... zu sich nehmen.**
  (Flüssigkeit)
- **Um am Morgen ausgeschlafen zu sein, ging sie zeitig zu ... !**
  (Bett)
- **Zum Einschlafen liest sie ihrem Sohn eine ... vor.**
  (Geschichte)
- **Ohne ihre ... kann sie nur schlecht lesen.**
  (Brille)
- **Am Sonntag Nachmittag gibt es Kaffee und ... !**
  (Kuchen)
- **Er sah auf seine ..., um zu sehen, wie spät es ist.**
  (Uhr)
- **Wenn sonntags die ... läuten, hört man sie im ganzen Ort.**
  (Kirchenglocken)
- **Auf dem ... vor dem Fenster sitzt eine Amsel.**
  (Baum)
- **Im Winter füttert sie die ..., die an ihr Fenster kommen.**
  (Vögel)
- **Sie hat einen kleinen ..., in dem sie allerlei Blumen und Gemüse züchtet.**
  (Garten)

Alternative: „Farb-Wort-Tafel"

(in Anlehnung an Fleischmann und Oswald 1990)

Die Aufgabe der Teilnehmer ist es, möglichst rasch die **Druckfarben** der Worte zu nennen. Jeder Teilnehmer liest laut eine Reihe der Farb-Wort-Tafel vor.

Der Gruppenleiter teilt die Farb-Wort-Tafeln aus.

„Ihre Aufgabe ist hier, möglichst schnell die Farben laut auszusprechen, in denen die Wörter geschrieben sind. Sie sollen nicht die Wörter vorlesen sondern nur deren Farben laut ausspre-chen."

Der Gruppenleiter liest die erste Reihe der Tafel als Beispiel vor.

Entspannung: Gedicht „Die wandelnde Glocke"

Zum Abschluss liest der Gruppenleiter das Gedicht „Die wandelnde Glocke" von Johann Wolfgang von Goethe vor.

„Als Entspannung lese ich Ihnen das Gedicht „Die wandelnde Glocke" von Johann Wolfgang von Goethe vor."

Die wandelnde Glocke

Es war ein Kind, das wollte nie
Zur Kirche sich bequemen,
Und sonntags fand es stets ein Wie,
Den Weg ins Feld zu nehmen.

Die Mutter sprach: „Die Glocke tönt,
Und so ist dir's befohlen,
Und hast du dich nicht hingewöhnt,
Sie kommt und wird dich holen."

Das Kind, es denkt: die Glocke hängt
Da droben auf dem Stuhle.
Schon hat's den Weg ins Feld gelenkt,
Als lief `es aus der Schule.

Die Glocke, Glocke tönt nicht mehr,
Die Mutter hat gefackelt.
Doch welch ein Schrecken! Hinterher
Die Glocke kommt gewackelt.

Sie wackelt schnell, man glaubt es kaum;
Das arme Kind im Schrecken,
Es läuft, es kommt als wie im Traum;
Die Glocke wird es decken.

Doch nimmt es richtig seinen husch,
Und mit gewandter Schnelle
Eilt es durch Anger, Feld und Busch
Zur Kirche, zur Kapelle.

Und jeden Sonn- und Feiertag
Gedenkt es an den Schaden,
Lässt durch den ersten Glockenschlag
Nicht in Person sich laden.

(Johann Wolfgang von Goethe)

Arbeitsmaterialien

Kopiervorlage Übung 2: „Zusammenhänge erkennen", Arbeitsblatt 1:
(in Anlehnung an SimA 1993; Gräßel 1989)

Beispiel:
1. Marmelade   <u>Brot</u>   Nudeln

Beine	**1. Rapunzel**	Haar
2. Zahnbürste	Zähne	Schuhe
Bauernhof	**3. Pfarrer**	Kirche
Fett	Vitamine	**4. Obst**
Tanzen	schlafen	**5. Bett**
6. Supermarkt	einkaufen	lesen
schlafen	**7. Schule**	lernen
8. Stift	schärfen	spitzen
Baum	Musik	**9. Radio**
Bügeln	wegwerfen	**10. Hemd**

Kopiervorlage Übung 2: „Zusammenhänge erkennen", Arbeitsblatt 2:
(in Anlehnung an SimA 1993; Gräßel 1989)

Beispiel:
1. Marmelade <u>Brot</u>   Nudeln

1. Rapunzel   Haar   Beine

2. Zahnbürste Zähne   Schuhe

Bauernhof   **3. Pfarrer**   Kirche

Fett   Vitamine   **4. Obst**

Tanzen   schlafen   **5. Bett**

6. Supermarkt einkaufen   lesen

Kopiervorlage Alternative: „Buchstabenrätsel", Arbeitsblatt 1:

(in Anlehnung an SimA 1993; Rigling 1998, 2002; Berchem 1994)

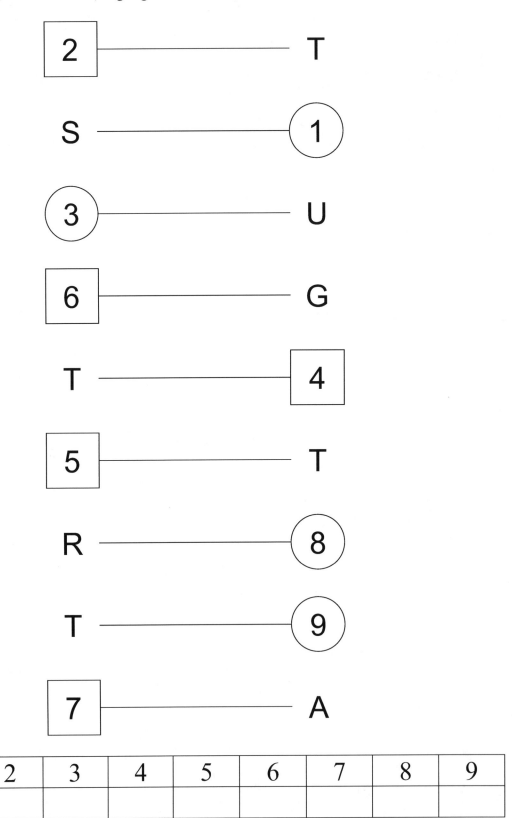

1	2	3	4	5	6	7	8	9

Kopiervorlage Alternative: „Buchstabenrätsel", Arbeitsblatt 2:
(in Anlehnung an SimA 1993; Rigling 1998, 2002; Berchem 1994)

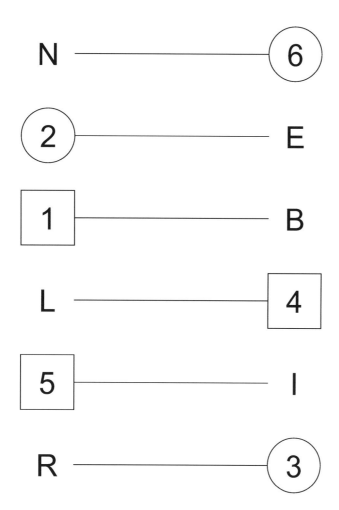

1	2	3	4	5	6

Kopiervorlage Entspannung: Gedicht „Die wandelnde Glocke"

Die wandelnde Glocke

Es war ein Kind, das wollte nie
Zur Kirche sich bequemen,
Und sonntags fand es stets ein Wie,
Den Weg ins Feld zu nehmen.

Die Mutter sprach: „Die Glocke tönt,
Und so ist dir's befohlen,
Und hast du dich nicht hingewöhnt,
Sie kommt und wird dich holen."

Das Kind, es denkt: die Glocke hängt
Da droben auf dem Stuhle.
Schon hat's den Weg ins Feld gelenkt,
Als lief `es aus der Schule.

Die Glocke, Glocke tönt nicht mehr,
Die Mutter hat gefackelt.
Doch welch ein Schrecken! Hinterher
Die Glocke kommt gewackelt.

Sie wackelt schnell, man glaubt es kaum;
Das arme Kind im Schrecken,
Es läuft, es kommt als wie im Traum;
Die Glocke wird es decken.

Doch nimmt es richtig seinen husch,
Und mit gewandter Schnelle
Eilt es durch Anger, Feld und Busch
Zur Kirche, zur Kapelle.

Und jeden Sonn- und Feiertag
Gedenkt es an den Schaden,
Lässt durch den ersten Glockenschlag
Nicht in Person sich laden.

(Johann Wolfgang von Goethe)

Therapieeinheit 10

Geräte- und Medienbedarf:

- Arbeitsblätter, Stifte
- Bildtafeln
- Geräusche-CD/Kassette, Abspielgerät
- (Flipchart)

Kognitiver Teil

Absicht	Schwierigkeitsstufe 1	Schwierigkeitsstufe 2	Zeit-bedarf
Aufwärmübung Abruf LZG	1. Wörter finden		5 Min.
A, K	2. Verborgene Wörter (1)	2. Verborgene Wörter (2)	3 Min.
A, K	3. Linien verfolgen		2 Min.
VW, SK TW, Abruf LZG AW, Abruf LZG	4. Bildtafeln a) visuelle Vorgabe b) taktile Vorgabe c) akustische Vorgabe		15 Min.

Alternativaufgaben

A, K, I	- Textbearbeitung –
	  Buchstaben ausstreichen (1)
		- Textbearbeitung –
		  Buchstaben ausstreichen (2)
			3 Min.

A, K, I	- Labyrinth (1)	- Labyrinth (2)	2 Min.

Entspannung

Absicht	Inhalt	Zeit-bedarf
Entspannung, Ausklang	Gedicht „Der Fischer" von Johann Wolfgang von Goethe	2 Min.

Übung 1: „Wörter finden"

(in Anlehnung an SimA 1993; Evers 2008; Stengel und Ladner-Merz 2006; Stengel 1986a, 1997; Halbach 1995)

Die Aufgabe der Teilnehmer besteht darin, Städte zu finden und zu nennen, die mit einem von der Gruppenleiterin vorgegebenen Buchstaben beginnen.

> „Heute wollen wir Städte mit bestimmten Anfangsbuchstaben finden. Ich gebe einen Buchstaben vor und Sie rufen einfach Ihre Antworten in die Runde. Wir suchen Städte, die mit dem Buchstaben „E" beginnen. z.B. Emden."

Lösungen: Emden, Erlangen, Essen, Erfurt, Ellwangen, Esslingen, Edinburgh

Übung 2: „Verborgene Wörter"

(in Anlehnung an SimA 1993; Rigling 1998, 2002; Brost 1995)

Die Aufgabe der Teilnehmer besteht darin, in dem Buchstaben-Durcheinander sinnvolle Wörter zu finden und zu unterstreichen. Die Worte sind waagerecht und senkrecht versteckt.

Der Gruppenleiter teilt die Arbeitsblätter und Stifte aus.

> „Auf den vor Ihnen liegenden Arbeitsblättern mit dem Buchstabensalat haben sich in waagrechter und senkrechter Richtung sinnvolle Wörter versteckt. Sie sollen diese suchen und anstreichen. Arbeiten Sie möglichst schnell."

Übung 3: „Linien verfolgen"

(in Anlehnung an SimA 1993; Beyer 1994)

Die Übung der Teilnehmer besteht darin, die Linien, die die Bilder verbinden, zu verfolgen und herauszufinden, welcher Handwerker mit welchem Gegenstand in Zusammenhang steht.

Der Gruppenleiter teilt die Arbeitsblätter und Stifte aus.

> „Auf den Vorlagen vor Ihnen führt immer eine Linie von einem Handwerker zu einem mit seiner Arbeit zusammenhängendem Gegenstand. Sie sollen schauen, welcher Handwerker wohin läuft."

Übung 4: „Bildtafeln"

(in Anlehnung an Stengel und Ladner-Merz 2006, 2007; Kasten 2005; Stengel 1986a, 1993a, 1997, 2003; Hofele 1995; Matjugin et al. 1993)

<u>Alle</u> in der Stunde vorkommenden Gegenstände werden unter Einbezug aller Teilnehmer genannt. Auf dem Tisch liegen Gegenstände, die auch auf den Bildtafeln abgebildet sind. Die Anzahl der Gegenstände wird vom Gruppenleiter so gewählt, dass sie dem Niveau der Gruppe gerecht wird.

a) **Bildtafeln mit visueller Vorgabe: Bildtafeln „Haushalt"**
   - **eine Brille**
   - **eine Uhr**
   - **eine Suppenkelle**
   - **eine Wäscheklammer**
   - **ein Schlüsselbund**
   - **ein Korkenzieher**
   - **eine Zahnbürste**
   - **ein Bleistift**
   - **eine Garnrolle**

Die Gegenstände werden herum gegeben, bis jeder Teilnehmer jeden Gegenstand in der Hand hatte.

> „Ich habe Ihnen hier verschiedene Gegenstände mitgebracht. Bitte geben Sie diese Gegenstände reihum, bis jeder Teilnehmer jeden Gegenstand einmal in der Hand hatte."

Nun werden die Gegenstände weggeräumt, so dass die Teilnehmer sie nicht mehr sehen können. Jetzt werden den Teilnehmern die Bildtafeln vorgelegt und sie sollen die Gegenstände, die sie sich gemerkt haben, auf den Bildtafeln ankreuzen.

> „Bitte schauen Sie die Tafeln mit den Bildern, die vor Ihnen liegen, an. Überlegen Sie, welche von den dort zu sehenden Gegenständen Sie vorher in der Hand hatten und kreuzen Sie diese an."

Der Gruppenleiter legt die Gegenstände nun wieder für alle sichtbar vor und es kann verglichen werden.

> „Nun lassen Sie uns vergleichen, was Sie sich alles merken konnten."

b) **Bildtafeln mit taktiler Vorgabe: Bildtafeln „Haushalt"**

Der Gruppenleiter hat in einem kleinen Beutel (oder einem Karton mit Loch, oder einer abgedeckten Schüssel) zwei Gegenstände, die beide auf den Bildtafeln abgebildet sind. Die Teilnehmer haben die Bildtafeln vor sich liegen. Der erste Teilnehmer greift in den Beutel und soll im Beutel (oder im Karton, oder in der abgedeckten Schüssel) den Gegenstand erfühlen und benennen, dann auf den Bildtafeln finden und ankreuzen.

> „Hier in meinem Stoffbeutel befinden sich zwei Gegenstände, die Sie auch auf Ihren Bildtafeln sehen können. Bitte fassen Sie in den Beutel und versuchen Sie einen der Gegenstände zu erfühlen und kreuzen Sie ihn auf Ihren Tafeln an."

Der Gegenstand wird herausgenommen, es wird verglichen, ob er richtig erkannt wurde, und er wird für alle gut sichtbar auf den Tisch gestellt.

> „Jetzt wollen wir sehen, ob Sie richtig geraten haben."

Ein neuer Gegenstand kommt in den Beutel, so dass immer zwei Gegenstände darin sind. Der nächste Teilnehmer verfährt genauso wie der erste und so fort, bis jeder an der Reihe war. Wenn alle Teilnehmer an der Reihe waren, werden die Gegenstände abgedeckt und die Teilnehmer sollen die Gegenstände nennen, die sie sich gemerkt haben.

> „Welche Gegenstände befinden sich hier unter dem Tuch?"

Steigerungsform: zwei Runden = doppelt so viele Gegenstände

c) Bildtafeln mit akustischer Vorgabe

Die Teilnehmer erhalten die Bildtafel zur Erkennung von Geräuschen. Die entsprechenden Geräusche werden vom Gruppenleiter von einer CD bzw. Kassette abgespielt.
Die Teilnehmer sollen den erkannten Gegenstand auf ihrer Bildtafel ankreuzen.

> „Ich werde Ihnen jetzt ein paar Geräusche vorspielen. Bitte hören Sie gut hin und kreuzen Sie auf Ihrer Bildtafel an, welcher dort abgebildete Gegenstand zu dem gehörten Geräusch passt."

Geräusche-CDs bzw. -Kassetten sind u.a. im Musikfach- und Buchhandel erhältlich. Man kann diese Medien direkt nutzen oder sich ein eigenes Band zusammenstellen. Dieses könnte u.a. z.B. folgende Geräusche enthalten: Telefonläuten, Teekesselpfeifen, Topfdeckelklappern, Nähmaschinensurren, Schlüsselbundklimpern, elektr. Rührgerät, Föhn, Pfannenbrutzeln, etc..

Alternative: „Textbearbeitung"
(in Anlehnung an SimA 1993; Wurzer 1989; Berchem 1994)

Buchstaben ausstreichen

Die Teilnehmer sollen einen bestimmten Buchstaben im Text ausstreichen.
Der Gruppenleiter teilt hierfür die Arbeitsblätter mit dem Text und Stifte aus (Textauszug aus Wimschneider 1991, S. 152).

> „In dieser Übung sollen Sie aus dem vorliegenden Text alle „A" ausstreichen. Machen Sie dies möglichst rasch und versuchen Sie, keines zu vergessen."

Die Buchstaben „A" und „a" können zur Erleichterung an die Tafel oder Flipchart geschrieben werden.

Alternative: „Labyrinth"
(in Anlehnung an Fleischmann und Oswald 1990)

Die Teilnehmer sollen versuchen, auf dem ausgeteilten Arbeitsblatt ausgehend von der Mitte möglichst schnell den Weg zum Ausgang zu finden und mit dem Stift einzuzeichnen.

Der Gruppenleiter teilt die Arbeitsblätter und Stifte aus.

„Die Vorlage zeigt ein Labyrinth, das Sie von oben betrachten. Die schwarzen Linien können Sie sich als Mauern vorstellen, die Sie nicht überschreiten dürfen. Ihre Aufgabe ist es nun, von der Mitte des Labyrinths so schnell wie möglich zum Ausgang zu gelangen. Suchen Sie zuerst mit dem Zeigefinger den Weg, zeichnen Sie ihn dann mit einem Stift ein."

Entspannung: Gedicht „Der Fischer"

Zum Abschluss liest der Gruppenleiter das Gedicht „Der Fischer" von Johann Wolfgang von Goethe vor.

> „Als Entspannung lese ich Ihnen das Gedicht „Der Fischer" von Johann Wolfgang von Goethe vor."

Der Fischer

Das Wasser rauscht`, das Wasser schwoll,
Ein Fischer saß daran,
Sah nach der Angel ruhevoll,
Kühl bis ans Herz hinan.
Und wie er sitzt und wie er lauscht,
Teilt sich die Flut empor;
Aus dem bewegten Wasser rauscht
Ein feuchtes Weib hervor.

Sie sang zu ihm, sie sprach zu ihm:
„Was lockst du meine Brut
Mit Menschenwitz und Menschenlist
Hinauf in Todesglut?
Ach wüsstest du, wie's Fischlein ist
So wohlig auf dem Grund,
Du stiegst herunter, wie du bist,
Und würdest erst gesund.

Labt sich die liebe Sonne nicht,
Der Mond sich nicht im Meer?
Kehrt wellenatmend ihr Gesicht
Nicht doppelt schöner her?
Lockt dich der tiefe Himmel nicht,
Das feuchtverklärte Blau?
Lockt dich dein eigen Angesicht
Nicht her in ewgen Tau?

Das Wasser rauscht`, das Wasser schwoll,
Netzt ihm den nackten Fuß;
Sein Herz wuchs ihm so sehnsuchtsvoll,
Wie bei der Liebsten Gruß.
Sie sprach zu ihm, sie sang zu ihm;
Da war's um ihn geschehn:
Halb zog sie ihn, halb sank er hin,
Und ward nicht mehr gesehn.

(Johann Wolfgang von Goethe)

Arbeitsmaterialien

Kopiervorlage Übung 2: „Verborgene Wörter", Arbeitsblatt 1:
(in Anlehnung an SimA 1993; Rigling 1998, 2002; Brost 1995)

Hier verstecken sich in waagrechter und senkrechter Leserichtung folgende Wörter:

GRÜN   ROT   LILA   ROSA
VIOLETT BLAU   WEISS   GELB

F R G R Ü N V U H D

D B T R E M O R O T

O L L I L A W N U R

E A V G T U E G O P

V U L K Z T I E B C

Ü R O S A M S L U E

A Q B P L I S B K I

N V I O L E T T O P

Kopiervorlage Übung 2: „Verborgene Wörter", Arbeitsblatt 2:
(in Anlehnung an SimA 1993; Rigling 1998, 2002; Brost 1995)

Hier verstecken sich in waagrechter und senkrechter Leserichtung folgende Wörter:

GRÜN	**ROT**	**ROSA**
BLAU	**WEISS**	**GELB**

R	O	T	N	U	Z	L	F	
V	B	L	A	U	P	A	K	
G	Y	H	Ä	R	Z	E	R	
E	N	G	R	Ü	N	G	O	
L	B	S	W	I	N	U	S	
B	W	E	I	S	S	H	A	

Kopiervorlage Übung 3: „Linien verfolgen"

(in Anlehnung an SimA 1993; Beyer 1994)

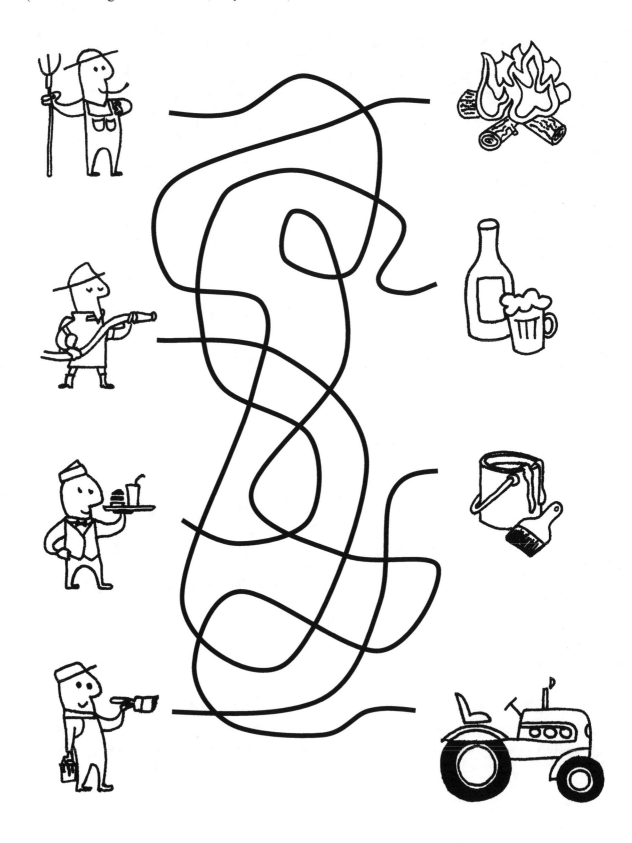

Kopiervorlage Übung 4: Bildtafeln „Haushalt"

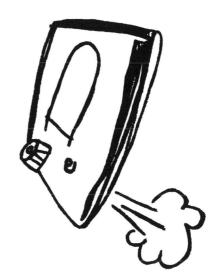

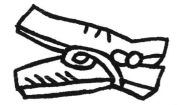

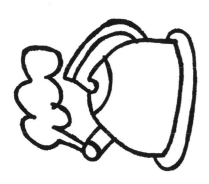

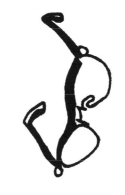

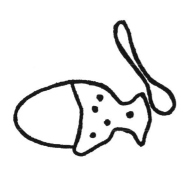

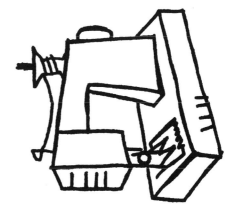

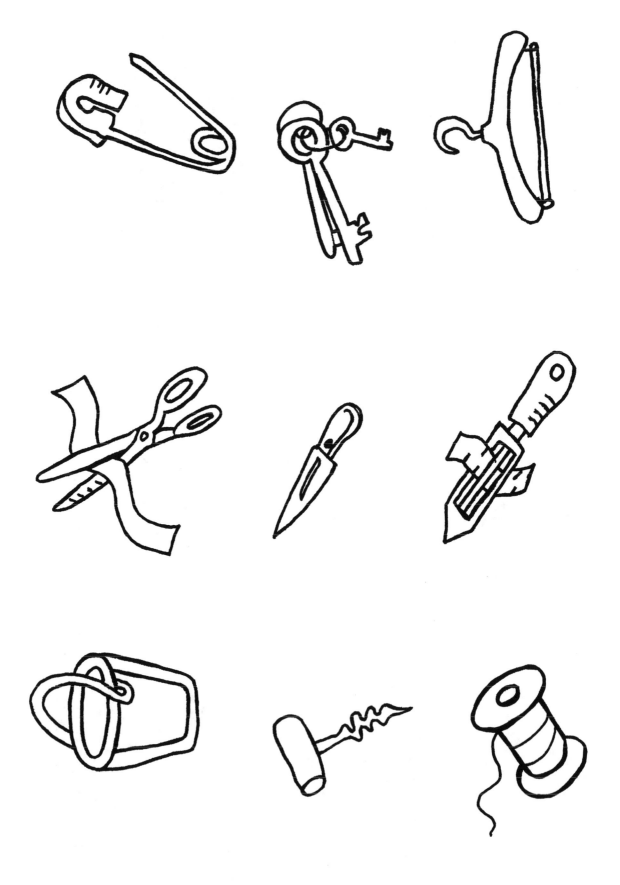

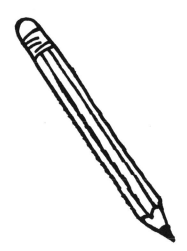

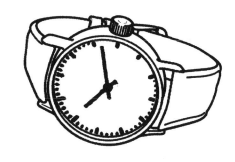

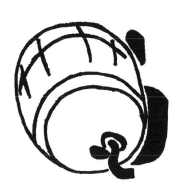

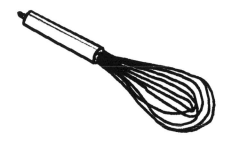

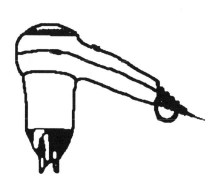

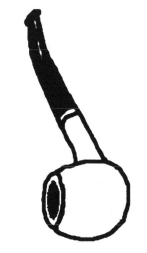

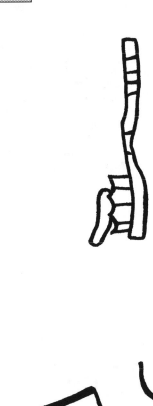

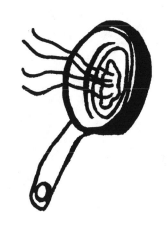

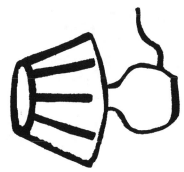

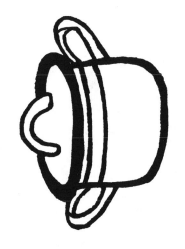

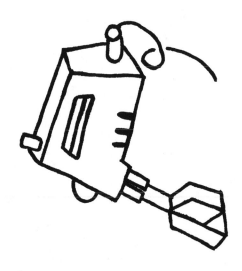

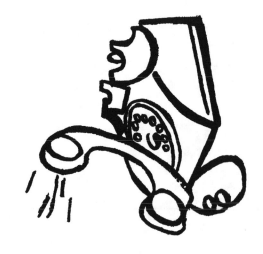

Kopiervorlage Alternative: „Textbearbeitung", Arbeitsblatt 1:
(in Anlehnung an SimA 1993; Wurzer 1989; Berchem 1994)

Auf dem schmalen Schulweg durch die Wiesen hat der Reif auf dem Gras geglitzert, und wir Kinder liefen barfuss drüber weg. Wir liefen so schnell wir konnten, bis wir verschnaufen mussten. Auf der Straße war es dann schon besser, der Sand war nicht so kalt.

Auf dem Heimweg von der Schule haben wir mit den bloßen Füßen das abgefallene Laub bei den zwei großen Mostbirnbäumen durchwühlt. Die Birnen waren im Spätherbst längst abgeerntet und mit Äpfeln vermischt zu Most ausgepresst worden. Da wurden sie braun, süß und saftig, das war jeden Tag immer was zum Suchen.

(Wimschneider 1991, S. 152)

Kopiervorlage Alternative: „Textbearbeitung", Arbeitsblatt 2:
(in Anlehnung an SimA 1993; Wurzer 1989; Berchem 1994)

Auf dem schmalen Schulweg durch die Wiesen hat der Reif auf dem Gras geglitzert, und wir Kinder liefen barfuss drüber weg. Auf der Straße war es dann schon besser, der Sand war nicht so kalt.

Auf dem Heimweg von der Schule haben wir mit den bloßen Füßen das abgefallene Laub bei den zwei großen Mostbirnbäumen durchwühlt. Die Birnen waren im Spätherbst längst abgeerntet und mit Äpfeln vermischt zu Most ausgepresst worden.

Da wurden sie braun, süß und saftig, das war jeden Tag immer was zum Suchen.

(Wimschneider 1991, S. 152)

Kopiervorlage Alternative: „Labyrinth", Arbeitsblatt 1:
(in Anlehnung an Fleischmann und Oswald 1990)

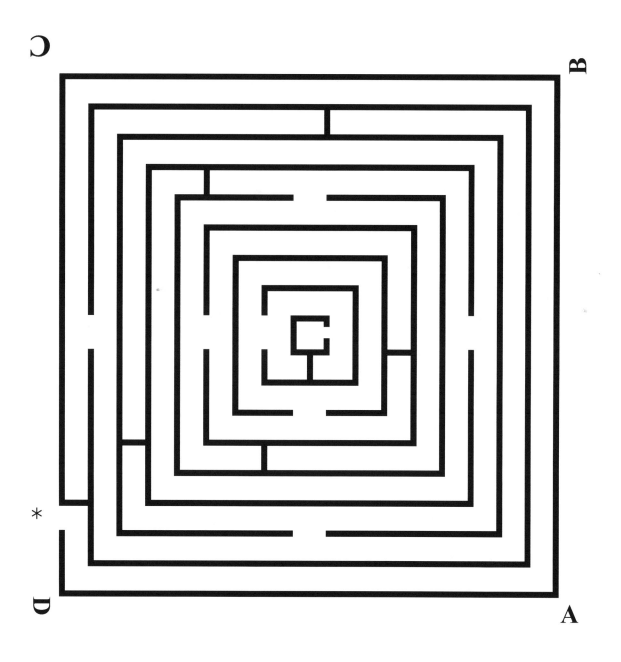

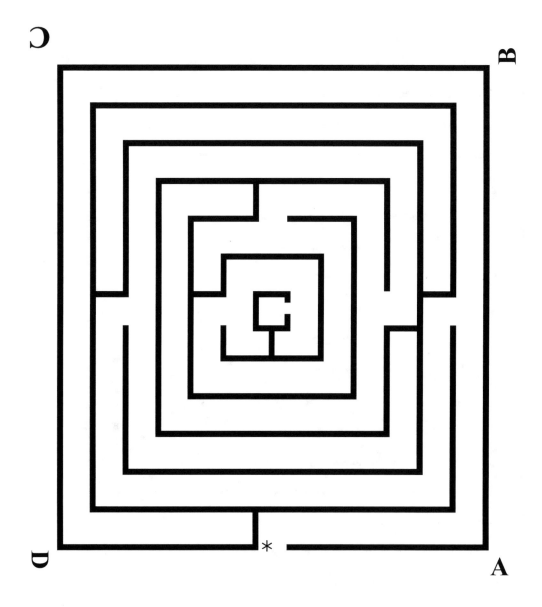

10

Kopiervorlage Alternative: „Labyrinth", Arbeitsblatt 2:
(in Anlehnung an Fleischmann und Oswald 1990)

Kopiervorlage Entspannung: Gedicht „Der Fischer"

Der Fischer

Das Wasser rauscht`, das Wasser schwoll,
Ein Fischer saß daran,
Sah nach der Angel ruhevoll,
Kühl bis ans Herz hinan.
Und wie er sitzt und wie er lauscht,
Teilt sich die Flut empor;
Aus dem bewegten Wasser rauscht
Ein feuchtes Weib hervor.

Sie sang zu ihm, sie sprach zu ihm:
„Was lockst du meine Brut
Mit Menschenwitz und Menschenlist
Hinauf in Todesglut?
Ach wüsstest du, wie`s Fischlein ist
So wohlig auf dem Grund,
Du stiegst herunter, wie du bist,
Und würdest erst gesund.

Labt sich die liebe Sonne nicht,
Der Mond sich nicht im Meer?
Kehrt wellenatmend ihr Gesicht
Nicht doppelt schöner her?
Lockt dich der tiefe Himmel nicht,
Das feuchtverklärte Blau?
Lockt dich dein eigen Angesicht
Nicht her in ewgen Tau?

Das Wasser rauscht`, das Wasser schwoll,
Netzt ihm den nackten Fuß;
Sein Herz wuchs ihm so sehnsuchtsvoll,
Wie bei der Liebsten Gruß.
Sie sprach zu ihm, sie sang zu ihm;
Da wars um ihn geschehn:
Halb zog sie ihn, halb sank er hin,
Und ward nicht mehr gesehn.

(Johann Wolfgang von Goethe)

Therapieeinheit 11

Geräte- und Medienbedarf:

- Arbeitsblätter, Stifte
- Flipchart

Kognitiver Teil

Absicht	Schwierigkeitsstufe 1	Schwierigkeitsstufe 2	Zeit-bedarf
Aufwärmübung A, K, KZG	1. Namensrunde		5 Min.
A, K, I A, K, I	2. Textbearbeitung a) Wörter suchen (1) b) Buchstaben ausstreichen (1)	2. Textbearbeitung a) Wörter suchen (2) b) Buchstaben ausstreichen (2)	10 Min.
A, K, I	3. Verborgene Zahlen (1)	3. Verborgene Zahlen (2)	3 Min.
SG, A, K, ÜLZG	4. Textbearbeitung c) Fragen zum Text		3 Min.

Alternativaufgaben

A, K, I	- Verborgene Wörter (1)	- Verborgene Wörter (2)	2 Min.
SD, A, K	- Symbolleiste (1)	**Zeit-bedarf** - Symbolleiste (2)	2 Min.

Entspannung

Absicht	Inhalt	Zeit-bedarf
Entspannung, Ausklang	Gedicht „Ein grünes Blatt" von Theodor Storm	2 Min.

Übung 1: „Namensrunde"

(in Anlehnung an SimA 1993; Evers 2008)

Der erste Teilnehmer nennt seinen Namen und seine Lieblingsfarbe, der nachfolgende Teilnehmer nennt ebenfalls seinen Namen und seine Lieblingsfarbe und wiederholt die Angaben des Vorgängers. So wird fort gefahren, bis jeder Teilnehmer an der Reihe war. Es werden jeweils nur die Angaben des unmittelbaren Vorgängers und die eigenen Angaben genannt.

> „Derjenige Teilnehmer, der beginnt, sagt seinen Namen und seine Lieblingsfarbe. Anschließend wiederholt jeder Teilnehmer, der an die Reihe kommt, zuerst den Namen und die Lieblingsfarbe des vorigen Mitspielers und sagt dann den eigenen Namen und die eigene Lieblingsfarbe."

Übung 2: „Textbearbeitung"

(in Anlehnung an SimA 1993; Wurzer 1989; Berchem 1994)

Der Gruppenleiter liest den folgenden Text von Anna Wimschneider (1991, S. 54) vor:

„Anna und die Hühner"

„Albert:
Die Anna hat mal im Garten so eine Fläche gehabt, die hat sie ganz fein hergerichtet als Saatbeet und hat Blumensamen angesät. Zufällig kam ihr Bruder, der Michael, das ist ihr Lieblingsbruder. Sie rennt freudig runter, begrüßt ihn und vergisst, die Zauntüre zuzumachen. Und die Hühner, du brauchst vorher keine sehen, die sind irgendwo, aber in dem Moment, wo du die Tür offen lässt, wie durch Zauberhand kommen die daher, so ein halbes Dutzend! Gehen da rein und haben diese neu angesäten Blumensamen, die ja nur oberflächlich, also ganz leicht zugedeckt sind, durcheinandergekratzt. Jetzt, nachdem ihr Bruder weg war, kommt sie rauf – alles hin! Wild haben die das umgeackert, Hügel und Täler.
Da hat sie gleich eine Rute genommen und hat wutschnaubend auf die eingedroschen, aber in ihrem Zorn ist sie hingefallen, fällt auf den Bauch, die Hühner haben sich gerettet, sind in den Stall reingelaufen. Dann ist sie in den Stall reingegangen und hat sie da auch noch mal durchgeprügelt und hat sich gedacht: So, morgen bringe ich euch alle um! Aber ehrlich, da war sie so voller Wut, morgen bringe ich euch alle um! Wenn ich sag, ich brings um!
Da hab ich am Morgen das Schloss ausgewechselt, es war ein Vorhängeschloss dran. Da konnte sie nicht rein, weil der Schlüssel ja nicht am Schlüsselbund war. Und der Zorn war am morgen dann auch verraucht."

a) Wörter suchen

Die Teilnehmer sollen die fett gedruckten Worte, die über dem Text auf dem Arbeitsblatt stehen, im Text suchen und unterstreichen.

Der Gruppenleiter teilt die Arbeitsblätter und Stifte aus (Textauszug aus Wimschneider 1991, S. 54).

> „Oben auf Ihrem Arbeitsblatt sehen Sie fett gedruckte Wörter. Sie sollen diese Wörter in dem darunter stehenden Text suchen und markieren."

Die Teilnehmer sollen einen bestimmten Buchstaben im Text ausstreichen.

b) Buchstaben ausstreichen

> „In dieser Übung sollen Sie aus dem vorliegenden Text alle „S" ausstreichen. Machen Sie dies möglichst rasch und versuchen Sie, keines zu vergessen."

Als Hilfe kann der Buchstabe „S" „s" an die Tafel oder Flipchart geschrieben werden.

Übung 3: „Verborgene Zahlen"

(in Anlehnung an SimA 1993; Gräßel 1989; Fischer und Lehrl 1992)

Die Teilnehmer sollen auf dem ausgeteilten Arbeitsblatt verborgene Zahlen suchen und entsprechend anstreichen.

Der Gruppenleiter teilt die Arbeitsblätter und Stifte aus.

> „Bei der nächsten Übung geht es darum, verborgene Zahlen zu suchen. In jeder Zeile steht links eine Zahl. Rechts daneben ist diese Zahl in einer Ziffernreihe versteckt. Richten Sie Ihre Aufmerksamkeit auf diese Zahl und suchen Sie diese in der Ziffernreihe. Die Zahlen können einmal oder mehrmals in der Ziffernreihe versteckt sein. Unterstreichen Sie die Zahlen, sobald Sie diese gefunden haben, arbeiten Sie so schnell wie möglich."

Übung 4: „Textbearbeitung"

(in Anlehnung an SimA 1993; Wurzer 1989; Berchem 1994)

Können sich die Teilnehmer nicht mehr an den Inhalt des Textes erinnern, kann dieser vom Gruppenleiter noch einmal vorgelesen werden.

c) Fragen zum Text

> „Ich möchte Ihnen jetzt zum Text, den ich Ihnen vorhin vorgelesen habe, und den Sie bearbeitet haben, Fragen stellen. An was können Sie sich noch erinnern:"

- **Welche Tiere kommen in der Geschichte vor? Wie viele?**
  (Hühner, ein Dutzend)
- **Wer kommt zu Anna zu Besuch?**
  (Ihr Bruder, Michael)
- **Was wollte Anna mit den Hühnern machen?**
  (Anna wollte die Hühner schlachten)
- **Was tat Albert, um seine Hühner zu retten?**
  (er tauschte das Schloss des Hühnerstalles aus)

Alternative: „Verborgene Wörter"

(in Anlehnung an SimA 1993; Gräßel 1989)

Die Teilnehmer sollen auf dem ausgeteilten Arbeitsblatt verborgene Wörter suchen und entsprechend anstreichen.

Der Gruppenleiter teilt die Arbeitsblätter und Stifte aus.

> „Bei der nächsten Übung geht es darum, verborgene Wörter zu suchen. In jeder Zeile steht links ein Wort. Rechts daneben ist dieses Wort in einer Buchstabenreihe versteckt. Richten Sie ihre Aufmerksamkeit auf dieses Wort und suchen Sie es in der Buchstabenreihe. Unterstreichen Sie es, sobald Sie es gefunden haben. Arbeiten Sie so schnell wie möglich."

Alternative: „Symbolleiste"

(in Anlehnung an SimA 1993; Klauer 2002)

Die Aufgabe der Teilnehmer besteht darin, die Symbole in der vorgegebenen Reihenfolge bis zum Ende der Leiste einzusetzen.

Der Gruppenleiter teilt die Arbeitsblätter und Stifte aus.

> „In der folgenden Übung sollen Sie die aufgeführten Symbole in richtiger Reihenfolge bis zum Ende der Leiste weiterführen."

Entspannung: Gedicht „Ein grünes Blatt"

Zum Abschluss liest der Gruppenleiter das Gedicht „Ein grünes Blatt" von Theodor Storm vor.

„Als Entspannung lese ich Ihnen das Gedicht „Ein grünes Blatt" von Theodor Storm vor."

Ein grünes Blatt

Ein Blatt aus sommerlichen Tagen,
Ich nahm es so im Wandern mit,
Auf dass es einst mir möge sagen,
Wie laut die Nachtigall geschlagen,
Wie grün der Wald, den ich durchschritt.

(Theodor Storm)

Arbeitsmaterialien

11

Kopiervorlage Übung 2: „Textbearbeitung", Arbeitsblatt 1:
(in Anlehnung an SimA 1993; Wurzer 1989; Berchem 1994)

- Garten	**- Saatbeet**
- Michael	**- Hügel**
- Stall	**- Schloss**
- Schlüssel	

Die Anna hat mal im Garten so eine Fläche gehabt, die hat sie ganz fein hergerichtet als Saatbeet und hat Blumensamen angesät. Zufällig kam ihr Bruder, der Michael, das ist ihr Lieblingsbruder. Sie rennt freudig runter, begrüßt ihn und vergisst, die Zauntüre zuzumachen. Jetzt, nachdem ihr Bruder weg war, kommt sie rauf – alles hin! Wild haben die das umgeackert, Hügel und Täler.

Dann ist sie in den Stall rein gegangen und hat sie da auch noch mal durchgeprügelt und hat sich gedacht: So, morgen bringe ich euch alle um!

Da hab ich am Morgen das Schloss ausgewechselt, es war ein Vorhängeschloss dran. Da konnte sie nicht rein, weil der Schlüssel ja nicht am Schlüsselbund war.

(Wimschneider 1991, S. 54)

Kopiervorlage Übung 2: „Textbearbeitung", Arbeitsblatt 2:
(in Anlehnung an SimA 1993; Wurzer 1989; Berchem 1994)

- **Hügel**   - **Stall**

- **Schloss**   - **Schlüssel**

- **Zorn**

Wild haben die das umgeackert, Hügel und Täler. Dann ist sie in den Stall rein gegangen und hat sie da auch noch mal durchgeprügelt und hat sich gedacht: So, morgen bringe ich euch alle um! Da hab ich am Morgen das Schloss ausgewechselt, es war ein Vorhängeschloss dran. Da konnte sie nicht rein, weil der Schlüssel ja nicht am Schlüsselbund war. Und der Zorn war am morgen dann auch verraucht.

(Wimschneider 1991, S. 54)

Kopiervorlage Übung 3: „Verborgene Zahlen", Arbeitsblatt 1:
(in Anlehnung an SimA 1993; Gräßel 1989; Fischer und Lehrl 1992)

Beispiel:
592   73968265926734206859231649 7258

712   89071254890735241954976 1234712

983   0346983617263879569382 15679834

206   56486720691520673651 5197643206

231   941632023175327361237231067945

427   67231094272963069521546 7842721

921   84930292145783849129212 1634821

659   64984281748092659865924 7893652

754   63738392736369375445 7542164578

804   84930201283749804054876425 1804

Kopiervorlage Übung 3: „Verborgene Zahlen", Arbeitsblatt 2:
(in Anlehnung an SimA 1993; Gräßel 1989; Fischer und Lehrl 1992)

Beispiel:
592   7 3 9 6 8 2 6 <u>5 9 2</u> 6 7 3 4 5 8 2

218   2 1 8 0 3 5 4 2 1 8 5 6 3 0 2 9 3

365   9 4 3 7 1 2 3 6 5 1 4 3 7 5 2 5 1

452   1 3 2 7 4 5 2 7 8 7 4 8 3 9 3 1 5

941   8 1 0 8 9 9 4 1 2 9 6 8 7 4 2 6 4

134   7 8 2 3 0 9 1 3 4 3 6 7 4 9 1 5 2

794   6 7 3 8 2 9 2 0 3 7 9 4 4 6 3 0 5

Kopiervorlage Alternative: „Verborgene Wörter", Arbeitsblatt 1:
(in Anlehnung an SimA 1993; Gräßel 1989)

Beispiel:
MOND   **RALODNSTET<u>MOND</u>FERA**

TASSE   DFKIUTZRBNTASSEPOIJM

BILD   NMBVZTEOWEBILDATIUB

RAHMEN   OIRTBDGSAMRAHMENPOE

BRIEF   URGSAIERBFMLOBRIEFAW

SCHNEE   JHGREUWEJASCHNEEOIER

TASCHE   UTRTASCHEPUTZRNWEBDN

BAND   ZEGDFNKIJHBANDOLERQW

SAFT   OIEBVDGSJFLKDZESAFTBD

Kopiervorlage Alternative: „Verborgene Wörter", Arbeitsblatt 2:
(in Anlehnung an SimA 1993; Gräßel 1989)

Beispiel:
MOND   **RALODNSTET<u>MOND</u>FE**

TASSE   DFKIUTZRBNTASSEPOI

BILD   NMBVZTEOWEBILDATI

BRIEF   URGSAIERBFMLOBRIEF

SCHNEE   JHGREUWEJASCHNEEOI

BAND   ZEGDFNKIJHBANDOLER

SAFT   OIEBVDGSJFLKDZESAFT

Kopiervorlage Alternative: „Symbolleiste", Arbeitsblatt 1:
(in Anlehnung an SimA 1993; Klauer 2002)

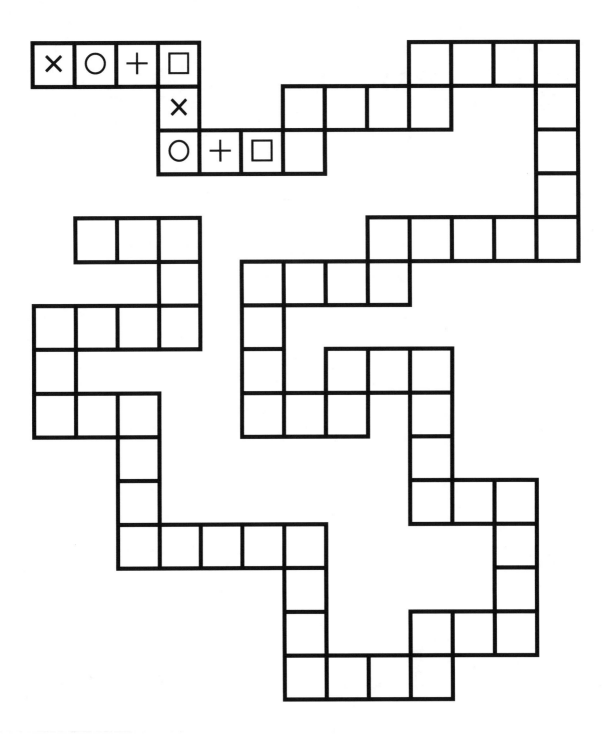

Kopiervorlage Alternative: „Symbolleiste", Arbeitsblatt 2:
(in Anlehnung an SimA 1993; Klauer 2002)

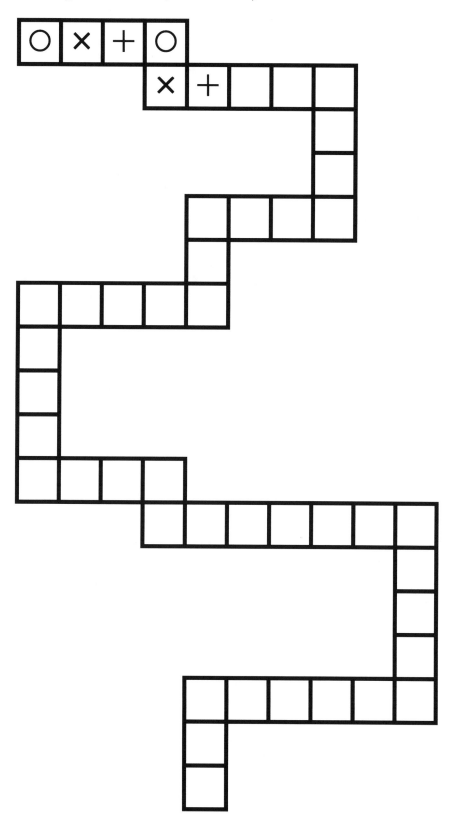

Kopiervorlage Entspannung: Gedicht „Ein grünes Blatt"

Ein grünes Blatt

Ein Blatt aus sommerlichen Tagen,
Ich nahm es so im Wandern mit,
Auf dass es einst mir möge sagen,
Wie laut die Nachtigall geschlagen,
Wie grün der Wald, den ich durchschritt.

(Theodor Storm)

Therapieeinheit 12

Geräte- und Medienbedarf:

- Arbeitsblätter
- Stifte

Kognitiver Teil

Absicht	Schwierigkeitsstufe 1	Schwierigkeitsstufe 2	Zeit-bedarf
Aufwärmübung A, K, KZG	1. Wortkette		3 Min.
A, K	2. Linien verfolgen		2 Min.
SD, A, K	3. Symbolleiste (1)	3. Symbolleiste (2)	5 Min.
Abruf LZG	4. Redewendungen aus der Tierwelt a) Eigenschaften b) Redewendungen c) Bedeutung von Sprichwörtern		10 Min.

Alternativaufgaben

A, K, I	- Zahlen verbinden (1)	- Zahlen verbinden (2)	2 Min.
Abruf LZG	- Wörter finden		3 Min.

Entspannung

Absicht	Inhalt	Zeit-bedarf
Entspannung, Ausklang	Gedicht „Sehnsucht" von Joseph von Eichendorff	2 Min.

Übung 1: „Wortkette"

(in Anlehnung an SimA 1993; Evers 2008)

Ein Teilnehmer beginnt mit einem beliebigen Wort, zusammengesetzt aus zwei Nomen. Der nachfolgende Teilnehmer soll nun ein Wort nennen, bestehend aus dem zweiten Wortteil des Vorgängers und einem beliebigen Nomen.

> „Wir wollen jetzt eine Wortkette bilden. Zum Einstieg nenne ich ein Wort, das aus zwei Hauptwörtern zusammengesetzt ist: Apfelbaum. Frau X fährt nun fort, indem sie mit dem zweiten Wortteil meines Wortes, also Baum, und einem beliebigen Hauptwort ein neues Wort bildet. So fahren wir fort, bis alle an der Reihe waren."

Beispiel: Wortkette – Kettenhund – Hundehütte – Hüttentür ...

Übung: erstes Wort „Apfelbaum"

Übung 2: „Linien verfolgen"

(in Anlehnung an SimA 1993; Beyer 1994)

Die Übung der Teilnehmer besteht darin, die Linien, die die Bilder verbinden, zu verfolgen und herauszufinden, welches Kind welche Pausenmahlzeit isst.

Der Gruppenleiter teilt die Arbeitsblätter und Stifte aus.

> „Auf den Vorlagen vor Ihnen führt immer eine Linie von einem Kind zu einem Pausenbrot. Sie sollen schauen, welches Pausenbrot zu welchem Kind gehört."

Übung 3: „Symbolleiste"

(in Anlehnung an SimA 1993; Klauer 2002)

Die Aufgabe der Teilnehmer besteht darin, die Symbole in der vorgegebenen Reihenfolge bis zum Ende der Leiste einzusetzen.

Der Gruppenleiter teilt die Arbeitsblätter und Stifte aus.

> „In der folgenden Übung sollen Sie die aufgeführten Symbole in richtiger Reihenfolge bis zum Ende der Leiste weiterführen."

Übung 4: „Redewendungen aus der Tierwelt"

(in Anlehnung an Stengel und Ladner-Merz 2006; Knies et al. 1997; Stengel 1984, 1986b, 1993b, 1997; Bellmann 1994)

a) Tiere und ihre Eigenschaften

Die Teilnehmer sollen Tiere und Ihre Eigenschaften nennen.

> „Bitte versuchen Sie, mir Tiere zu nennen, denen man eine bestimmte Eigenschaft zuschreibt."

Die Teilnehmer sollen die Lösungen selbständig erarbeiten. Einige Lösungsvorschläge:

- **stark wie ein Bär**
- **flink wie ein Wiesel**
- **ängstlich wie ein Hase**
- **munter wie ein Fisch im Wasser**

- **dumm wie eine Gans**
- **schlau wie ein Fuchs**
- **falsch wie eine Schlange**
- **frei wie ein Vogel**
- **scheu wie ein Reh**

b) Redewendungen und Sprichwörter aus der Tierwelt

Nun sollen Redewendungen und Sprichwörter, in denen Tiere vorkommen, von den Teilnehmern zusammengetragen werden.

> „Bitte nennen Sie uns Sprichwörter oder Redewendungen, in denen Tiere vorkommen."

z. B.
- Mit Speck fängt man <u>Mäuse</u>.
- <u>Hunde</u>, die bellen, beißen nicht.
- Bei Nacht sind alle <u>Katzen</u> grau.
- Viele <u>Hunde</u> sind des <u>Hasen</u> Tod.
- Den letzten beißen die <u>Hunde</u>.

- Kräht der <u>Hahn</u> auf dem Mist, ändert sich das Wetter, oder es bleibt, wie es ist.
- Die rauesten <u>Fohlen</u> werden die glattesten <u>Pferde</u>.

c) Bedeutung der Sprichwörter

Die übertragenen Bedeutungen der genannten Redewendungen sollen von den Teilnehmern erklärt werden.
Sollte dies nicht gelingen, erklärt der Gruppenleiter die Bedeutungen.

„Ich nenne Ihnen nun ein Sprichwort. Können Sie mir die übertragene Bedeutung des Sprichwortes erklären?"

---

z. B.

- Besser den Spatz in der Hand, als die Taube auf dem Dach.
- In der Not frisst der Teufel Fliegen.
- Man muss den Wolf erst fangen, ehe man ihm das Fell abziehen kann.
- Einem geschenkten Gaul schaut man nicht ins Maul.
- Schlafende Hunde soll man nicht wecken.
- Getroffene Hunde bellen.
- Ein blindes Huhn findet auch mal ein Korn.
- Eine Krähe hackt der anderen kein Auge aus.

- Wenn dem Esel zu wohl ist, geht er aufs Eis tanzen.
- Ist die Katze aus dem Haus, tanzen die Mäuse auf dem Tisch.
- Man muss den Stier bei den Hörnern packen.
- Die Katze lässt das Mausen nicht.
- Die Katze im Sack kaufen.
- Der Katzen Spiel ist der Mäuse Tod.
- Die Ratten verlassen das sinkende Schiff.
- Der Esel nennt sich selbst zuerst.

Alternative: „Zahlen verbinden"

(in Anlehnung an Oswald und Fleischmann 1995)

Die Übung der Teilnehmer besteht darin, die Zahlen, beginnend mit der 1, in fortlaufender Reihenfolge zu verbinden. Es soll so schnell wie möglich gearbeitet werden.

Der Gruppenleiter teilt die Arbeitsblätter und Stifte aus.

„Bei dieser Übung müssen Zahlen miteinander verbunden werden und zwar so, wie man zählt. Also 1, 2, 3, 4 usw.. Man soll also von der 1 zur 2 mit dem Stift einen Strich ziehen. Von der 2 dann zur 3 usw.. Die nächste Ziffer ist immer ganz in der Nähe. Arbeiten Sie möglichst schnell."

Alternative: „Wörter finden"

(in Anlehnung an SimA 1993; Evers 2008; Stengel und Ladner-Merz 2006; Stengel 1986a, 1997; Halbach 1995)

Die Aufgabe der Teilnehmer besteht darin, Städte zu finden und zu nennen, die mit einem von der Gruppenleiterin vorgegebenen Buchstaben beginnen.

> „Heute wollen wir Städte mit bestimmten Anfangsbuchstaben finden. Ich gebe einen Buchstaben vor und Sie rufen einfach Ihre Antworten in die Runde. Wir suchen Städte, die mit dem Buchstaben „H" beginnen, wie z.B. Hamburg."

Lösungen: Hamburg, Hannover, Hildesheim, Heidenheim, Heidelberg, Husum, Hanau, Hagen, Herne

Entspannung: Gedicht „Sehnsucht"

Zum Abschluss liest der Gruppenleiter das Gedicht „Sehnsucht" von Joseph von Eichendorff vor.

> „Zum Abschluss lese ich Ihnen das Gedicht „Sehnsucht" von Joseph von Eichendorff vor."

Sehnsucht

Es schienen so golden die Sterne,
Am Fenster ich einsam stand
Und hörte aus weiter Ferne
Ein Posthorn im stillen Land.
Das Herz mir im Leibe entbrennte,
Da hab ich mir heimlich gedacht:
Ach, wer da mitreisen könnte
In der prächtigen Sommernacht!

Zwei junge Gesellen gingen
Vorüber am Bergeshang,
Ich hörte im Wandern sie singen
Die stille Gegend entlang:
Von schwindelnden Felsenschlüften,
Wo die Wälder rauschen so sacht,
Von Quellen, die von den Klüften
Sich stürzen in die Waldesnacht.

Sie sangen von Marmorbildern,
Von Gärten, die überm Gestein
In dämmernden Lauben verwildern,
Palästen im Mondenschein,
Wo die Mädchen am Fenster lauschen,
Wann der Lauten Klang erwacht
Und die Brunnen verschlafen rauschen
In der prächtigen Sommernacht.

(Joseph von Eichendorff)

Arbeitsmaterialien

Kopiervorlage Übung 2: „Linien verfolgen":

(in Anlehnung an SimA 1993; Beyer 1994)

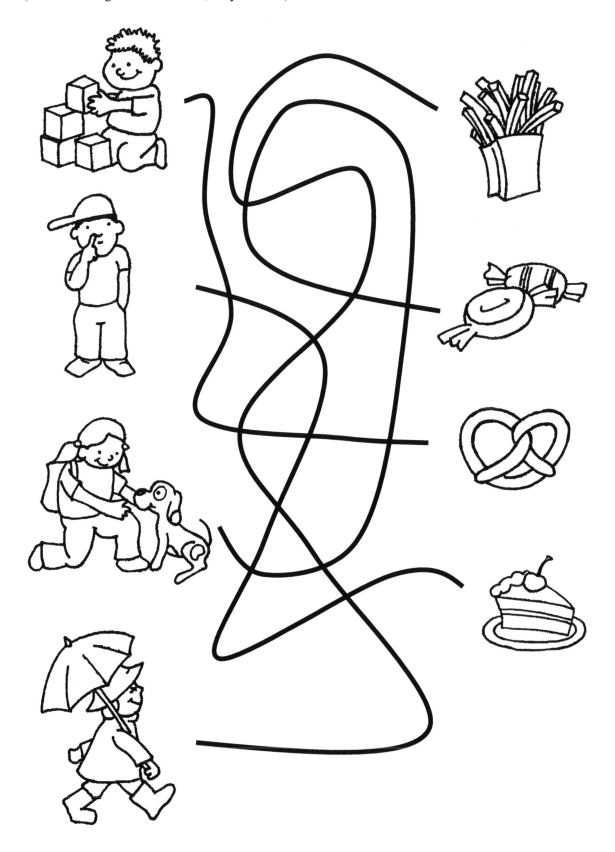

Kopiervorlage Übung 3: „Symbolleiste", Arbeitsblatt 1:
(in Anlehnung an SimA 1993; Klauer 2002)

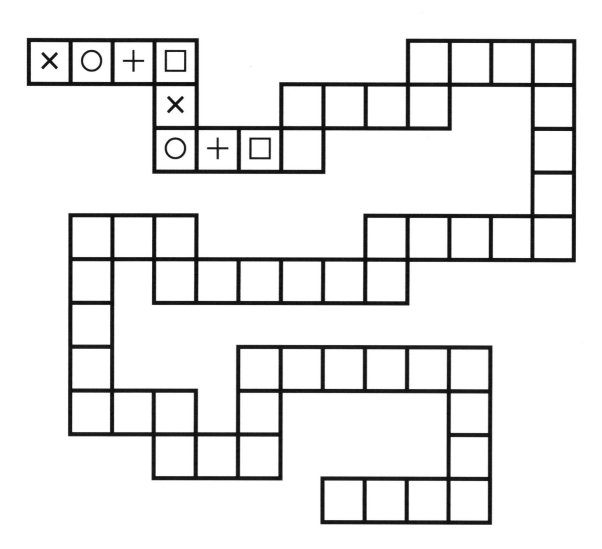

12

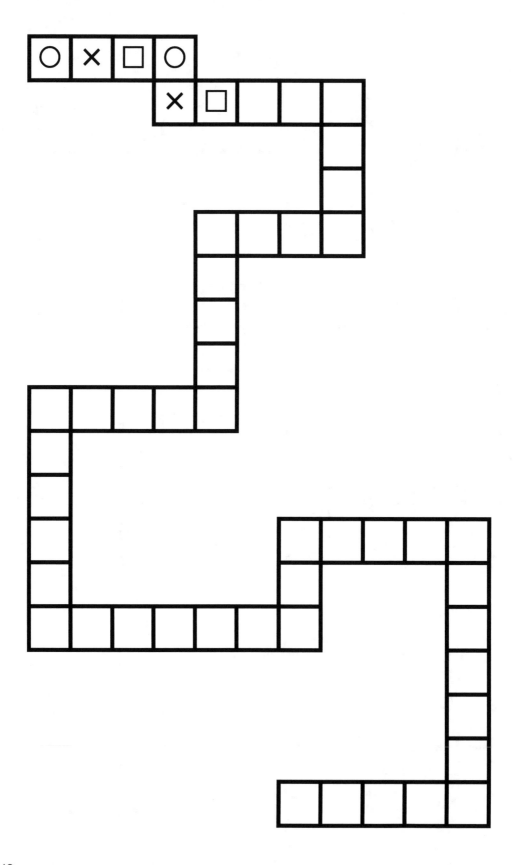

Kopiervorlage Übung 3: „Symbolleiste", Arbeitsblatt 2:

(in Anlehnung an SimA 1993; Klauer 2002)

Kopiervorlage Alternative: „Zahlen verbinden", Arbeitsblatt 1:
(in Anlehnung an Oswald und Fleischmann 1995)

1	**2**	**4**	**5**	**6**
19	**20**	**3**	**7**	**9**
18	**16**	**13**	**10**	**8**
17	**14**	**15**	**12**	**11**

Kopiervorlage Alternative: „Zahlen verbinden", Arbeitsblatt 2:
(in Anlehnung an Oswald und Fleischmann 1995)

1	2	4	5	6
14	**13**	**3**	**7**	**9**
15	**12**	**11**	**10**	**8**

Kopiervorlage Entspannung: Gedicht „Sehnsucht"

Sehnsucht

Es schienen so golden die Sterne,
Am Fenster ich einsam stand
Und hörte aus weiter Ferne
Ein Posthorn im stillen Land.
Das Herz mir im Leibe entbrennte,
Da hab ich mir heimlich gedacht:
Ach, wer da mitreisen könnte
In der prächtigen Sommernacht!

Zwei junge Gesellen gingen
Vorüber am Bergeshang,
Ich hörte im Wandern sie singen
Die stille Gegend entlang:
Von schwindelnden Felsenschlüften,
Wo die Wälder rauschen so sacht,
Von Quellen, die von den Klüften
Sich stürzen in die Waldesnacht.

Sie sangen von Marmorbildern,
Von Gärten, die überm Gestein
In dämmernden Lauben verwildern,
Palästen im Mondenschein,
Wo die Mädchen am Fenster lauschen,
Wann der Lauten Klang erwacht
Und die Brunnen verschlafen rauschen
In der prächtigen Sommernacht.

(Joseph von Eichendorff)

Therapieeinheit 13

Geräte- und Medienbedarf:

- Arbeitsblätter, Stifte
- Farb-Wort-Tafel
- Bildtafeln
- Flipchart

Kognitiver Teil

Absicht	Schwierigkeitsstufe 1	Schwierigkeitsstufe 2	Zeit-bedarf
Aufwärmübung A, K, KZG	1. Wortkette		5 Min.
Abruf LZG	2. Kuckucksei (1)	2. Kuckucksei (2)	3 Min.
A, K, I	3. Farb-Wort-Tafel		5 Min.
Abruf LZG, VW SK, VW, ÜLZG	4. Bildtafeln a) visuelle Vorgabe b) Wiedergabe		13 Min.

Alternativaufgaben

A,K, I	- Zahlen verbinden (1)	- Zahlen verbinden (2)	2 Min.
Abruf LZG	- Wörter finden		4 Min.

Entspannung

Absicht	Inhalt	Zeit-bedarf
Entspannung, Ausklang	Gedicht „Sie war ein Blümlein..." von Wilhelm Busch	2 Min.

Übung 1: „Wortkette"

(in Anlehnung an SimA 1993; Evers 2008)

Ein Teilnehmer beginnt mit einem beliebigen Wort, zusammengesetzt aus zwei Nomen. Der nachfolgende Teilnehmer soll nun ein Wort nennen, bestehend aus dem zweiten Wortteil des Vorgängers und einem beliebigen Nomen.

„Wir beginnen die heutige Stunde mit einer Wortkette. Zum Einstieg nenne ich ein Wort, das aus zwei Hauptwörtern zusammengesetzt ist: Hochzeitsfeier. Frau X fährt nun fort, indem sie mit dem zweiten Wortteil meines Wortes, also Feier, und einem beliebigen Hauptwort ein neues Wort bildet. So fahren wir fort, bis alle an der Reihe waren."

Beispiel: Wort<u>kette</u> – <u>Ketten</u>hund – Hunde<u>hütte</u> – Hüttentür ...

Übung: erstes Wort „Hochzeitsfeier"

Übung 2: „Kuckucksei"

(in Anlehnung an Fischer und Lehrl 1992; Klauer 2002)

In den vorgegebenen Wortreihen passen vier Wörter sinngemäß zueinander, ein fünftes Wort passt nicht dazu. Die Teilnehmer sollen dieses nicht dazu passende Wort („Kuckucksei") finden. Sie sollen das entsprechende Wort nennen und erklären, warum es nicht zu den anderen passt.

Der Gruppenleiter teilt die Arbeitsblätter und Stifte aus.

„Auf ihrem Arbeitsblatt stehen immer fünf Wörter nebeneinander. Vier davon haben eine Gemeinsamkeit, eines passt nicht dazu. Wenn Sie das Kuckucksei erkannt haben, rufen Sie es mir zu, und sagen Sie uns bitte, warum es nicht dazu passt."

---

1. **Mirabelle – Pflaume – Apfel – Kirsche – Aprikose**
   (Steinobst, falsch: Apfel)
2. **Anis – Curry – Kümmel – Hagebutte – Muskatnuss**
   (Gewürze, falsch: Hagebutte)
3. **Rettich – Hafer – Lauch – Gurke – Bohnen**
   (Gemüse, falsch: Hafer)
4. **Brandt – Adenauer – Heinemann – Schmidt – Kiesinger**
   (Bundeskanzler, falsch: Heinemann)
5. **Beckenbauer – Seeler – Müller – Schmeling – Matthäus**
   (Fußballer, falsch: Schmeling)
6. **Paris – London – Rotterdam – Rom – Madrid**
   (Hauptstädte, falsch: Rotterdam)

Für Schwierigkeitsstufe 1 zusätzlich auf Arbeitsblatt 1:

7. **Rose – Tulpe – Schneeglöckchen – Krokus – Winterling**
   (Frühlingsblüher, falsch: Rose)
8. **Zapfen – Eicheln – Bucheckern – Kastanien – Hagebutten**
   (Baumfrüchte, falsch: Hagebutte)

Übung 3: „Farb-Wort-Tafel"

(in Anlehnung an Fleischmann und Oswald 1990)

Die Aufgabe der Teilnehmer ist es, möglichst rasch die **Druckfarben** der Worte zu nennen. Jeder Teilnehmer liest laut eine Reihe der Farb-Wort-Tafel vor.

Der Gruppenleiter teilt die Farb-Wort-Tafeln aus.

„Ihre Aufgabe ist hier, möglichst schnell die Farben laut auszusprechen, in denen die Wörter geschrieben sind. Sie sollen nicht die Wörter vorlesen sondern nur deren Farben laut aussprechen."

Der Gruppenleiter liest die erste Reihe der Tafel als Beispiel vor.

Übung 4: „Bildtafeln"

(in Anlehnung an Matjugin et al. 1993; Hofele 1995; Kasten 2005)

a) visuelle Vorgabe

Alle Tiere auf der Bildtafel werden unter Einbezug aller Teilnehmer benannt. Tiere mit bestimmten Eigenschaften sollen gefunden und angekreuzt werden. Nach jeder Übung wird mündlich verglichen.

Der Gruppenleiter teilt die Bildtafeln aus.

„Suchen Sie auf Ihrer Tafel bitte alle Tiere mit vier Beinen."

„Suchen Sie auf Ihrer Tafel bitte alle Tiere, die fliegen können."

„Suchen Sie auf Ihrer Tafel bitte alle Haus- und Hoftiere."

„Suchen Sie auf Ihrer Tafel bitte alle Tiere, die nicht in unseren Breitengraden in freier Natur vorkommen."

„Suchen Sie auf Ihrer Tafel bitte alle Tiere, die sich nicht laufend fortbewegen."

Steigerungsformen: ein oder zwei Blätter

Der Gruppenleiter sammelt die Bildtafeln ein.

b) Wiedergabe

Die Teilnehmer sollen nun von der Bildtafel die Tiere nennen, die sie sich gemerkt haben. Die Tiere können an die Flipchart geschrieben und dann mit den Bildtafeln verglichen werden.

„Bitte nennen Sie mir möglichst viele der Tiere, die Sie gerade auf Ihrer Bildtafel gesehen haben."

Alternative: „Zahlen verbinden"

(in Anlehnung an Oswald und Fleischmann 1995)

Die Übung der Teilnehmer besteht darin, die Zahlen, beginnend mit der 1, in fortlaufender Reihenfolge zu verbinden. Es soll so schnell wie möglich gearbeitet werden.

Der Gruppenleiter teilt die Arbeitsblätter und Stifte aus.

„Bei dieser Übung müssen Zahlen miteinander verbunden werden und zwar so, wie man zählt. Also 1, 2, 3, 4 usw.. Man soll also von der 1 zur 2 mit dem Stift einen Strich ziehen. Von der 2 dann zur 3 usw.. Die nächste Ziffer ist immer ganz in der Nähe. Arbeiten Sie möglichst schnell."

Alternative: „Wörter finden"

(in Anlehnung an SimA 1993; Evers 2008; Stengel und Ladner-Merz 2006; Stengel 1986a, 1997; Halbach 1995)

Die Aufgabe der Teilnehmer besteht darin, Städte zu finden und zu nennen, die mit einem von der Gruppenleiterin vorgegebenen Buchstaben beginnen.

„Heute wollen wir Städte mit bestimmten Anfangsbuchstaben finden. Ich gebe einen Buchstaben vor und Sie rufen einfach Ihre Antworten in die Runde. Wir suchen Städte, die mit dem Buchstaben „N" beginnen, wie z.B. Nürnberg."

Lösungen: Nürnberg, Naumburg, Nördlingen, Norderstedt, Neunkirchen, Neustadt, Nürtingen, Nienburg ...

Entspannung: Gedicht „Sie war ein Blümlein hübsch und fein"

Zum Abschluss liest der Gruppenleiter das Gedicht „Sie war ein Blümlein" von Wilhelm Busch vor.

„Zum heutigen Abschluss lese ich ihnen das Gedicht „Sie war ein Blümlein" von Wilhelm Busch vor."

Sie war ein Blümlein

Sie war ein Blümlein hübsch und fein,
Hell aufgeblüht im Sonnenschein.
Er war ein junger Schmetterling,
Der selig an der Blume hing.
Oft kam ein Bienlein mit Gebrumm
Und nascht und säuselt da herum.
Oft kroch ein Käfer kribbelkrab
Am hübschen Blümlein auf und ab.

Ach Gott, wie das dem Schmetterling
So schmerzlich durch die Seele ging.
Doch was am meisten ihn entsetzt,
Das Allerschlimmste kam zuletzt.
Ein alter Esel fraß die ganze
Von ihm so heiß geliebte Pflanze.

(Wilhelm Busch)

Arbeitsmaterialien

Kopiervorlage Übung 2: „Kuckucksei", Arbeitsblatt 1:
(in Anlehnung an Fischer und Lehrl 1992; Klauer 2002)

Beispiel:
Banane – Apfel – Birne – <u>Lauch</u> – Kirsche

1. Mirabelle – Pflaume – Apfel – Kirsche – Aprikose

2. Anis – Curry – Kümmel – Hagebutte – Muskatnuss

3. Rettich – Hafer – Lauch – Gurke – Bohnen

4. Brandt – Adenauer – Heinemann – Schmidt – Kiesinger

5. Beckenbauer – Seeler – Müller – Schmeling – Matthäus

6. Paris – London – Rotterdam – Rom – Madrid

7. Rose – Tulpe – Schneeglöckchen – Krokus – Winterling

8. Zapfen – Eicheln – Bucheckern – Kastanien – Hagebutten

Kopiervorlage Übung 2: „Kuckucksei", Arbeitsblatt 2:
(in Anlehnung an Fischer und Lehrl 1992; Klauer 2002)

Beispiel:
Banane – Apfel – Birne – <u>Lauch</u> – Kirsche

1. Mirabelle – Pflaume – Apfel – Kirsche – Aprikose

2. Anis – Curry – Kümmel – Hagebutte – Muskatnuss

3. Rettich – Hafer – Lauch – Gurke – Bohnen

4. Brandt – Adenauer – Heinemann – Schmidt – Kiesinger

5. Beckenbauer – Seeler – Müller – Schmeling – Matthäus

6. Paris – London – Rotterdam – Rom – Madrid

13

Kopiervorlage Übung 4: Bildtafeln „Tiere"

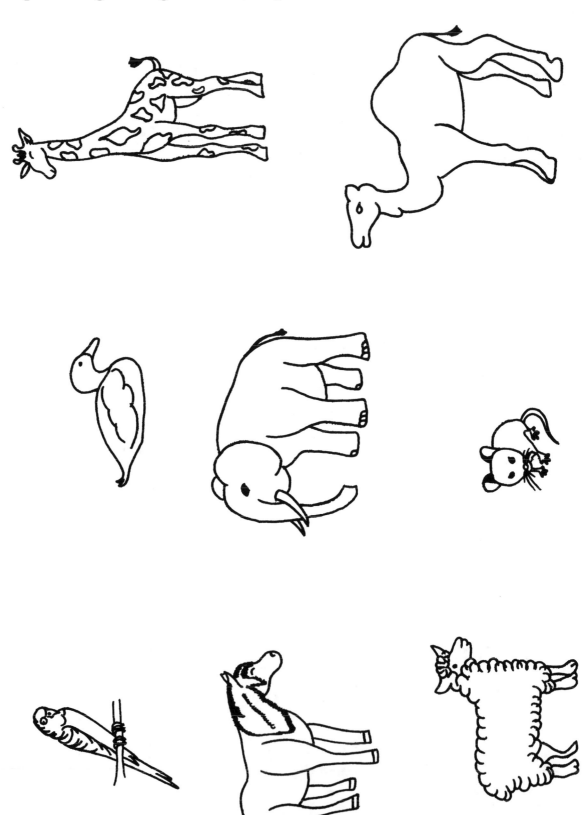

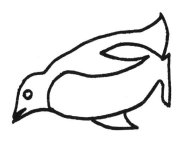

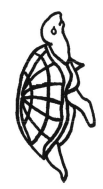

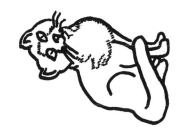

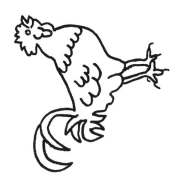

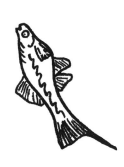

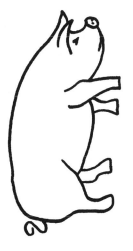

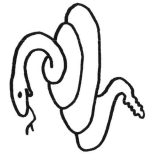

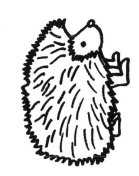

Kopiervorlage Alternative: „Zahlen verbinden", Arbeitsblatt 1:
(in Anlehnung an Oswald und Fleischmann 1995)

1	2	4	5	6
19	20	3	7	9
18	16	13	10	8
17	14	15	12	11

Kopiervorlage Alternative: „Zahlen verbinden", Arbeitsblatt 2:
(in Anlehnung an Oswald und Fleischmann 1995)

1	**2**	**4**	**5**	**6**
14	**13**	**3**	**7**	**9**
15	**12**	**11**	**10**	**8**

Kopiervorlage Entspannung: Gedicht „Sie war ein Blümlein hübsch und fein"

Sie war ein Blümlein hübsch und fein

Sie war ein Blümlein hübsch und fein,
Hell aufgeblüht im Sonnenschein.
Er war ein junger Schmetterling,
Der selig an der Blume hing.
Oft kam ein Bienlein mit Gebrumm
Und nascht und säuselt da herum.
Oft kroch ein Käfer kribbelkrab
Am hübschen Blümlein auf und ab.

Ach Gott, wie das dem Schmetterling
So schmerzlich durch die Seele ging.
Doch was am meisten ihn entsetzt,
Das Allerschlimmste kam zuletzt.
Ein alter Esel fraß die ganze
Von ihm so heiß geliebte Pflanze.

(Wilhelm Busch)

Therapieeinheit 14

Geräte- und Medienbedarf:

- Kleiner Ball
- Arbeitsblätter, Stifte
- Farb-Wort-Tafel
- Verschiedene kleine Gegenstände, Stoffbeutel
- (Flipchart)

Kognitiver Teil

Absicht	Schwierigkeitsstufe 1	Schwierigkeitsstufe 2	Zeit-bedarf
Aufwärmübung A, K, KZG	1. Namensrunde		5 Min.
Abruf LZG	2. Kuckucksei (1)	2. Kuckucksei (2)	3 Min.
A, K, I	3. Farb-Wort-Tafel		5 Min.
Abruf LZG, TW, ÜLZG	4. Tastspiel mit Stoffbeutel		10 Min.

Alternativaufgaben

Absicht	Schwierigkeitsstufe 1	Schwierigkeitsstufe 2	Zeit-bedarf
A, K, KZG	- Buchstabenrätsel (1)	- Buchstabenrätsel (2)	2 Min.
A, K, I	- Textbearbeitung — Buchstaben ausstreichen (1)	- Textbearbeitung – Buchstaben ausstreichen (2)	3 Min.

Entspannung

Absicht	Inhalt	Zeit-bedarf
Entspannung, Ausklang	Gedicht „Fülle" von Conrad Ferdinand Meyer Alternative Entspannung: „Phantasiereise Sommerwiese"	3 Min.

Übung 1: „Namensrunde"

(in Anlehnung an SimA 1993; Evers 2008)

Die Teilnehmer befinden sich alle an einem Tisch. Der Gruppenleiter hält den Ball in der Hand, stellt sich mit dem Namen vor und sagt dazu noch seine Lieblingsspeise. Anschließend rollt er den Ball einem weiteren Mitspieler zu. Dieser sagt den Namen des vorherigen Teilnehmers, dessen Lieblingsspeise, seinen eigenen Namen und was er am liebsten isst. Danach wird der Ball einem anderen Mitspieler zugerollt, welcher nach demselben Schema verfährt.

> „Derjenige Teilnehmer, der den Ball momentan in Besitz hat, sagt den Namen des vorherigen Mitspielers, der ihm den Ball zukommen hat lassen und seine Lieblingsspeise. Anschließend sagen Sie Ihren eigenen Namen und Ihre Lieblingsspeise."

Der Gruppenleiter beginnt.

Übung 2: „Kuckucksei"

(in Anlehnung an Fischer und Lehrl 1992; Klauer 2002)

In den vorgegebenen Wortreihen passen vier Wörter sinngemäß zueinander, ein fünftes Wort passt nicht dazu. Die Teilnehmer sollen dieses nicht dazu passende Wort („Kuckucksei") finden. Sie sollen das entsprechende Wort nennen und erklären, warum es nicht zu den anderen passt.

Der Gruppenleiter teilt die Arbeitsblätter und Stifte aus.

> „Auf ihrem Arbeitsblatt stehen immer fünf Wörter nebeneinander. Vier davon haben eine Gemeinsamkeit, eines passt nicht dazu. Wenn Sie das Kuckucksei erkannt haben, rufen Sie es mir zu. Und sagen Sie uns bitte, warum es nicht dazu passt."

1. **Schnupfen – Knochenbruch – Husten – Kopfweh – Halsweh**
   (Knochenbruch, keine Erkältungskrankheit)
2. **Mozart – Bruckner – Brahms – Schubert – Goethe**
   (Goethe, kein Komponist)
3. **Liebe – Trauer – Wut – Schluckauf – Hass**
   (Schluckauf, keine Emotion)
4. **Friteuse – Bandschleifer – Säge – Stemmeisen – Hobel**
   (Friteuse, kein Werkzeug)
5. **Rose – Tulpe – Kiefer – Veilchen – Sonnenblume**
   (Kiefer, keine Blume)
6. **Linde – Eiche – Lärche – Buche – Kastanie**
   (Lärche, kein Laubbaum)

Für Schwierigkeitsstufe 1 zusätzlich auf Arbeitsblatt 1:

7. **Computer – Kaffeemaschine – Telefon – Fernsehen – Radio**
   (Kaffeemaschine, kein Kommunikationsmittel)
8. **Volksmusik – Rock – Klassik – Walzer – Schlager**
   (Walzer, keine Musikrichtung)

Übung 3: „Farb-Wort-Tafel"

(in Anlehnung an Fleischmann und Oswald 1990)

Die Aufgabe der Teilnehmer ist es, möglichst rasch die **Druckfarben** der Worte zu nennen. Jeder Teilnehmer liest laut eine Reihe der Farb-Wort-Tafel vor.

Der Gruppenleiter teilt die Farb-Wort-Tafeln aus.

„Ihre Aufgabe ist hier, möglichst schnell die Farben laut auszusprechen, in denen die Wörter geschrieben sind. Sie sollen nicht die Wörter vorlesen sondern nur deren Farben laut aussprechen."

Der Gruppenleiter liest die erste Reihe der Tafel als Beispiel vor.

Übung 4: „Tastspiel mit Stoffbeutel"

(in Anlehnung an Stengel und Ladner-Merz 2007; Stengel 1986b, 1993a, 1997, 2003; Knies et al. 1997; Hanna und Hanna 1998)

Die Gruppenleitung erklärt den Verlauf dieser Übung. Ein Stoffbeutel in dem sich einige Gegenstände befinden geht reihum. Jeder Teilnehmer darf einen oder mehrere Gegenstände für einige Sekunden ertasten. Nachdem das Säckchen einmal die Runde gemacht hat, dürfen die Teilnehmer die ertasteten Utensilien dem Gruppenleiter zurufen, der diese notiert. Danach wird der Inhalt auf dem Tisch ausgeleert, um zu überprüfen, ob das Ergebnis übereinstimmt.

„In diesem Säckchen befinden sich einige Utensilien, die Sie mit den Händen, ohne hineinzusehen, ertasten dürfen. Sie können sich einen Gegenstand, oder auch mehrere, merken. Den gemerkten Gegenstand dürfen Sie mir zum Schluss, wenn das Säckchen einmal die Runde gedreht hat, sagen. Anschließend leeren wir den Inhalt auf dem Tisch aus, um zu überprüfen, ob Sie alle Gegenstände richtig erkannt haben."

Alternativen: Dem Tastspiel können weitere Runden angefügt werden.

a) Aus dem zuvor herumgereichten Beutel werden einzelne Gegenstände entfernt. Der Beutel wird danach wieder reihum gereicht. Hinterher dürfen die Teilnehmer sagen, welche Gegenstände dies waren.

b) Aus dem in der ersten Runde herumgereichten Beutel werden einige Gegenstände gegen andere ausgetauscht. Der Beutel geht reihum. Im Anschluss sagen die Teilnehmer, welche Gegenstände ausgetauscht wurden, und welche Gegenstände neu waren.

Alternative: „Buchstabenrätsel"

(in Anlehnung an SimA 1993; Rigling 1998, 2002; Berchem 1994)

Die Teilnehmer sollen die mit Zahlen verbundenen Buchstaben in die entsprechende Reihenfolge bringen und das Lösungswort nennen bzw. auf ihrem Arbeitsblatt eintragen. Die Zahlen geben an, in welcher Reihenfolge die Buchstaben zu lesen sind. Die geometrischen Formen um die Zahlen dienen lediglich als Störreiz.

Der Gruppenleiter teilt die Arbeitsblätter und Stifte aus.

„Hier besteht Ihre Aufgabe darin, die mit den Zahlen verbundenen Buchstaben in die richtige Reihenfolge zu bringen. Die Zahlen geben an, in welcher Reihenfolge die Buchstaben zu lesen sind. Haben Sie die Buchstaben richtig sortiert, so ergibt sich ein Lösungswort. Schreiben Sie zu jeder Zahl den Buchstaben auf Ihr Arbeitsblatt. (Alternativ: Rufen Sie mir das Wort bitte zu)."

> **Lösungen:** **Bewegung (Arbeitsblatt 1)**
> **Gehen (Arbeitsblatt 2)**

Alternative: „Textbearbeitung"

(in Anlehnung an SimA 1993; Wurzer 1989; Berchem 1994)

Buchstaben ausstreichen

Die Teilnehmer sollen einen bestimmten Buchstaben im Text ausstreichen

Der Gruppenleiter teilt hierzu Arbeitsblätter und Stifte aus („Der Sprachgarten" von Friedrich Rückert).

„In dieser Übung sollen Sie aus dem vorliegenden Text alle „N" ausstreichen. Machen Sie dies möglichst rasch und versuchen Sie, keines zu vergessen."

Die Buchstaben „N", „n" können zur Erleichterung an die Tafel oder Flipchart geschrieben werden.

Entspannung: Gedicht „Fülle"

Zum Abschluss liest der Gruppenleiter das Gedicht „Fülle" von Conrad Ferdinand Meyer vor.

„Als Entspannung lese ich Ihnen das Gedicht „Fülle" von Conrad Ferdinand Meyer vor."

Fülle

Genug ist nicht genug! Gepriesen werde
Der Herbst! Kein Ast, der seiner Frucht entbehrte!
Tief beugt sich manchmal allzureich beschwerte,
Der Apfel fällt mit dumpfem Laut zur Erde.

Genug ist nicht genug! Es lacht im Laube!
Die saftge Pfirsche winkt dem durstgen Munde!
Die trunknen Wespen summen in die Runde:
„Genug ist nicht genug!" um eine Traube.

Genug ist nicht genug! Mit vollen Zügen
Schlürft Dichtergeist am Borne des Genusses,
Das Herz, auch es bedarf des Überflusses,
Genug kann nie und nimmermehr genügen!

(Conrad Ferdinand Meyer)

Alternative Entspannung: „Phantasiereise Sommerwiese"

(in Anlehnung an Müller 2000; Knies et al. 1997)

Die Teilnehmer werden aufgefordert sich bequem auf den Stuhl zu setzten. Wer möchte darf auch seine Augen schließen. Die Phantasiereise „Sommerwiese" wird vom Gruppenleiter in einer ruhigen, langsamen und sanften Stimme vorgetragen.

> „Heute lese ich Ihnen eine Phantasiegeschichte vor. Sie heißt Sommerwiese. Dazu möchte ich Sie bitten, dass Sie sich ganz entspannt hinsetzen, so wie es für Sie am bequemsten ist. Wer möchte darf auch seine Augen schließen."

Anmerkung: Der Gruppenleiter sollte während des Vortragens der Phantasiereise die Teilnehmer stets im Auge behalten, um evtl. Veränderungen wahrzunehmen. Vor allem sollte darauf geachtet werden, dass kein Teilnehmer während der Entspannung vom Stuhl kippt.

Sommerwiese

Sie gehen spazieren, kommen an eine Lichtung mit einer großen, saftig grünen Wiese.
Barfuss betreten Sie das grüne Meer, das aus weichen, sommerwarmen Halmen besteht.
Sie spüren, wie sie Ihre Fußsohlen berühren, Ihre Haut leicht massieren.

Ein wohliges Gefühl von Geborgenheit und Wärme durchströmt Ihren Körper, Sie fühlen sich angekommen.

Sie betrachten die bunten Blumen, wie sie vom Wind hin- und hergetragen werden.
Sie hören das Zirpen der Grillen, das Summen der Bienen, zwitschernde Vögel und Sie fühlen den warmen Sonnenstrahl auf Ihrer Haut.

Ein bunter Schmetterling gleitet an Ihnen vorbei, Sie betrachten seine schönen Farben, seine geschmeidigen Bewegungen.
Sie beobachten, wie er sich auf eine Blume setzt, seine bunten Flügel schimmern im Sonnenlicht.
Sie lassen sich nieder auf der Wiese, riechen das Gras, schließen die Augen und atmen tief durch.
Sie fühlen sich leicht und entspannt.

Arbeitsmaterialien

Kopiervorlage Übung 2: „Kuckucksei", Arbeitsblatt 1:
(in Anlehnung an Fischer und Lehrl 1992; Klauer 2002)

Beispiel:
Fahrrad – Motorrad – Auto – <u>Drachen</u> – Bus

1. Schnupfen – Knochenbruch – Husten – Kopfweh – Halsweh

2. Mozart – Bruckner – Brahms – Schubert – Goethe

3. Liebe – Trauer – Wut – Beschimpfung – Hass

4. Friteuse – Bandschleifer – Säge – Stemmeisen – Hobel

5. Rose – Tulpe – Benjamin – Veilchen – Sonnenblume

6. Linde – Eiche – Lärche – Buche – Kastanie

7. Computer – Kaffeemaschine – Telefon – Fernsehen – Radio

8. Volksmusik – Rock – Klassik – Walzer – Schlager

Kopiervorlage Übung 2: „Kuckucksei", Arbeitsblatt 2:
(in Anlehnung an Fischer und Lehrl 1992; Klauer 2002)

Beispiel:
Fahrrad – Motorrad – Auto – <u>Drachen</u> – Bus

1. Schnupfen – Knochenbruch – Husten – Kopfweh – Halsweh

2. Mozart – Vivaldi – Brahms – Schubert – Goethe

3. Liebe – Trauer – Wut – Schluckauf – Hass

4. Handrührgerät – Bandschleifer – Säge – Stemmeisen – Hobel

5. Rose – Tulpe – Kiefer – Veilchen – Sonnenblume

6. Linde – Eiche – Lärche – Buche – Kastanie

14

Kopiervorlage Alternative: „Buchstabenrätsel", Arbeitsblatt 1:

(in Anlehnung an SimA 1993; Rigling 1998, 2002; Berchem 1994)

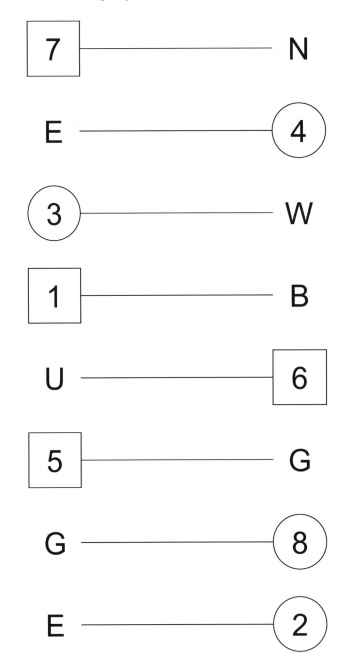

1	2	3	4	5	6	7	8

Kopiervorlage Alternative: „Buchstabenrätsel", Arbeitsblatt 2:
(in Anlehnung an SimA 1993; Rigling 1998, 2002; Berchem 1994)

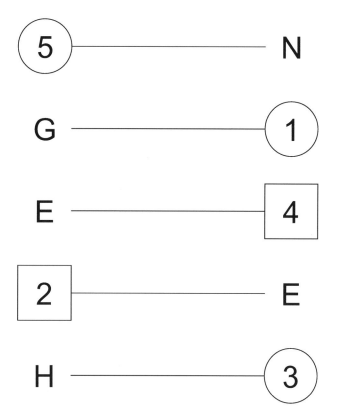

1	2	3	4	5

Kopiervorlage Alternative „Textbearbeitung", Arbeitsblatt 1:
(in Anlehnung an SimA 1993; Wurzer 1989; Berchem 1994)

Der Sprachgarten

Ich hab' in meinem Garten
Ein Dutzend Sprachen gebaut,
Und Blüten mancher Arten
Hab' ich von ihnen geschaut;
Doch mehr an Gottes Segen
Und gutem Boden gelegen
Ist's, als an meinem Warten,
Wenn alles nicht schoß ins Kraut.

Will recht ein Gärtner sorgen
Für seinen Blumenflor,
So muss er jeden Morgen
Bedenken den ganzen Chor;
Doch ich vertiefe mich immer
In einer Blume Schimmer,
Indeß mir andres verborgen
Verkommt oder kommt empor.

Besinn' ich mich dann zu sehen
Nach meiner übrigen Schar;
So seh' ich's besser stehen
Als zu erwarten war.

Es ist gewachsen von selber;
Einiges doch ist gelber
Und nah' dran zu vergehen,
Und manch's ist vergangen gar.

Doch es scheint nur vergangen,
Die Wurzel im Grunde blieb.
Begieß es, und erlangen
Wird's einen neuen Trieb.
Aber dann bleib nicht hocken
Bei diesem wieder, bis trocken
Die andern sind, die nun prangen;
Sind dir doch alle lieb!

Was hilft es zu begießen,
Wenn es nicht regnet und taut?
Mag es, wie Gott will, sprießen,
Ich hab' es angebaut.
Nur ungebaut immer wieder
Seh' ich dich, deutsches Lieder-
Unkraut, in Samen schießen
Und überwuchern mein Kraut.

(Friedrich Rückert)

Kopiervorlage Alternative: „Textbearbeitung", Arbeitsblatt 2:
(in Anlehnung an SimA 1993; Wurzer 1989; Berchem 1994)

Der Sprachgarten

Ich hab' in meinem Garten
Ein Dutzend Sprachen gebaut,
Und Blüten mancher Arten
Hab' ich von ihnen geschaut;
Doch mehr an Gottes Segen
Und gutem Boden gelegen
Ist's, als an meinem Warten,
Wenn alles nicht schoß ins Kraut.

Will recht ein Gärtner sorgen
Für seinen Blumenflor,
So muss er jeden Morgen
Bedenken den ganzen Chor;
Doch ich vertiefe mich immer
In einer Blume Schimmer,
Indeß mir andres verborgen
Verkommt oder kommt empor.

(Friedrich Rückert)

Kopiervorlage Entspannung: Gedicht „Fülle"

Fülle

Genug ist nicht genug! Gepriesen werde
Der Herbst! Kein Ast, der seiner Frucht entbehrte!
Tief beugt sich manchmal allzureich beschwerte,
Der Apfel fällt mit dumpfem Laut zur Erde.

Genug ist nicht genug! Es lacht im Laube!
Die saftge Pfirsche winkt dem durstgen Munde!
Die trunknen Wespen summen in die Runde:
„Genug ist nicht genug!" um eine Traube.

Genug ist nicht genug! Mit vollen Zügen
Schlürft Dichtergeist am Borne des Genusses,
Das Herz, auch es bedarf des Überflusses,
Genug kann nie und nimmermehr genügen!

(Conrad Ferdinand Meyer)

Therapieeinheit 15

Geräte- und Medienbedarf:

- Arbeitsblätter, Stifte
- 5 Döschen (z.B. Filmdosen) mit unterschiedlichen Geruchsproben
- (Farb-Wort-Tafel)

Kognitiver Teil

Absicht	Schwierigkeitsstufe 1	Schwierigkeitsstufe 2	Zeit-bedarf
Aufwärmübung Abruf LZG	1. Wörter finden		5 Min.
A, K	2. Verborgene Wörter (1)	2. Verborgene Wörter (2)	5 Min.
Abruf LZG	3. Zusammenhänge erkennen (1)	3. Zusammenhänge erkennen (2)	3 Min.
OW, Abruf LZG	4. Verschiedene Gerüche		9 Min.

Alternativaufgaben

A, K, I	- Labyrinth (1)	- Labyrinth (2)	2 Min.
A, K, I	- Farb-Wort-Tafel		5 Min.

Entspannung

Absicht	Inhalt	Zeit-bedarf
Entspannung, Ausklang	Gedicht „Mondnacht" von Joseph von Eichendorff Entspannung mit Atemübung	2 Min.

Übung 1: „Wörter finden"

(in Anlehnung an SimA 1993; Evers 2008; Stengel und Ladner-Merz 2006; Stengel 1986a, 1997; Halbach 1995)

Die Teilnehmer nennen Speisen, die mit verschiedenen vom Gruppenleiter vorgegebenen Anfangsbuchstaben beginnen. Die Namen der Gerichte sollen dem Gruppenleiter zugerufen werden.

„Sie dürfen mir heute Speisen, Nahrungsmittel nennen, die mit dem Anfangsbuchstaben „M" beginnen. Rufen Sie mir die Begriffe, die Ihnen dazu einfallen, einfach zu."

---

z.B.: **M:** Muscheln, Maultaschen, Mehlspeisen, Morcheln, Mohrrüben, Mandeln, etc.

D: Datteln, Dosenwurst, Dinkelbrot, Dörrobst, Dampfnudeln, etc.

S: Süßigkeiten, Süßspeisen, Suppe, Soße, Semmelknödel, Sahnetorte, etc.

Übung 2: „Verborgene Wörter"

(in Anlehnung an SimA 1993; Rigling 1998, 2002; Brost 1995)

Die Aufgabe der Teilnehmer besteht darin, in dem Buchstaben-Durcheinander vorgegebene Wörter zu finden und zu unterstreichen. Die Worte sind waagerecht und senkrecht versteckt.

Der Gruppenleiter teilt die Arbeitsblätter und Stifte aus.

„Auf den vor Ihnen liegenden Arbeitsblättern mit dem Buchstabensalat haben sich in waagrechter und senkrechter Richtung die oben angegebenen Wörter versteckt. Sie sollen diese suchen und unterstreichen. Arbeiten Sie möglichst schnell."

Übung 3: „Zusammenhänge erkennen"

(in Anlehnung an SimA 1993; Gräßel 1989)

Auf dem Arbeitsblatt stehen drei Wörter in einer Zeile. Eins davon ist fett gedruckt und mit einer Nummer versehen. Unter den beiden <u>nicht</u> gekennzeichneten Wörtern sollen die Teilnehmer das in sinngemäßem Zusammenhang mit dem markierten Wort stehende herausfinden und markieren.

Der Gruppenleiter teilt die Arbeitsblätter und Stifte aus.

„In jeder Zeile stehen drei Wörter. Eines dieser Wörter ist fett gedruckt und mit einer Nummer versehen. Suchen Sie zuerst dieses Wort. Nun sollen Sie herausfinden, welches der beiden anderen Wörter sinngemäß dazugehört. Unterstreichen Sie bitte das Wort".

Übung 4: „Verschiedene Gerüche"

(in Anlehnung an SimA 1993; Stengel und Ladner-Merz 2006, 2007; Stengel 1986a, 1993a, 1997; Labisch und Lepping 1995; Halbach 1995)

Durchführung:
Der Gruppenleiter schreibt verschiedene charakteristische Gerüche an die Flipchart.
Fünf verschiedene Döschen, die mit den an der Flipchart angeschriebenen Geruchsproben gefüllt sind, werden nacheinander in der Gruppe reihum gegeben. Aufgabe der Teilnehmer ist es, den Geruch in jedem einzelnen Döschen herauszufinden und zu benennen.

> „Heute wollen wir den Geruchssinn schulen. In jedem dieser Döschen befindet sich ein anderer Duft. Wir werden jetzt ein Döschen nach dem anderen öffnen und herumgeben. Versuchen Sie zu erraten, um welchen Duft es sich handelt und nennen Sie ihn. Als kleine Hilfe habe ich vorne an der Tafel angeschrieben, welche Düfte sich in den Döschen befinden. Aber vielleicht versuchen Sie es zuerst, ohne an die Tafel zu schauen."

Alternative: „Labyrinth"

(in Anlehnung an Fleischmann und Oswald 1990)

Die Teilnehmer sollen versuchen, auf dem ausgeteilten Arbeitsblatt ausgehend von der Mitte möglichst schnell den Weg zum Ausgang zu finden und mit dem Stift einzuzeichnen.

Der Gruppenleiter teilt die Arbeitsblätter und Stifte aus.

> „Die Vorlage zeigt ein Labyrinth, das Sie von oben betrachten. Die schwarzen Linien können Sie sich als Mauern vorstellen, die Sie nicht überschreiten dürfen. Ihre Aufgabe ist es nun, von der Mitte des Labyrinths so schnell wie möglich zum Ausgang zu gelangen. Suchen Sie zuerst mit dem Zeigefinger den Weg, zeichnen Sie ihn dann mit einem Stift ein."

Alternative: „Farb-Wort-Tafel"

(in Anlehnung an Fleischmann und Oswald 1990)

Die Aufgabe der Teilnehmer ist es, möglichst rasch die **Druckfarben** der Worte zu nennen. Jeder Teilnehmer liest laut eine Reihe der Farb-Wort-Tafel vor.

Der Gruppenleiter teilt die Farb-Wort-Tafeln aus.

> „Ihre Aufgabe ist hier, möglichst schnell die Farben laut auszusprechen, in denen die Wörter geschrieben sind. Sie sollen nicht die Wörter vorlesen sondern nur deren Farben laut aussprechen."

Der Gruppenleiter liest die erste Reihe der Tafel als Beispiel vor.

Entspannung: Gedicht „Mondnacht"

Zum Abschluss der Stunde führt der Gruppenleiter eine Entspannungsübung durch mit anschließendem Vorlesen des Gedichtes „Mondnacht" von Joseph von Eichendorf.

„Zum Abschluss der Stunde möchte ich mit Ihnen eine kleine Entspannungsübung machen, die ich mit einem Gedicht von Joseph von Eichendorf „Mondnacht" verbinden möchte.
Setzen Sie sich dabei ganz bequem hin, so wie es für Sie am angenehmsten ist.
Wer möchte darf auch seine Augen schließen. Atmen Sie tief durch. Versuchen Sie nur auf Ihren Atem zu achten und werden Sie ganz ruhig."

Mondnacht

Es war, als hätt der Himmel
Die Erde still geküsst,
Dass sie im Blütenschimmer
Von ihm nun träumen müsst.

Die Luft ging durch die Felder,
Die Ähren wogten sacht,
Es rauschten leis die Wälder,
So sternklar war die Nacht.

Und meine Seele spannte
Weit ihre Flügel aus,
Flog durch die stillen Lande,
Als flöge sie nach Haus.

(Joseph von Eichendorff)

„Möchte noch jemand zu diesem Gedicht etwas sagen? Hat es jemand von Ihnen gekannt?"

Arbeitsmaterialien

15

Kopiervorlage Übung 2: „Verborgene Wörter", Arbeitsblatt 1:
(in Anlehnung an SimA 1993; Rigling 1998, 2002; Brost 1995)

Folgende Wörter sind in waagrechter und senkrechter Leserichtung versteckt:

HECHT, AAL, KARPFEN, FORELLE, HAI, THUNFISCH

```
J  L  T  E  A  N  K  A  R  P  F  E  N
B  Y  H  L  E  B  O  F  H  O  Ä  Q  Y
M  Q  U  P  Ü  Y  M  Ä  A  Q  O  Ä  J
V  B  N  Q  U  O  Ü  Ä  A  A  Y  C  M
B  P  F  A  H  Ö  Ö  A  L  Ö  F  O  W
F  T  I  M  C  I  W  Ü  Ä  S  O  N  Q
U  Ü  S  Y  H  A  I  S  M  W  R  Ü  M
A  Q  C  Ä  O  M  P  Ä  D  L  E  R  M
F  Z  H  W  K  J  G  Ö  X  B  L  L  Ö
A  L  H  E  C  H  T  L  S  W  L  E  P
L  X  W  L  H  K  L  Ö  M  L  E  W  M
```

Kopiervorlage Übung 2: „Verborgene Wörter", Arbeitsblatt 2:
(in Anlehnung an SimA 1993; Rigling 1998, 2002; Brost 1995)

Folgende Wörter sind in waagrechter und senkrechter Leserichtung versteckt:

FORELLE, HAI, HECHT

```
I  A  H  Ö  Ö  A  L  Ö  F  O

S  M  C  I  W  Ü  Ä  S  O  N

C  Y  H  A  I  S  M  W  R  Ü

H  Ä  O  M  P  Ä  D  L  E  R

E  W  K  J  G  Ö  X  B  L  L

H  E  C  H  T  L  S  W  L  E

W  L  H  K  L  Ö  M  L  E  W
```

Kopiervorlage Übung 3: „Zusammenhänge erkennen", Arbeitsblatt 1:
(in Anlehnung an SimA 1993; Gräßel 1989)

Beispiel:

| **1. Marmelade** | <u>Brot</u> | Nudeln |

| **1. Wasser** | fest | flüssig |

| Gemüse | **2.Banane** | Obst |

| Holz | Eisen | **3.Metall** |

| **4. Deutschland** | Amsterdam | Berlin |

| **5. Auto** | fahren | fliegen |

| Säugetier | **6. Frosch** | Amphibie |

| Afrika | Europa | **7. Venedig** |

| **8. Fisch** | fliegen | schwimmen |

| Fluss | Bach | **9.Rhein** |

| Frau | Mann | **10. Parfüm** |

Kopiervorlage Übung 3: „Zusammenhänge erkennen", Arbeitsblatt 2:
(in Anlehnung an SimA 1993; Gräßel 1989)

Beispiel:

1.Marmelade <u>Brot</u>   Nudeln

1. Wasser   fest   flüssig

Gemüse   **2. Banane**   Obst

Holz   Eisen   **3. Metall**

Berlin   **4. Deutschland**   London

5. Auto   fahren   fliegen

Kopiervorlage Alternative: „Labyrinth", Arbeitsblatt 1:
(in Anlehnung an Fleischmann und Oswald 1990)

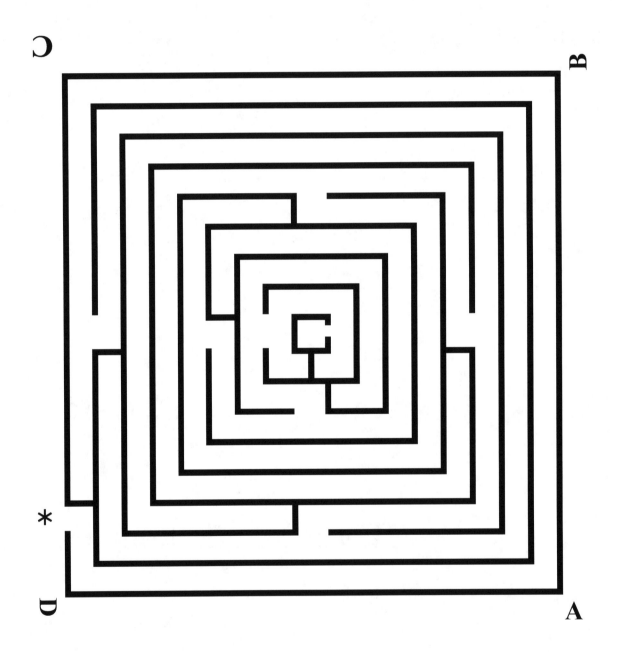

Kopiervorlage Alternative: „Labyrinth", Arbeitsblatt 2:
(in Anlehnung an Fleischmann und Oswald 1990)

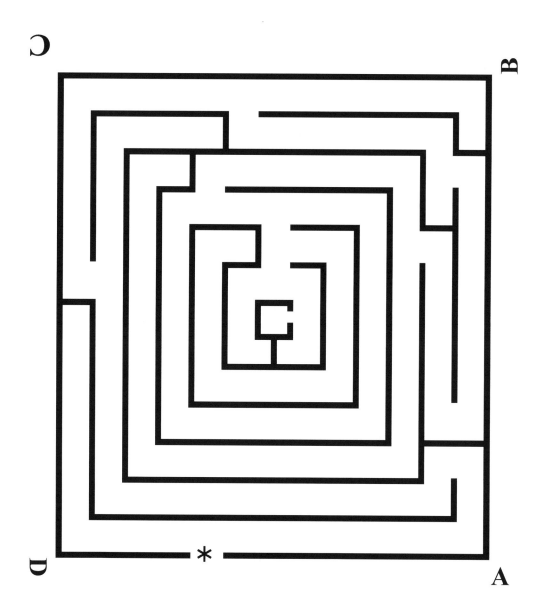

Kopiervorlage Entspannung: Gedicht „Mondnacht"

Mondnacht

Es war, als hätt der Himmel
Die Erde still geküsst,
Dass sie im Blütenschimmer
Von ihm nun träumen müsst.

Die Luft ging durch die Felder,
Die Ähren wogten sacht,
Es rauschten leis die Wälder,
So sternklar war die Nacht.

Und meine Seele spannte
Weit ihre Flügel aus,
Flog durch die stillen Lande,
Als flöge sie nach Haus.

(Joseph von Eichendorff)

Therapieeinheit 16

Geräte- und Medienbedarf:

- Arbeitsblätter, Stifte
- Farb-Wort-Tafel
- Lebensmittel, Korb, Tuch
- (Bildkarten, Kopiervorlagen auf beiliegender CD-ROM)
- (Geräusche-CD bzw. -Kassetten, Abspielgerät)

Kognitiver Teil

Absicht	Schwierigkeitsstufe 1	Schwierigkeitsstufe 2	Zeit-bedarf
Aufwärmübung A, K, KZG	1. Wortkette		5 Min.
A, K, I	2. Verborgene Zahlen (1)	2. Verborgene Zahlen (2)	4 Min.
A, K, I	3. Farb-Wort-Tafel		5 Min.
SG, A, K	4. Gegenstände einprägen		8 Min.

Alternativaufgaben

Abruf LZG	- Wie heißen diese Sätze richtig?		5 Min.
A, SG VW, Abruf LZG AW, Abruf LZG	- Bildtafeln a) verbale Vorgabe b) visuelle Vorgabe c) akustische Vorgabe		10 Min.

Entspannung

Absicht	Inhalt	Zeit-bedarf
Entspannung, Ausklang	Gedicht „Heidenröslein" von Johann Wolfgang von Goethe Alternative: Lied "He ho, spannt den Wagen an"	2 Min.

Übung 1: „Wortkette"

(in Anlehnung an SimA 1993; Evers 2008)

Ein Teilnehmer beginnt mit einem Lebensmittel. Der nachfolgende Teilnehmer soll nun ein anderes Lebensmittel nennen, das mit dem letzten Buchstaben des vom Vorgänger genannten Wortes beginnt.

> „Wir beginnen die heutige Stunde mit einer Wortkette. Zum Einstieg nennt Frau X ein Lebensmittel: Kartoffel. Frau Y fährt nun fort, indem sie ebenfalls ein Lebensmittel nennt, und zwar eines, das mit dem letzten Buchstaben des von Frau X genannten Wortes, also mit „L" beginnt. So wollen wir fortfahren, bis alle einmal an der Reihe waren.

Beispiel: Apfel – Linsen – Nüsse – Eis – Salz – Zucker – Rüben – usw.

Übung: erstes Wort „Kartoffel"

Übung 2: „Verborgene Zahlen"

(in Anlehnung an SimA 1993; Gräßel 1989; Fischer und Lehrl 1992)

Die Teilnehmer sollen auf dem ausgeteilten Arbeitsblatt verborgene Zahlen suchen und entsprechend anstreichen.

Der Gruppenleiter teilt die Arbeitsblätter und Stifte aus.

> „Bei der nächsten Übung geht es darum, verborgene Zahlen zu suchen. In jeder Zeile steht links eine Zahl. Rechts daneben ist diese Zahl in einer Ziffernreihe versteckt. Richten Sie Ihre Aufmerksamkeit auf diese Zahl und suchen Sie diese in der Ziffernreihe. Die Zahlen können einmal oder mehrmals in der Ziffernreihe versteckt sein. Unterstreichen Sie die Zahlen, sobald Sie diese gefunden haben. Arbeiten Sie so schnell wie möglich."

Übung 3: „Farb-Wort-Tafel"

(in Anlehnung an Fleischmann und Oswald 1990)

Die Aufgabe der Teilnehmer ist es, möglichst rasch die **Druckfarben** der Worte zu nennen. Jeder Teilnehmer liest laut eine Reihe der Farb-Wort-Tafel vor.

Der Gruppenleiter teilt die Farb-Wort-Tafeln aus.

> „Ihre Aufgabe ist hier, möglichst schnell die Farben laut auszusprechen, in denen die Wörter geschrieben sind. Sie sollen nicht die Wörter vorlesen sondern nur deren Farben laut aussprechen."

Der Gruppenleiter liest die erste Reihe der Tafel als Beispiel vor.

Übung 4: „Gegenstände einprägen"

(in Anlehnung an SimA 1993; Fleischmann 1983; Berchem 1994)

In einem mit einem Tuch abgedeckten Korb (oder einem anderen übersichtlichen Behältnis) befinden sich Lebensmittel. Dieser Korb wird gut sichtbar auf den Tisch gestellt. Den Teilnehmern wird erklärt, dass die in diesem Behältnis befindlichen Lebensmittel nun für einige Sekunden aufgedeckt werden. Ziel der Aufgabe ist es, sich die gezeigten Lebensmittel einzuprägen und nach kurzer Zeit wiederzugeben.

> „In diesem Korb befinden sich Lebensmittel. Nachdem ich das Tuch heruntergenommen habe möchte ich Sie darum bitten, sich diese Gegenstände einzuprägen. Anschließend decke ich den Korb wieder ab. Dann rufen Sie mir zu, welche Gegenstände im Korb sind."

Diese Aufgabe kann von der Anzahl und von der Artenvielfalt unterschiedlich variiert werden.
Zuerst: *4 Gegenstände (Apfel, Milch, Brot, Wasser)*
Steigerung: *5 Gegenstände (Banane, Wurst, Käse, Honig, Milch)*

Alternative: „Wie heißen diese Sätze richtig?"

(in Anlehnung an SimA 1993; Stengel und Ladner-Merz 2006; Kasten 2005; Stengel 1986a, 1993a, 1997)

Der Gruppenleiter liest jeden Satz laut vor. Die Teilnehmer sollen das falsch gebrauchte Wort durch ein passendes ergänzen.

> „Ich lese Ihnen nun Sätze vor, in denen ein Wort falsch ist. Bitte rufen Sie mir das richtige Wort zu."

- **Hafergrütze ist von schleimiger *Konsequenz***
  (Konsistenz)
- **1968 *invertierten* die deutschen Studenten.**
  (revoltierten)
- **Noch viel lieber als Kaffee war der Tante ein heißer *Erpresser*.**
  (Espresso)
- **Der neue Minister hatte die *Lehre*, sich vorzustellen.**
  (Ehre)
- **Der Vulkan bot das beeindruckende Bild einer *Interruption*.**
  (Eruption)
- **Dieses neue Kostüm scheint sehr *arrogant* zu sein.**
  (elegant)
- **Der Geschäftsmann *inserierte* sein halbes Vermögen.**
  (investierte)

Alternative: „Bildtafeln"

(in Anlehnung an Stengel und Ladner-Merz 2006, 2007; Kasten 2005; Stengel 1986a, 1993a, 1997, 2003; Hofele 1995; Matjugin et al. 1993)

a) verbale Vorgabe:

Die Bildtafeln sollen vorerst umgedreht (mit der Bildseite auf der Tischplatte) auf dem Tisch liegen. Den Gruppenmitgliedern werden Begriffe vorgelesen, anschließend werden die Bildtafeln sichtbar (Abbildungen nach oben) umgedreht und die gesuchten Bilder angestrichen.

Der Gruppenleiter teilt die Bildtafeln aus.

„Jeder Teilnehmer erhält von mir eine Bildtafel auf der sich Abbildungen befinden. Ich möchte Sie bitten, diese vorerst umgedreht auf dem Tisch liegen zu lassen. Ich werde Ihnen nun einige Begriffe vorlesen. Ihre Aufgabe ist es sich diese zu merken, anschließend die Bildtafel umzudrehen, die gesuchten Begriffe zu finden und anzustreichen."

Steigerung: erst wenig Begriffe, gesteigert bis zu 5-7 Begriffen

b) visuelle Vorgabe:

Wird wie in der verbalen Vorgabe durchgeführt, nur dienen als Vorlage hier die aus den Bildtafeln entnommenen einzelnen Bildern.
Den Teilnehmern werden 3-7 solcher Bildkarten (Kopiervorlagen für einzelne Bilder auf beiliegender CD-ROM) gezeigt, die sie sich merken sollen. Anschließend werden die gleichen Bilder auf der Bildtafel angestrichen.

„Als nächstes zeige ich Ihnen Bilder, die Sie sich einprägen sollen und anschließend ebenso wie in der vorigen Übung, auf der Bildtafel markieren dürfen."

Steigerung: erst wenige Bildkarten, gesteigert bis zu 5-7 Karten.

c) akustische Vorgabe:

Die Teilnehmer erhalten die Bildtafel zur Erkennung von Geräuschen. Die entsprechenden Geräusche werden vom Gruppenleiter von einer Geräusche-CD bzw. -Kassette abgespielt. Die Teilnehmer sollen den erkannten Gegenstand auf ihrer Bildtafel ankreuzen.

„Ich werde Ihnen jetzt ein paar Geräusche vorspielen. Bitte hören Sie gut hin und kreuzen Sie auf Ihrer Bildtafel an, welcher dort abgebildete Gegenstand zu dem gehörten Geräusch passt."

Geräusche-CDs bzw. -Kassetten sind u.a. im Musikfach- und Buchhandel erhältlich. Man kann diese Medien direkt nutzen oder sich ein eigenes Band zusammenstellen. Dieses könnte z.B. folgende Geräusche enthalten: Automotor, Schritte auf Asphalt, Gitarrenmusik, Babygeschrei, Vogelgezwitscher, Glockengeläut, Gläserklirren, Weckerläuten, Geigenmusik, Trompetenmusik, Fahrradklingel, Hundegebell.

Entspannung: Gedicht „Heideröslein"

Zum Abschluss der Stunde liest der Gruppenleiter das Gedicht „Heidenröslein" von Johann Wolfgang von Goethe vor. Bei Bedarf können die Strophen auch gesungen werden.

> „Zum Abschluss der heutigen Stunde möchte ich Ihnen ein Gedicht von Johann Wolfgang von Goethe vorlesen. Es heißt das „Heidenröslein". Vielleicht kennen es einige von Ihnen, es ist auch als Lied bekannt."

Heidenröslein

Sah ein Knab` ein Röslein steh`n,
Röslein auf der Heiden,
War so jung und morgenschön,
Lief er schnell, es nah zu seh`n,
Sah's mit vielen Freuden.
Röslein, Röslein, Röslein rot,
Röslein auf der Heiden.

Knabe sprach: „Ich breche dich,
Röslein auf der Heiden!"
Röslein sprach: „Ich steche dich,
Dass du ewig denkst an mich,
Und ich will's nicht leiden."
Röslein, Röslein, Röslein rot,
Röslein auf der Heiden.

Und der wilde Knabe brach
`s Röslein auf der Heiden.
Röslein wehrte sich und stach,
Half ihm doch kein Weh und Ach,
Musst` es eben leiden.
Röslein, Röslein, Röslein rot,
Röslein auf der Heiden.

(Johann Wolfgang von Goethe)

Alternative: Entspannung: Lied „He ho, spannt den Wagen an"

> „Zum Abschluss wollen wir heute gemeinsam ein Lied singen. Es heißt „He ho, spannt den Wagen an"."

He ho, spannt den Wagen an.
Seht der Wind treibt Regen übers Land.
Holt die goldnen Garben,
Holt die goldnen Garben,
He Ho, spannt den Wagen an…
(Wdh.)

Bei einer Gruppe, die gerne singt, kann das Lied auch als Kanon gesungen werden.

Arbeitsmaterialien

16

Kopiervorlage Übung 2: „Verborgene Zahlen", Arbeitsblatt 1:
(in Anlehnung an SimA 1993; Gräßel 1989; Fischer und Lehrl 1992)

Beispiel:
8 0 6 3 4   **6 8 4 <u>8 0 6 3 4</u> 8 7 3 5 2 4 3 0 7 0 7**

9 1 0 8 0   7 6 8 2 3 2 9 4 8 7 7 6 0 2 9 1 0 8 0

9 0 5 4 7   4 6 7 2 6 5 6 7 2 6 9 0 5 4 7 9 2 7 4 7

9 3 1 2 8   9 3 1 2 8 8 6 9 2 0 2 9 5 7 7 3 8 7 8 7

3 1 2 7 5   8 6 6 5 6 5 8 7 8 9 8 9 8 9 8 3 1 2 7 5

6 0 5 2 8   4 5 4 3 4 5 3 5 4 3 5 4 3 5 4 6 0 5 2 8

7 0 1 8 6   6 8 9 7 7 8 7 8 7 7 0 1 8 6 0 9 9 6 7 9

2 0 0 9 9   3 5 5 7 8 8 7 8 9 0 8 8 7 7 8 2 0 0 9 9

1 2 2 0 5   6 5 6 8 7 8 0 9 8 1 2 2 0 5 8 4 5 7 8 9

6 9 4 3 0   7 4 7 8 2 3 6 9 4 3 0 4 8 4 9 8 1 2 3 4

Kopiervorlage Übung 2: „Verborgene Zahlen", Arbeitsblatt 2:
(in Anlehnung an SimA 1993; Gräßel 1989; Fischer und Lehrl 1992)

Beispiel:
80634 684<u>80634</u>87352430

31275 45487898989831275

60528 54354354605282570

70186 78787878770186099

20099 23589088778200990

12205 66567890809812205

Kopiervorlage Alternative: „Bildtafeln"

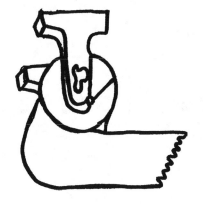

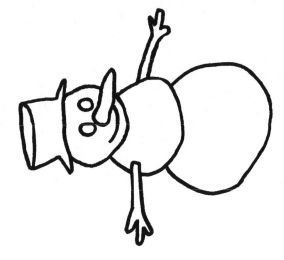

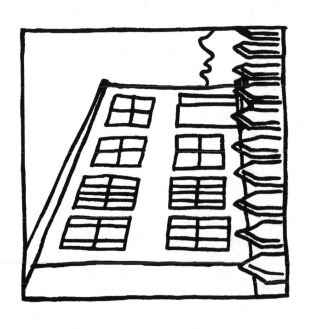

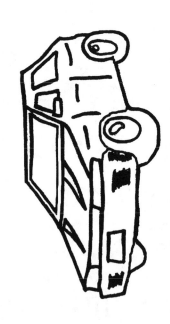

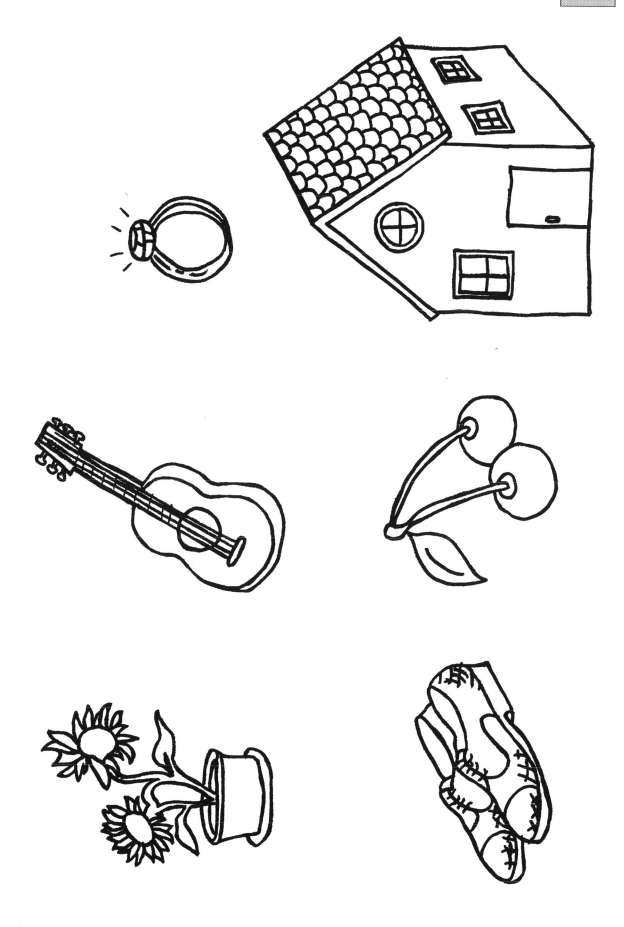

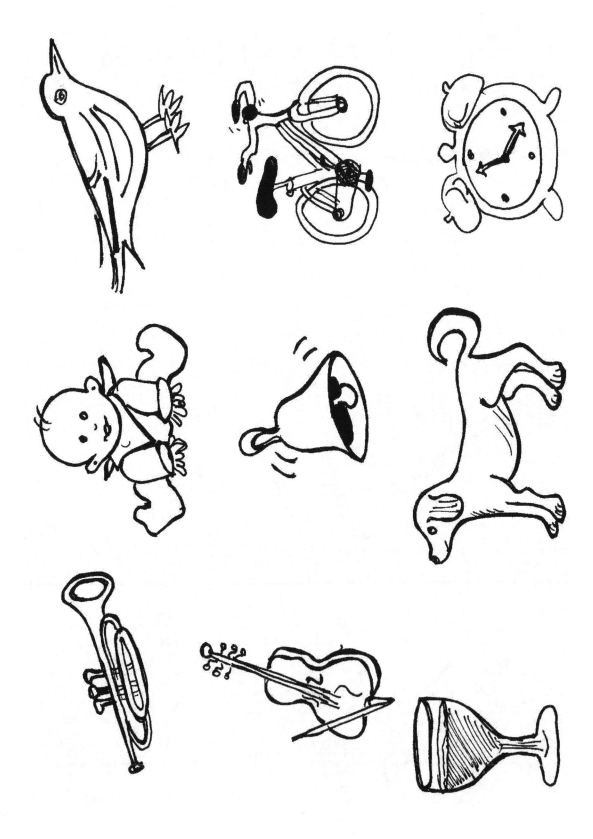

16

Kopiervorlage Entspannung: Gedicht „Heidenröslein"

Heidenröslein

Sah ein Knab' ein Röslein steh'n,
Röslein auf der Heiden,
War so jung und morgenschön,
Lief er schnell, es nah zu seh'n,
Sah's mit vielen Freuden.
Röslein, Röslein, Röslein rot,
Röslein auf der Heiden.

Knabe sprach: „Ich breche dich,
Röslein auf der Heiden!"
Röslein sprach: „Ich steche dich,
Dass du ewig denkst an mich,
Und ich will's nicht leiden."
Röslein, Röslein, Röslein rot,
Röslein auf der Heiden.

Und der wilde Knabe brach
's Röslein auf der Heiden.
Röslein wehrte sich und stach,
Half ihm doch kein Weh und Ach,
Musst es eben leiden.
Röslein, Röslein, Röslein rot,
Röslein auf der Heiden.

(Johann Wolfgang von Goethe)

Therapieeinheit 17

Geräte- und Medienbedarf:

- Arbeitsblätter, Stifte
- Farb-Wort-Tafel
- Flipchart

Kognitiver Teil

Absicht	Schwierigkeitsstufe 1	Schwierigkeitsstufe 2	Zeit-bedarf
Aufwärmübung Abruf LZG	1. Wörter finden		5 Min.
Abruf LZG	2. Kuckucksei (1)	2. Kuckucksei (2)	3 Min.
A, K, I	3. Farb-Wort-Tafel		5 Min.
SG, A, K, ÜLZG A, K, I	4. Textbearbeitung a) Fragen zum Text b) Buchstaben ausstreichen (1)	b) Buchstaben ausstreichen (2)	9 Min.

Alternativaufgaben

SD, A, K	- Symbole ergänzen (1)	- Symbole ergänzen (2)	5 Min.

Entspannung

Absicht	Inhalt	Zeit-bedarf
Entspannung, Ausklang	Gedicht: „Der Handschuh" von Friedrich Schiller Entspannung mit Atemübung	10 Min.

Übung 1: „Wörter finden"

(in Anlehnung an SimA 1993; Evers 2008; Stengel und Ladner-Merz 2006; Stengel 1986a, 1997; Halbach 1995)

Die Aufgabe der Teilnehmer besteht darin, Städte zu finden und zu nennen, die mit einem von der Gruppenleiterin vorgegebenen Buchstaben beginnen.

> „Heute wollen wir Städte mit bestimmten Anfangsbuchstaben finden. Ich gebe einen Buchstaben vor und Sie rufen einfach Ihre Antworten in die Runde. Wir suchen Städte, die mit dem Buchstaben „S" beginnen, wie z.B. Stuttgart."

Lösungen: Stuttgart, Solingen, Schwerin, Stockholm, Schweinfurt, Stralsund, Schwäbisch Hall, Schwäbisch Gmünd, Salzburg

Übung 2: „Kuckucksei"

(in Anlehnung an Fischer und Lehrl 1992; Klauer 2002)

In den vorgegebenen Wortreihen passen vier Wörter sinngemäß zueinander, ein fünftes Wort passt nicht dazu. Die Teilnehmer sollen dieses nicht dazu passende Wort („Kuckucksei") finden. Sie sollen das entsprechende Wort nennen und erklären, warum es nicht zu den anderen passt.
Der Gruppenleiter teilt die Arbeitsblätter und Stifte aus.

> „Auf ihrem Arbeitsblatt stehen immer fünf Wörter nebeneinander. Vier davon haben eine Gemeinsamkeit, eines passt nicht dazu. Wenn Sie das Kuckucksei erkannt haben, rufen Sie es mir zu. Und sagen Sie uns bitte, warum es nicht dazu passt."

1. **Holland – Nürnberg – Norwegen – Italien – Spanien**
   (Nürnberg, kein Land)
2. **Hammer – Schraubenzieher – Kochlöffel – Zange – Axt**
   (Kochlöffel, kein Werkzeug)
3. **Möhren – Zwiebel – Knoblauch – Blumenkohl – Zitrone**
   (Zitrone, kein Gemüse)
4. **Rühmann – Mozart – Beethoven – Schubert – Wagner**
   (Rühmann, kein Komponist)
5. **Tasse – Teller – Messer – Glas – Meißel**
   (Meißel, kein Geschirr)
6. **Füller – Bleistift – Kugelschreiber – Stiftzahn – Druckstift**
   (Stiftzahn, kein Schreibgerät)

Für Schwierigkeitsstufe 1 zusätzlich auf Arbeitsblatt 1:

7. **Nudelholz – Farbrolle – Sieb – Schöpfer – Kochlöffel**
   (Farbrolle, kein Küchengerät)
8. **Blumen – Bäume – Gras – Glas – Sträucher**
   (Glas, keine Pflanze)

Übung 3: „Farb-Wort-Tafel"

(in Anlehnung an Fleischmann und Oswald 1990)

Die Aufgabe der Teilnehmer ist es, möglichst rasch die **Druckfarben** der Worte zu nennen. Jeder Teilnehmer liest laut eine Reihe der Farb-Wort-Tafel vor.

Der Gruppenleiter teilt die Farb-Wort-Tafeln aus.

> „Ihre Aufgabe ist hier, möglichst schnell die Farben laut auszusprechen, in denen die Wörter geschrieben sind. Sie sollen nicht die Wörter vorlesen sondern nur deren Farben laut aussprechen."

Der Gruppenleiter liest die erste Reihe der Tafel als Beispiel vor.

Übung 4: „Textbearbeitung"

(in Anlehnung an SimA 1993; Wurzer 1989; Berchem 1994)

In dieser Übung sollen zunächst Fragen zum vorgetragenen Text beantwortet werden, danach sollen im gedruckten Text bestimmte Buchstaben angestrichen werden.

> „Ich werde Ihnen jetzt einen Text vorlesen. Bitte hören Sie aufmerksam zu, denn ich möchte Ihnen später Fragen zum Text stellen."

Der Gruppenleiter liest den folgenden Text vor:

Der Erlkönig

Wer reitet so spät durch Nacht und Wind?
Es ist der Vater mit seinem Kind;
Er hat den Knaben wohl in dem Arm,
Er fasst ihn sicher, er hält ihn warm.-

Mein Sohn, was birgst du so bang dein Gesicht?
Siehst, Vater, du den Erlkönig nicht?
Den Erlkönig mit Kron und Schweif?-
Mein Sohn, es ist ein Nebelstreif.-

„Du liebes Kind, komm, geh mit mir!
Gar schöne Spiele spiel ich mit dir;
Manch bunte Blumen sind an dem Strand;
Meine Mutter hat manch gülden Gewand."

Mein Vater, Mein Vater, und hörest du nicht,
Was Erlenkönig mir leise verspricht?-
Sei ruhig, bleibe ruhig, mein Kind!
In dürren Blättern säuselt der Wind.-

„Willst, feiner Knabe, du mit mir gehen?
Meine Töchter sollen dich warten schön;

Meine Töchter führen den nächtlichen Reihn
und wiegen und tanzen und singen dich ein."

Mein Vater, mein Vater, und siehst du nicht dort
Erlkönigs Töchter am düstern Ort?-
Mein Sohn, mein Sohn, ich seh es genau;
Es scheinen die alten Weiden so grau.-

„Ich liebe dich, mich reizt deine schöne Gestalt;
Und bist du nicht willig, so brauch ich Gewalt."-
Mein Vater, mein Vater, jetzt fasst er mich an!
Erlkönig hat mir ein Leids getan!"

Dem Vater grauset`s, er reitet geschwind,
Er hält in den Armen das ächzende Kind,
Erreicht den Hof mit Mühe und Not;
In seinen Armen das Kind war tot.

(Johann Wolfgang von Goethe)

a) Fragen zum Text

> „Ich möchte Ihnen jetzt Fragen zum Text stellen. Wer eine Antwort kennt, nennt sie der Gruppe."

- **Wer hat das Gedicht verfasst?** (J. W. v. Goethe)
- **Welche Personen sind in der Nacht unterwegs?** (Vater und Sohn)
- **Wie bewegen Sie sich fort?** (sie reiten, bzw. sie sind mit einem Pferd unterwegs)
- **Wohin reitet der Vater, was ist sein Ziel?** (sein Hof, sein Zuhause)
- **Welche Gedichte hat Goethe noch geschrieben?**
  (z.B. Heidenröslein, Maifest, Wandrers Sturmlied, Der Sänger, Vollmondnacht, Selige Sehnsucht, Der Bräutigam, Gefunden, Der Fischer)

b) Buchstaben ausstreichen

Der Gruppenleiter teilt die Arbeitsblätter und Stifte aus („Der Erlkönig" von Johann Wolfgang von Goethe).

> „In dieser Übung sollen Sie aus dem vorliegenden Text alle „ER" ausstreichen. Machen Sie dies möglichst rasch und versuchen Sie, keines zu vergessen."

Die Buchstabenkombination „Er", „er" können zur Erleichterung an die Tafel oder Flipchart geschrieben werden.

Alternative „Symbole ergänzen"

(in Anlehnung an SimA 1993; Klauer 2002)

Auf den Arbeitsblättern sind Lücken in der Symbolfolge, die von den Teilnehmern ergänzt werden sollen.

Der Gruppenleiter teilt die Arbeitsblätter und Stifte aus.

> „Bei dieser Übung sind verschiedene Symbole in einer bestimmten Anordnung aneinandergereiht. Hin und wieder fehlen aber einige Zeichen. Ihre Aufgabe ist es nun, die Lücken mit den entsprechenden Symbolen zu ergänzen. Tragen Sie bitte in jede Lücke das passende Symbol ein."

Entspannung: Gedicht „Der Handschuh"

Zum Abschluss der Stunde führt der Gruppenleiter eine Entspannungsübung durch mit anschließendem Vorlesen des Gedichtes *Der Handschuh* von Friedrich Schiller.

> „Zum Abschluss der Stunde möchte ich mit Ihnen eine kleine Entspannungsübung machen, die ich mit einem Gedicht von Friedrich Schiller „Der Handschuh" verbinden möchte. Setzen Sie sich dabei ganz bequem hin, so wie es für Sie am angenehmsten ist.
> Wer möchte darf auch seine Augen schließen. Atmen Sie tief durch. Versuchen Sie nur auf Ihren Atem zu achten und werden Sie ganz ruhig."

Der Handschuh

Vor seinem Löwengarten,
Das Kampfspiel zu erwarten,
Saß König Franz,
Und um ihn die Großen der Krone,
Und rings auf hohem Balkone
Die Damen in schönem Kranz.

Und wie er winkt mit dem Finger,
Auf tut sich der weite Zwinger,
Und hinein mit bedächtigem Schritt
Ein Löwe tritt,
Und sieht sich stumm
Rings um,
Mit langem Gähnen,
Und schüttelt die Mähnen,
Und streckt die Glieder,
Und legt sich nieder.

Und der König winkt wieder
Da öffnet sich behend
Ein zweites Tor,
Daraus rennt
Mit wildem Sprunge
Ein Tiger hervor,
Wie der den Löwen erschaut,
Brüllt er laut,
Schlägt mit dem Schweif
Einen furchtbaren Reif,
Und recket die Zunge,
Und im Kreise scheu
Umgeht er den Leu
Grimmig schnurrend,
Darauf streckt er sich murrend
Zur Seite nieder.

Und der König winkt wieder,
Da speit das doppelt geöffnete Haus
Zwei Leoparden auf einmal aus,
Die stürzen mit mutiger Kampfbegier
Auf das Tigertier,

Das packt sie mit seinen
grimmigen Tatzen,
Und der Leu mit Gebrüll
Richtet sich auf, da wird's still,
Und herum im Kreis,
Von Mordsucht heiß,
Lagern sich die gräulichen Katzen.

Da fällt von des Altans Rand
Ein Handschuh von schöner Hand
Zwischen den Tiger und den Leun
Mitten hinein.
Und zu Ritter Delorges spottenderweis
Wendet sich Fräulein Kunigund:

„Herr Ritter, ist Eure Lieb so heiß,
Wie Ihr mirs schwört zu jeder Stund,
Ei, so hebt mir den Handschuh auf."

Und der Ritter in schnellem Lauf
Steigt hinab in den furchtbaren Zwinger
Mit festem Schritte,
Und aus der Ungeheuer Mitte
Nimmt er den Handschuh
mit keckem Finger.

Und mit Erstaunen und mit Grauen
Sehens die Ritter und Edelfrauen,
Und gelassen bringt er
den Handschuh zurück.
Da schallt ihm sein Lob aus jedem Munde,
Aber mit zärtlichem Liebesblick –
Er verheißt ihm sein nahes Glück –
Empfängt ihn Fräulein Kunigunde.

Und er wirft ihr den Handschuh
ins Gesicht:
„Den Dank, Dame, begehr ich nicht",
Und verlässt sie zur selben Stunde.

(Friedrich Schiller)

„Möchte noch jemand zu diesem Gedicht etwas sagen? Hat es jemand von Ihnen gekannt?"

311

Arbeitsmaterialien

Kopiervorlage Übung 2: „Kuckucksei", Arbeitsblatt 1:
(in Anlehnung an Fischer und Lehrl 1992; Klauer 2002)

Beispiel:
Banane – Apfel – Birne – <u>Lauch</u> – Kirsche

1. Holland – Nürnberg – Norwegen – Italien – Spanien

2. Hammer – Schraubenzieher – Kochlöffel – Zange – Axt

3. Möhren – Zwiebel – Knoblauch – Blumenkohl – Zitrone

4. Rühmann – Mozart – Beethoven – Schubert – Wagner

5. Tasse – Teller – Messer – Glas – Meißel

6. Füller – Bleistift – Kugelschreiber – Stiftzahn – Druckstift

7. Nudelholz – Farbrolle – Sieb – Schöpfer – Kochlöffel

8. Blumen – Bäume – Gras – Glas – Sträucher

17

Kopiervorlage Übung 2: „Kuckucksei", Arbeitsblatt 2:
(in Anlehnung an Fischer und Lehrl 1992; Klauer 2002)

Beispiel:
Banane – Apfel – Birne – <u>Lauch</u> – Kirsche

1. Holland – Nürnberg – Norwegen – Italien – Spanien

2. Hammer – Schraubenzieher – Kochlöffel – Zange – Axt

3. Möhren – Zwiebel – Knoblauch – Blumenkohl – Zitrone

4. Rühmann – Mozart – Beethoven – Schubert – Wagner

5. Tasse – Teller – Messer – Glas – Meißel

6. Füller – Bleistift – Kugelschreiber – Stiftzahn – Druckstift

Kopiervorlage Übung 4: „Textbearbeitung", Arbeitsblatt 1:
(in Anlehnung an SimA 1993; Wurzer 1989; Berchem 1994)

Der Erlkönig

Wer reitet so spät durch Nacht und
Wind?
Es ist der Vater mit seinem Kind;
Er hat den Knaben wohl in dem Arm,
Er fasst ihn sicher, er hält ihn warm.

Mein Sohn, was birgst du so bang
dein Gesicht?
Siehst, Vater, du den Erlkönig
nicht?
Den Erlkönig mit Kron und
Schweif?
Mein Sohn, es ist ein Nebelstreif.

„Du liebes Kind, komm, geh mit
mir!
Gar schöne Spiele spiel ich mit dir;
Manch bunte Blumen sind an dem
Strand;
Meine Mutter hat manch gülden
Gewand."

Mein Vater, Mein Vater, und hörest
du nicht,
Was Erlenkönig mir leise ver-
spricht?
Sei ruhig, bleibe ruhig, mein Kind!
In dürren Blättern säuselt der Wind.

„Willst, feiner Knabe, du mit mir
gehen?
Meine Töchter sollen dich warten
schön;
Meine Töchter führen den nächtlichen Reihn
und wiegen und tanzen und singen
dich ein."

Mein Vater, mein Vater, und siehst
du nicht dort
Erlkönigs Töchter am düstern Ort?
Mein Sohn, mein Sohn, ich seh es
genau;
Es scheinen die alten Weiden so
grau.

„Ich liebe dich, mich reizt deine
schöne Gestalt;
Und bist du nicht willig, so brauch
ich Gewalt."
Mein Vater, mein Vater, jetzt fasst
er mich an!
Erlkönig hat mir ein Leids getan!"

Dem Vater grauset`s, er reitet ge-
schwind,
Er hält in den Armen das ächzende
Kind,
Erreicht den Hof mit Mühe und
Not;
In seinen Armen das Kind war tot.

(Johann Wolfgang von Goethe)

Kopiervorlage Übung 4: „Textbearbeitung", Arbeitsblatt 2:
(in Anlehnung an SimA 1993; Wurzer 1989; Berchem 1994)

Der Erlkönig

Wer reitet so spät durch Nacht und Wind?
Es ist der Vater mit seinem Kind;
Er hat den Knaben wohl in dem Arm,
Er fasst ihn sicher, er hält ihn warm.

Mein Sohn, was birgst du so bang dein Gesicht?
Siehst, Vater, du den Erlkönig nicht?
Den Erlkönig mit Kron und Schweif?
Mein Sohn, es ist ein Nebelstreif.

„Du liebes Kind, komm, geh mit mir!
Gar schöne Spiele spiel ich mit dir;
Manch bunte Blumen sind an dem Strand;
Meine Mutter hat manch gülden Gewand."

(Johann Wolfgang von Goethe)

Kopiervorlage Alternative: „Symbole ergänzen", Arbeitsblatt 1:

(in Anlehnung an SimA 1993; Klauer 2002)

Kopiervorlage Alternative: „Symbole ergänzen", Arbeitsblatt 2:
(in Anlehnung an SimA 1993; Klauer 2002)

Lösung Alternative: „Symbole ergänzen" (1)

(in Anlehnung an SimA 1993; Klauer 2002)

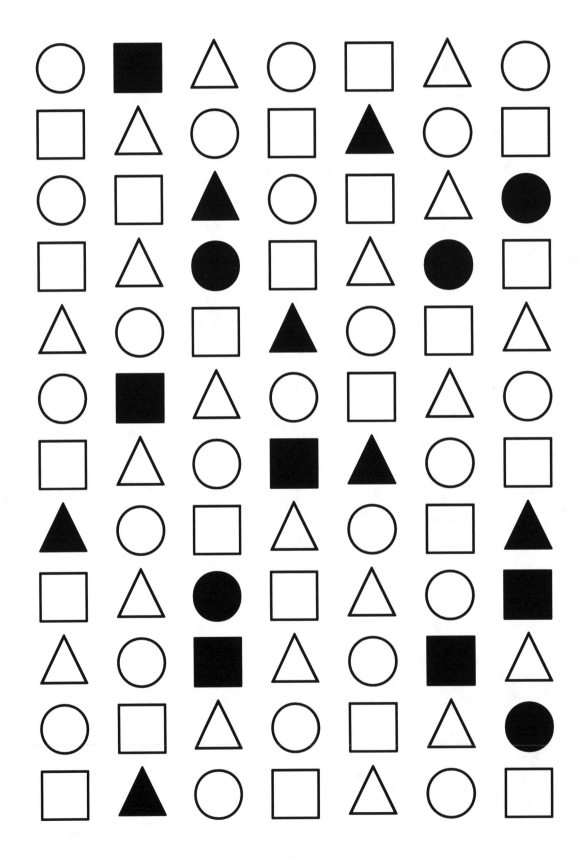

Lösung Alternative: „Symbole ergänzen" (2)
(in Anlehnung an SimA 1993; Klauer 2002)

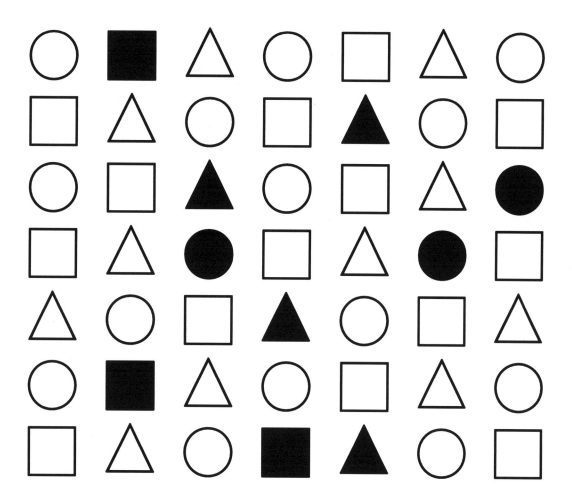

Kopiervorlage Entspannung: Gedicht „Der Handschuh"

Der Handschuh

Vor seinem Löwengarten,
Das Kampfspiel zu erwarten,
Saß König Franz,
Und um ihn die Großen der Krone,
Und rings auf hohem Balkone
Die Damen in schönem Kranz.

Und wie er winkt mit dem Finger,
Auf tut sich der weite Zwinger,
Und hinein mit bedächtigem Schritt
Ein Löwe tritt,
Und sieht sich stumm
Rings um,
Mit langem Gähnen,
Und schüttelt die Mähnen,
Und streckt die Glieder,
Und legt sich nieder.

Und der König winkt wieder
Da öffnet sich behend
Ein zweites Tor,
Daraus rennt
Mit wildem Sprunge
Ein Tiger hervor,
Wie der den Löwen erschaut,
Brüllt er laut,
Schlägt mit dem Schweif
Einen furchtbaren Reif,
Und recket die Zunge,
Und im Kreise scheu
Umgeht er den Leu
Grimmig schnurrend,
Darauf streckt er sich murrend
Zur Seite nieder.

Und der König winkt wieder,
Da speit das doppelt geöffnete Haus
Zwei Leoparden auf einmal aus,
Die stürzen mit mutiger Kampfbegier

Auf das Tigertier, Das packt sie mit seinen
grimmigen Tatzen,
Und der Leu mit Gebrüll
Richtet sich auf, da wird's still,
Und herum im Kreis,
Von Mordsucht heiß,
Lagern sich die gräulichen Katzen.

Da fällt von des Altans Rand
Ein Handschuh von schöner Hand
Zwischen den Tiger und den Leun
Mitten hinein.
Und zu Ritter Delorges spottenderweis
Wendet sich Fräulein Kunigund:

„Herr Ritter, ist Eure Lieb so heiß,
Wie Ihr mirs schwört zu jeder Stund,
Ei, so hebt mir den Handschuh auf."

Und der Ritter in schnellem Lauf
Steigt hinab in den furchtbaren Zwinger
Mit festem Schritte,
Und aus der Ungeheuer Mitte
Nimmt er den Handschuh
mit keckem Finger.

Und mit Erstaunen und mit Grauen
Sehens die Ritter und Edelfrauen,
Und gelassen bringt er den Handschuh
zurück.
Da schallt ihm sein Lob aus jedem Munde,
Aber mit zärtlichem Liebesblick –
Er verheißt ihm sein nahes Glück –
Empfängt ihn Fräulein Kunigunde.

Und er wirft ihr den Handschuh
ins Gesicht:
„Den Dank, Dame, begehr ich nicht",
Und verlässt sie zur selben Stunde.

(Friedrich Schiller)

18

Therapieeinheit 18

Geräte- und Medienbedarf:

- Flipchart
- Arbeitsblätter, Stifte
- Bildmaterial mit Bäumen, Waldtieren und Pflanzen (Bücher, Zeitschriften)
- (Farb-Wort-Tafel)

Kognitiver Teil

Absicht	Schwierigkeitsstufe 1	Schwierigkeitsstufe 2	Zeit-bedarf
Aufwärmübung Abruf LZG	1. Wörter finden		5 Min.
A, K, KZG	2. Buchstabenrätsel (1)	2. Buchstabenrätsel (2)	3 Min.
A, K	3. Linien verfolgen		3 Min.
Abruf LZG	4. Fragen zum Thema Wald		8 Min.

Alternativaufgaben

A, K, I	- Farb-Wort-Tafel		5 Min.

Entspannung

Absicht	Inhalt	Zeit-bedarf
Entspannung, Ausklang	Phantasiereise: „Der Waldspaziergang" Entspannung mit Atemübung	10 Min.

Übung 1: „Wörter finden"

(in Anlehnung an SimA 1993; Evers 2008; Stengel und Ladner-Merz 2006; Stengel 1986a, 1997; Halbach 1995)

Der Gruppenleiter schreibt die Buchstaben des ABCs an die Flipchart. Die Teilnehmer dürfen nun gemeinsam versuchen, zu möglichst vielen Buchstaben des ABC einen Waldbewohner zu nennen, der mit dem jeweiligen Anfangsbuchstaben beginnt. Die Antworten werden hinter dem jeweiligen Buchstaben notiert.

> „Zu Beginn der Stunde wollen wir heute Waldbewohner suchen. Wie Sie sehen, habe ich an der Tafel die Buchstaben des ABC angeschrieben. Sie dürfen mir nun zu möglichst vielen Buchstaben Tiere des Waldes zurufen, die mit einem dieser Anfangsbuchstaben beginnen."

A: Ameise	H: Hirsch	O: Otter	V: Vogel
B: Bär	I: Igel	P: Pferd	W: Wildschwein
C:	J: Junikäfer	Q:	X:
D: Dachs	K: Kreuzotter	R: Reh	Y:
E: Eichhörnchen	L: Luchs	S: Schnecke	Z:
F: Fuchs	M: Marder	T: Taube	
G: Grünspecht	N: Natter	U: Uhu	

Übung 2: „Buchstabenrätsel"

(in Anlehnung an SimA 1993; Rigling 1998, 2002; Berchem 1994)

Die Teilnehmer sollen die mit Zahlen verbundenen Buchstaben in die entsprechende Reihenfolge bringen und das Lösungswort nennen bzw. auf ihrem Arbeitsblatt eintragen. Die Zahlen geben an, in welcher Reihenfolge die Buchstaben zu lesen sind. Die geometrischen Formen um die Zahlen dienen lediglich als Störreiz.

Der Gruppenleiter teilt die Arbeitsblätter und Stifte aus.

> „Hier besteht Ihre Aufgabe darin, die mit den Zahlen verbundenen Buchstaben in die richtige Reihenfolge zu bringen. Die Zahlen geben an, in welcher Reihenfolge die Buchstaben zu lesen sind. Haben Sie die Buchstaben richtig sortiert, so ergibt sich ein Lösungswort. Schreiben Sie zu jeder Zahl den Buchstaben auf Ihr Arbeitsblatt. (Alternativ: Rufen Sie mir das Wort bitte zu)."

Lösungen: **Wochentag (Arbeitsblatt 1)**
Monat (Arbeitsblatt 2)

Übung 3: „Linien verfolgen"

(in Anlehnung an SimA 1993; Beyer 1994)

Die Übung der Teilnehmer besteht darin, die Linien, die die Bilder verbinden, zu verfolgen und herauszufinden, welches Symbol in das jeweilige leere Kästchen eingetragen werden soll.

Der Gruppenleiter teilt Arbeitsblätter und Stifte aus.

> „Auf den Vorlagen vor Ihnen führt immer eine Linie von einem leeren Kästchen zu einem Kästchen mit einem Symbol. Sie sollen schauen, welches Symbol in das jeweilige leere Kästchen eingetragen werden soll. Verfolgen Sie die Linie möglichst nur mit dem Auge, nur bei großen Schwierigkeiten darf ein Finger verwendet werden."

Übung 4: „Fragen zum Thema"

(in Anlehnung an Knies et al. 1997; Halbach o.J.)

Wald
Der Gruppenleiter legt Bildmaterial auf dem Gruppentisch aus, auf dem sich Bäume, Pflanzen und Tiere aus dem Wald befinden. Die Teilnehmer sollen die Bilder betrachten und beschreiben, was sie darauf erkennen können.

> „Heute habe ich Ihnen Bilder mitgebracht. Bitte betrachten Sie diese genau und beschreiben Sie mir was darauf zu erkennen ist."

Den Teilnehmern sollte Gelegenheit zu einem kurzen Gespräch gegeben werden. Danach stellt der Gruppenleiter Fragen zum Thema Wald.

- **Welche Arten von Bäumen gibt es?**
  (Nadelbäume, Laubbäume, Obstbäume)
- **Welche Bäume kennen Sie?**
  (Eiche, Buche, Linde, Ahorn, Nussbaum, Tanne, Fichte, Kiefer, etc.)
- **Welche Waldbewohner gibt es?**
  (Rehe, Hirsche, Hasen, Eichhörnchen, Blindschleichen, Specht, Vögel, etc.)
- **Welche Waldfrüchte gibt es?**
  (Himbeeren, Walderdbeeren, Brombeeren, Preiselbeeren, etc.)
- **Welche Gaben des Waldes kann der Mensch gebrauchen?**
  (Holz, Fleisch des Wildes, Früchte, Pilze, etc.)
- **Wodurch wird der Wald gefährdet?**
  (Borkenkäfer, zu viel Wild, saurer Regen, Brände, etc.)
- **Wozu braucht man Holz?**
  (Häuser, Dachstühle, Möbel, Brennholz, Papier, etc.)

Alternative: „Farb-Wort-Tafel"

(in Anlehnung an Fleischmann und Oswald 1990)

Die Aufgabe der Teilnehmer ist es, möglichst rasch die **Druckfarben** der Worte zu nennen. Jeder Teilnehmer liest laut eine Reihe der Farb-Wort-Tafel vor.

Der Gruppenleiter teilt die Farb-Wort-Tafeln aus.

„Ihre Aufgabe ist hier, möglichst schnell die Farben laut auszusprechen, in denen die Wörter geschrieben sind. Sie sollen nicht die Wörter vorlesen sondern nur deren Farben laut ausprechen."

Der Gruppenleiter liest die erste Reihe der Tafel als Beispiel vor.

Entspannung: „Phantasiereise Waldspaziergang"

(in Anlehnung an Müller 2000; Knies et al. 1997)

Die Teilnehmer werden aufgefordert, sich bequem auf den Stuhl zu setzen. Wer möchte darf auch seine Augen schließen. Die Phantasiereise „Der Waldspaziergang" wird vom Gruppenleiter in einer ruhigen, langsamen und sanften Stimme vorgetragen.

„Heute lese ich Ihnen eine Phantasiegeschichte vor. Sie heißt „Der Waldspaziergang". Dazu möchte ich Sie bitten, dass Sie sich ganz entspannt hinsetzen, so wie es für Sie am bequemsten ist. Wer möchte, darf auch seine Augen schließen."

Anmerkung: Der Gruppenleiter sollte während des Vortragens der Phantasiereise die Teilnehmer stets im Auge behalten, um evtl. Veränderungen wahrzunehmen. Vor allem sollte darauf geachtet werden, dass kein Teilnehmer während der Entspannung vom Stuhl kippt.

Phantasiereise: Der Waldspaziergang

Sie befinden sich im Wald.
Es ist ruhig und still, Sie hören nur das Zwitschern der Vögel,
das Knarren der Äste und Ihre Schritte auf dem weichen Waldboden.
Sie bleiben stehen und schauen sich um. Moos, Gras, viele verschiedene Pflanzen können Sie entdecken.
Ihr Blick bleibt an einem Baumstamm hängen. Er gleitet am Stamm langsam empor, bis hoch zur Baumkrone. Sie können beobachten wie die Baumwipfel im Wind hin- und herwiegen.
Sie betrachten seine Blätter und Äste. Welche Farbe und Form haben sie?
Können Sie sehen wie der blaue Himmel hindurchschimmert?
Ihr Blick schweift wieder zu Boden, Sie gehen weiter.
In der Ferne sehen Sie eine Lichtung. Sie bewegen sich auf sie zu. Dort angekommen bewundern Sie das kräftige, saftige Grün der Wiese. Sie lassen sich auf ihr nieder und spüren das weiche Gras unter Ihren Füßen. Ein wohliges Gefühl überkommt Sie.
Sie schließen die Augen und genießen die warmen Sonnenstrahlen.

Alles um Sie herum ist ruhig, Sie fühlen sich ruhig und entspannt.

Arbeitsmaterialien

Kopiervorlage Übung 2: „Buchstabenrätsel", Arbeitsblatt 1:

(in Anlehnung an SimA 1993; Rigling 1998, 2002; Berchem 1994)

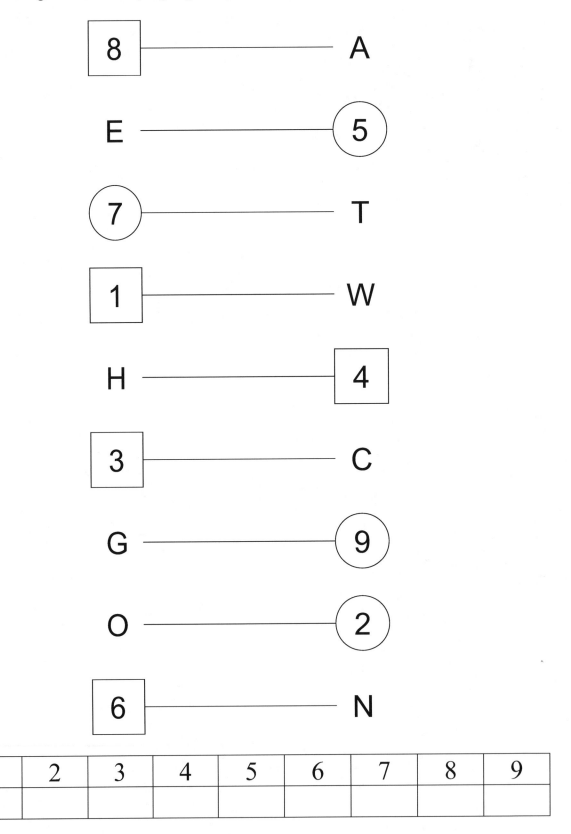

1	2	3	4	5	6	7	8	9

Kopiervorlage Übung 2: „Buchstabenrätsel", Arbeitsblatt 2:
(in Anlehnung an SimA 1993; Rigling 1998, 2002; Berchem 1994)

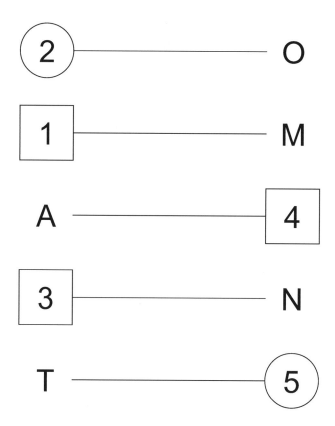

1	2	3	4	5

Kopiervorlage Übung 3: „Linien verfolgen"

(in Anlehnung an SimA 1993; Beyer 1994)

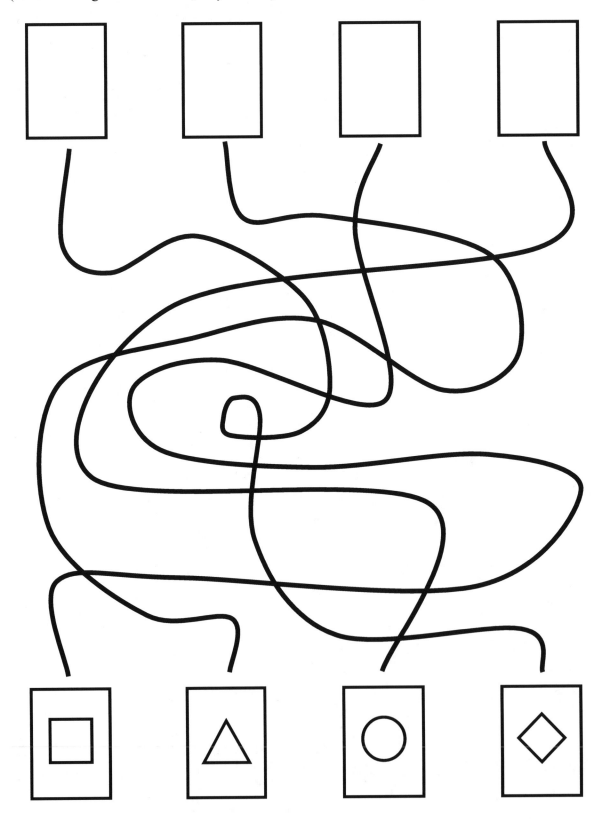

Therapieeinheit 19

Geräte- und Medienbedarf:

- Arbeitsblätter, Stifte
- Flipchart-Tafel
- Landkarte

Kognitiver Teil

Absicht	Schwierigkeitsstufe 1	Schwierigkeitsstufe 2	Zeit-bedarf
Aufwärmübung Abruf LZG	1. Wörter finden		5 Min.
A, K, I	2. Unterschiede entdecken (1)	2. Unterschiede entdecken (2)	5 Min.
Abruf LZG	3. Hauptstädte zuordnen		10 Min.

Alternativaufgaben

A, K, KZG	- Wortkette		3 Min.
A, K	- Linien verfolgen		3 Min.

Entspannung

Absicht	Inhalt	Zeit-bedarf
Entspannung, Ausklang	Gedicht „Der Blinde und der Lahme" von Christian Fürchtegott Gellert	5 Min.

Übung 1: „Wörter finden"

(in Anlehnung an SimA 1993; Evers 2008; Stengel und Ladner-Merz 2006; Stengel 1986a, 1997; Halbach 1995)

Die Aufgabe der Teilnehmer besteht darin, Städte zu finden und zu nennen, die mit einem von der Gruppenleiterin vorgegebenen Buchstaben beginnen.

„Heute wollen wir Städte mit bestimmten Anfangsbuchstaben finden. Ich gebe einen Buchstaben vor und Sie rufen einfach Ihre Antworten in die Runde. Wir suchen Städte, die mit dem Buchstaben „D" beginnen, wie z.B. Dachau."

Lösungen: Dachau, Dresden, Dortmund, Düsseldorf, Darmstadt, Duisburg, Delmenhorst, Danzig

Übung 2: „Unterschiede entdecken"

(in Anlehnung an Brost 1995; Joos 2000)

Es sind immer zwei Zahlen untereinander geschrieben. Diese Zahlen unterscheiden sich nur durch eine Ziffer. Die Teilnehmer sollen diese schnellstmöglich erkennen und markieren.

Der Gruppenleiter teilt die Arbeitsblätter und Stifte aus.

„Bei dieser Übung befinden sich immer zwei Zahlen untereinander. Diese beiden Zahlen unterscheiden sich jeweils immer nur durch eine Ziffer. Streichen Sie bitte immer die abweichende Ziffer in der unteren Reihe an. Arbeiten Sie von oben nach unten und so schnell wie möglich."

Übung 3: „Zuordnen von Hauptstädten"

(in Anlehnung an Stengel und Ladner-Merz 2006, 2007; Stengel 1986a,1986b,1993a, 2003; Klampfl-Lehmann 1989; Halbach 1995)

Die Bundesländer der BRD sind der Reihe nach untereinander auf einem Arbeitsblatt aufgeführt. Gegenüber von dieser Reihe befinden sich Hauptstädte, die mit einem Verbindungsstrich den entsprechenden Bundesländern zugeordnet werden sollen.
Als Orientierung kann eine aufgehängte Landkarte dienen.

Der Gruppenleiter teilt die Arbeitsblätter aus.

„Bei der nächsten Übung sollen sie die zusammen gehörenden Bundesländer und Hauptstädte suchen. Die Namen der Bundesländer sehen Sie auf der linken Seite des Arbeitsblattes, die einzelnen Städtenamen sehen sie auf der rechten Seite. Bitte verbinden Sie die entsprechenden Paare mit einem Strich. Als Erleichterung habe ich für Sie eine Deutschlandkarte aufgehängt."

Die Verbindung der zusammengehörigen Begriffe erfolgt durch einen Strich auf dem Arbeitsblatt.

Lösungen:

1. Schleswig Holstein:	**Kiel**
2. Mecklenburg-Vorpommern:	**Schwerin**
3. Niedersachsen:	**Hannover**
4. Sachsen-Anhalt:	**Magdeburg**
5. Brandenburg:	**Potsdam**
6. Sachsen:	**Dresden**
7. Nordrhein-Westfalen:	**Düsseldorf**
8. Hessen:	**Wiesbaden**
9. Rheinland-Pfalz:	**Mainz**
10. Baden-Württemberg:	**Stuttgart**
11. Bayern:	**München**
12. Thüringen:	**Erfurt**
13. Saarland:	**Saarbrücken**

Alternative: „Wortkette"

(in Anlehnung an SimA 1993; Evers 2008)

Ein Teilnehmer beginnt mit einem beliebigen Wort, zusammengesetzt aus zwei Nomen. Der nachfolgende Teilnehmer soll nun ein Wort nennen, bestehend aus dem zweiten Wortteil des Vorgängers und einem beliebigen Nomen.

„Wir wollen jetzt eine Wortkette bilden. Zum Einstieg nenne ich ein Wort, das aus zwei Hauptwörtern zusammengesetzt ist: Besenkammer. Frau X fährt nun fort, indem sie mit dem zweiten Wortteil meines Wortes, also Kammer, und einem beliebigen Hauptwort ein neues Wort bildet. So fahren wir fort, bis alle an der Reihe waren."

Beispiel: Wortkette** – **Ketten**hund – **Hunde**hütte – **Hütten**tür ...

Übung: erstes Wort „Besenkammer"

Alternative: „Linien verfolgen"

(in Anlehnung an SimA 1993; Beyer 1994)

Die Übung der Teilnehmer besteht darin, die Linien, die die Bilder verbinden, zu verfolgen und herauszufinden, welches Symbol in das obere leere Kästchen gehört.

Der Gruppenleiter teilt die Arbeitsblätter und Stifte aus.

„Auf den Vorlagen vor Ihnen führt immer eine Linie von einem leeren Kästchen zu einem Kästchen mit einem eingezeichneten Symbol. Sie sollen nun herausfinden, welches Symbol in das Kästchen auf der anderen Seite der Linie eingetragen werden soll. Verfolgen Sie bitte die Linien nur mit den Augen, ohne einen Stift oder die Finger zu Hilfe zu nehmen."

Entspannung: Gedicht „Der Blinde und der Lahme"

Zum Abschluss der Stunde liest der Gruppenleiter das Gedicht „Der Blinde und der Lahme" von Christian Fürchtegott Gellert vor.

> „Zum Abschluss der heutigen Stunde möchte ich Ihnen ein Gedicht von Christian Fürchtegott Gellert vorlesen. Es heißt „Der Blinde und der Lahme". Vielleicht kennen es einige von Ihnen."

Der Blinde und der Lahme

Von ungefähr muss einen Blinden
Ein Lahmer auf der Straße finden,
Und jener hofft schon freudenvoll,
dass ihn der andre leiten soll.

„Dir", spricht der Lahme, „beizustehen?
Ich armer Mann kann selbst nicht gehen;
Doch scheint`s, dass du zu deiner Last
Noch sehr gesunde Schultern hast.

Entschließe dich, mich fortzutragen,
So will ich dir die Stege sagen;
So wird dein starker Fuß mein Bein,
Mein helles Auge deines sein."

Der Lahme hängt mit seinen Krücken
Sich auf des Blinden breiten Rücken.
Vereint wirkt also dieses Paar,
was einzeln keinem möglich war.

Du hast das nicht, was andre haben,
Und andern mangeln deine Gaben;
Aus dieser Unvollkommenheit
Entspringet die Geselligkeit.

Wenn jenem nicht die Gabe fehlte,
Die die Natur für mich erwählte,
So würd er nur für sich allein
Und nicht für mich bekümmert sein.

Beschwer die Götter nicht mit Klagen!
Der Vorteil, den sie dir versagen
Und jenem schenken, wird gemein,
Wir dürfen nur gesellig sein.

(Christian Fürchtegott Gellert)

Arbeitsmaterialien

19

Kopiervorlage Übung 2: „Unterschiede entdecken", Arbeitsblatt 1:
(in Anlehnung an Brost 1995; Joos 2000)

Beispiel:	**66779**	**89765**
	69779	**89760**

73939	79403	52434	87857
73839	79503	62434	87847
98652	76884	32415	97842
92652	76184	22415	67842
86943	54869	62658	32454
86043	57869	92658	31454
00573	64738	52055	62639
90573	64728	52155	63639
98380	74750	25280	83598
98388	74759	25380	93598
92389	95713	08968	64645
82389	95813	18968	64045
76993	07896	84900	47368
76893	87896	84990	47868

Kopiervorlage Übung 2: „Unterschiede entdecken", Arbeitsblatt 2:
(in Anlehnung an Brost 1995; Joos 2000)

| **Beispiel:** | **66779** | **89765** |
| | **69779** | **89760** |

73939	79403	52434	87857
73839	79503	62434	87847
98652	76884	32415	97842
92652	76184	22415	67842
86943	54869	62658	32454
86043	57869	92658	31454
00573	64738	52055	62639
90573	64728	52155	63639
98380	74750	25280	83598
98388	74759	25380	93598

Kopiervorlage Übung 3: „Zuordnen von Hauptstädten"
(in Anlehnung an Klampfl-Lehmann 1989; Halbach 1995)

Beispiel:

1. Schleswig Holstein:	Potsdam
2. Sachsen:	Schwerin
3. Niedersachsen:	Dresden
4. Sachsen-Anhalt:	Stuttgart
5. Brandenburg:	Kiel
6. Mecklenburg-Vorpommern:	Hannover
7. Nordrhein-Westfalen:	Erfurt
8. Hessen:	München
9. Rheinland-Pfalz:	Wiesbaden
10. Baden-Württemberg:	Saarbrücken
11. Bayern:	Mainz
12. Thüringen:	Magdeburg
13. Saarland:	Düsseldorf

Kopiervorlage Alternative: „Linien verfolgen"
(in Anlehnung an SimA 1993; Beyer 1994)

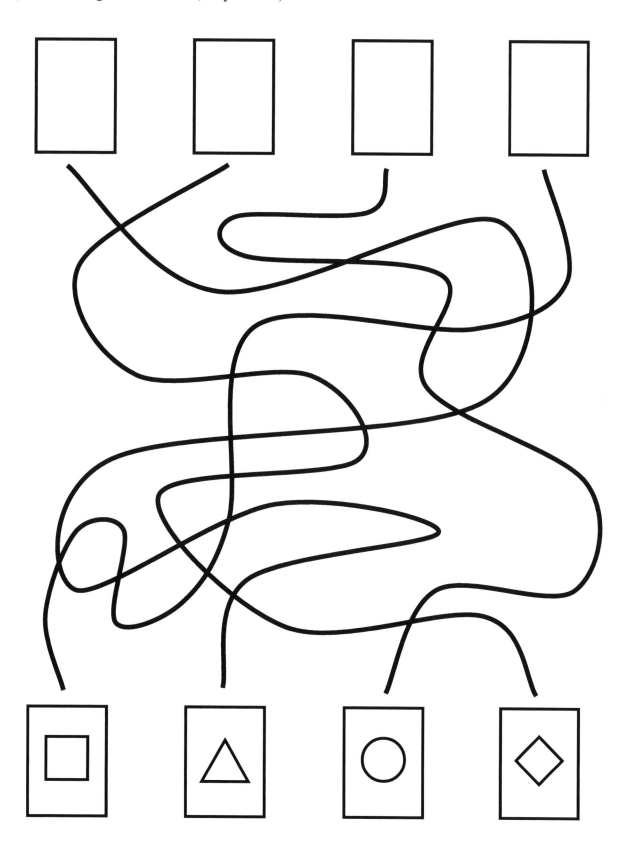

Kopiervorlage Entspannung: Gedicht „Der Blinde und der Lahme"

Der Blinde und der Lahme

Von ungefähr muss einen Blinden
Ein Lahmer auf der Straße finden,
Und jener hofft schon freudenvoll,
dass ihn der andre leiten soll.

„Dir", spricht der Lahme, „beizustehen?
Ich armer Mann kann selbst nicht gehen;
Doch scheint`s, dass du zu deiner Last
Noch sehr gesunde Schultern hast.

Entschließe dich, mich fortzutragen,
So will ich dir die Stege sagen;
So wird dein starker Fuß mein Bein,
Mein helles Auge deines sein."

Der Lahme hängt mit seinen Krücken
Sich auf des Blinden breiten Rücken.
Vereint wirkt also dieses Paar,
was einzeln keinem möglich war.

Du hast das nicht, was andre haben,
Und andern mangeln deine Gaben;
Aus dieser Unvollkommenheit
Entspringet die Geselligkeit.

Wenn jenem nicht die Gabe fehlte,
Die die Natur für mich erwählte,
So würd er nur für sich allein
Und nicht für mich bekümmert sein.

Beschwer die Götter nicht mit Klagen!
Der Vorteil, den sie dir versagen
Und jenem schenken, wird gemein,
Wir dürfen nur gesellig sein.

(Christian Fürchtegott Gellert)

20

Therapieeinheit 20

Geräte- und Medienbedarf:

- Arbeitsblätter
- Stifte

Kognitiver Teil

Absicht	Schwierigkeitsstufe 1	Schwierigkeitsstufe 2	Zeit-bedarf
Aufwärmübung, LZG	1. Namensrunde		5 Min.
SG, A, K, ÜLZG	2. Textbearbeitung – Fragen zum Text		5 Min.
A, K, I	3. Verborgene Zahlen (1)	3. Verborgene Zahlen (2)	3 Min.
Abruf LZG	4. Sprichwörter-Mix		5 Min.
Abruf LZG	5. Beschaffenheit von Gegenständen		3 Min.

Alternativaufgaben

A, K, KZG	- Wortkette		3 Min.
A, K	- Linien verfolgen		2 Min.
A, K, I	- Labyrinth (1)	- Labyrinth (2)	4 Min.

Entspannung

Absicht	Inhalt	Zeit-bedarf
Entspannung, Ausklang	Lied „Mein Hut, der hat drei Ecken"	4 Min.

Übung 1: „Namensrunde"

(in Anlehnung an SimA 1993; Evers 2008)

Der erste Teilnehmer nennt seinen Namen und seinen Geburtsort, der nachfolgende Teilnehmer wiederholt die Angaben des Vorgängers und sagt ebenfalls seinen Namen und seinen Geburtsort. So wird fort gefahren, bis jeder Teilnehmer an der Reihe war. Es werden jeweils nur die Angaben des unmittelbaren Vorgängers und die eigenen Angaben genannt.

> „Derjenige Teilnehmer, der beginnt, sagt seinen Namen und seinen Geburtsort. Anschließend wiederholt jeder Teilnehmer, der an die Reihe kommt, zuerst den Namen und den Geburtsort des vorigen Mitspielers und sagt dann den eigenen Namen und den eigenen Geburtsort."

Übung 2: „Textbearbeitung"

(in Anlehnung an SimA 1993; Wurzer 1989; Berchem 1994)

Der Gruppenleiter liest eine Geschichte vor. Er weist die Teilnehmer darauf hin, dass sie genau auf die Inhalte achten sollen, weil danach einige Fragen dazu gestellt werden.

> „Ich lese Ihnen jetzt eine kleine Geschichte vor. Bitte achten Sie genau auf die Inhalte, weil ich danach einige Fragen zu diesem Text stellen möchte."

Wo ist der Hund?

Die Geschichte handelt von der Familie Müller. Sie lebt in Nürnberg in einem kleinen Fachwerkhaus. Ein kleiner Garten gehört auch noch ihnen, in dem auch gerne Anja, Jörg und Susanne spielen. Das sind die drei Kinder von Herrn und Frau Müller.
Anja ist die älteste und geht aufs Gymnasium. Susanne ist die zweitälteste und besucht noch die Grundschule. Jörg ist der jüngste, er geht noch täglich in den Kindergarten. Und da gibt es noch einen Hund. Er ist der Liebling der ganzen Familie und heißt Waldi. Eben so wie die meisten Dackel heißen. Er verbrachte viel Zeit im Garten und war stets ein gehorsamer Hund. Doch eines Tages war Waldi verschwunden.
Die ganze Familie machte sich Sorgen und suchte ihn in der Stadt. Aber nein, er war nicht zu finden. Als er über Nacht auch nicht nach Hause kam, meldeten sie es am nächsten Tag der Polizei. Im Tierheim war er auch nicht auffindbar. Auch nicht an den Stellen, an denen er sich besonders gerne aufhielt. Schließlich gab Familie Müller eine Suchanzeige in der Zeitung auf. Nach zwei Tagen endlich kam ein Anruf. Eine alte Frau war am Telefon. Sie berichtete, dass sie die Annonce gelesen hätte. Bei ihr auf dem Hof (ein alter Bauernhof), sei seit ca. 2 Tagen ein Dackel in der Scheune, der 5 kleine Welpen bei sich hat und auf den Namen Waldi hört. Ja, ohne Zweifel, das musste er sein. Die Freude war groß.
Die ganze Familie Müller stieg ins Auto und fuhr zu dem alten Gehöft hin. Als sie dort ankamen, kam er ihnen schon entgegen. Die Freude war auf beiden Seiten groß. Sie packten die Hundefamilie ins Auto und fuhren wieder nach Hause.

Fragen zum Text

„Ich möchte Ihnen jetzt Fragen zum Text stellen. Wer eine Antwort kennt, nennt sie der Gruppe."

- **Wie war die Handlung der Geschichte?**
- **Wie hieß die Familie?** (Müller)
- **Wo wohnten sie und in was für einem Gebäude?** (Nürnberg, Fachwerkhaus)
- **Wie viele Kinder hatten sie?** (drei)
- **Wie waren ihre Namen?** (Anja, Jörg und Susanne)
- **Welche Schule besuchte die älteste Tochter?** (Gymnasium)
- **Wie hieß der Hund?** (Waldi)
- **Wie viele Welpen hatte er?** (fünf)

Übung 3: „Verborgene Zahlen"

(in Anlehnung an SimA 1993; Gräßel 1989; Fischer und Lehrl 1992)

Die Teilnehmer sollen auf dem ausgeteilten Arbeitsblatt verborgene Zahlen suchen und entsprechend anstreichen.

Der Gruppenleiter teilt die Arbeitsblätter und Stifte aus.

„Bei der nächsten Übung geht es darum, verborgene Zahlen zu suchen. In jeder Zeile steht links eine Zahl. Rechts daneben ist diese Zahl in einer Ziffernreihe versteckt. Richten Sie Ihre Aufmerksamkeit auf diese Zahl und suchen Sie diese in der Ziffernreihe. Die Zahlen können einmal oder mehrmals in der Ziffernreihe versteckt sein. Unterstreichen Sie die Zahlen, sobald Sie diese gefunden haben. Arbeiten Sie so schnell wie möglich."

Übung 4: „Sprichwörter-Mix"

(in Anlehnung an SimA 1993; Stengel und Ladner-Merz 2006, 2007; Stengel 1984, 1986b, 1993b, 1997, 2003; Oppolzer 1996)

Der Gruppenleiter liest ein vermischtes Sprichwort vor, die Teilnehmer finden die Lösungen dazu.

> „Im Folgenden sind ganz geläufige Sprichwörter durcheinander geraten. Wie heißen sie richtig?"

- **Ein Unglück – macht mich nicht heiß.**
  - Ein Unglück kommt selten allein.
  - Was ich nicht weiß, macht mich nicht heiß.
- **Wer nicht kommt zur rechten Zeit – hört seine eigene Schand**
  - Wer nicht kommt zur rechten Zeit, muss nehmen, was ihm übrig bleibt.
  - Der Horcher an der Wand hört seine eigene Schand.
- **Wer anderen eine Grube gräbt – sündigt nicht.**
  - Wer anderen eine Grube gräbt, fällt selbst hinein.
  - Wer schläft, sündigt nicht.
- **Gut Ding – macht noch keinen Sommer.**
  - Gut Ding will Weile haben.
  - Eine Schwalbe macht noch keinen Sommer.
- **Wer im Glashaus sitzt – soll den ersten Stein werfen.**
  - Wer im Glashaus sitzt, soll nicht mit Steinen werfen.
  - Wer ohne Sünde ist, soll den ersten Stein werfen.
- **Übermut – ist das halbe Leben.**
  - Übermut tut selten gut.
  - Ordnung ist das halbe Leben.
- **Der Klügere – hat Gold im Mund.**
  - Der Klügere gibt nach.
  - Morgenstund hat Gold im Mund

Übung 5: „Beschaffenheit von Gegenständen"

(in Anlehnung an Oppolzer 1996; Evers 2008)

Jeder Teilnehmer soll einen Gegenstand benennen, der von einer bestimmten Beschaffenheit ist. Der Gruppenleiter gibt den jeweiligen Begriff vor, die Teilnehmer können dann reihum ihre möglichen Lösungswörter nennen.

> „Ich möchte mit Ihnen heute eine Übung machen, bei der Sie bestimmte Begriffe mit gewissen Eigenschaften finden sollen."

Beschaffenheit:

- **Glatt** (z.B. Plastik, Eis, Marmorboden, Apfelschale)

- **Warm** (z.B. Heizung, Sonne, brennende Glühbirne, Körper)

- **Rund** (z.B. Ball, Knödel, Mond, Sonne, Orange, Mandarine)

- **Eckig** (z.B. Tisch, Würfel, Bücher, Bauten, Kiste)

- **Weich** (z.B. Schaumgummi, Gummi, Moos, Federbett)

- **Biegsam** (z.B. Stecken, Draht, Kabel, Haare)

Alternative: „Wortkette"

(in Anlehnung an SimA 1993; Evers 2008)

Ein Teilnehmer beginnt mit einem beliebigen Wort, zusammengesetzt aus zwei Nomen. Der nachfolgende Teilnehmer soll nun ein Wort nennen, bestehend aus dem zweiten Wortteil des Vorgängers und einem beliebigen Nomen.

> „Wir wollen jetzt eine Wortkette bilden. Zum Einstieg nenne ich ein Wort, das aus zwei Hauptwörtern zusammengesetzt ist: Schrankwand. Frau X fährt nun fort, indem sie mit dem zweiten Wortteil meines Wortes, also Wand, und einem beliebigen Hauptwort ein neues Wort bildet. So fahren wir fort, bis alle an der Reihe waren."

Beispiel: Besen<u>kammer</u> – <u>Kammer</u>jäger – Jägerstube – Stubenhocker ...

Übung: erstes Wort „Schrankwand"

Alternative: „Linien verfolgen"

(in Anlehnung an SimA 1993; Beyer 1994)

Die Übung der Teilnehmer besteht darin, die Linien, die die Bilder verbinden, zu verfolgen und herauszufinden, welche Figur zu welchem Gegenstand gehört.

Der Gruppenleiter teilt die Arbeitsblätter und Stifte aus.

> „Auf den Vorlagen vor Ihnen führt immer eine Linie von einer Figur zu einem Gegenstand. Sie sollen schauen, welche Figur zu welchem Gegenstand gehört.
> Verfolgen Sie die Linie möglichst nur mit dem Auge, nur bei großen Schwierigkeiten darf ein Finger verwendet werden."

Alternative „Labyrinth"

(in Anlehnung an Fleischmann und Oswald 1990)

Die Teilnehmer sollen versuchen, auf dem ausgeteilten Arbeitsblatt ausgehend von der Mitte möglichst schnell den Weg zum Ausgang zu finden und mit dem Stift einzuzeichnen.

Der Gruppenleiter teilt die Arbeitsblätter und Stifte aus.

> „Die Vorlage zeigt ein Labyrinth, das Sie von oben betrachten. Die schwarzen Linien können Sie sich als Mauern vorstellen, die Sie nicht überschreiten dürfen. Ihre Aufgabe ist es nun, von der Mitte des Labyrinths so schnell wie möglich zum Ausgang zu gelangen. Suchen Sie zuerst mit dem Zeigefinger den Weg, zeichnen Sie ihn dann mit einem Stift ein."

Entspannung: Lied „Mein Hut, der hat drei Ecken"

Zum Abschluss der Stunde wird das Lied *„Mein Hut, der hat drei Ecken"* gesungen. Zunächst das ganze Lied. In der folgenden Strophe wird das Wort *mein* ersetzt, indem man mit dem Zeigefinger auf sich selbst zeigt. In der nächsten Strophe wird zusätzlich das Wort *Hut* ersetzt durch das Heben der Hände über den Kopf, wobei sich die Fingerspitzen berühren und somit ein Hut angedeutet wird. Bei der folgenden Strophe auch das Wort *drei* durch das Zeigen dreier Finger ersetzt. In der letzten Strophe wird auch noch das Wort *Ecken* ersetzt, indem man mit der einen Hand den angewinkelten Ellbogen des anderen Armes berührt.

> „Zum Abschluss der Stunde möchte ich heute mit Ihnen zusammen das Lied „Mein Hut, der hat drei Ecken" singen. Vielleicht kennen Sie es sogar. Bei der ersten Strophe singen wir den ganzen Text. In den folgenden Strophen wollen wir immer mehr Wörter des Textes durch Handbewegungen ersetzen, die ich Ihnen vormache. Die letzte Strophe besteht dann fast nur noch aus solchen Bewegungen." *(leichtere Alternative: Text weiterhin mitsingen!)*

Text:	**Mein Hut, der hat drei Ecken,**
	drei Ecken hat mein Hut.
	Und hätt´er nicht drei Ecken,
	so wär´s auch nicht mein Hut.

Arbeitsmaterialien

Kopiervorlage Übung 3: „Verborgene Zahlen", Arbeitsblatt 1:
(in Anlehnung an SimA 1993; Gräßel 1989; Fischer und Lehrl 1992)

Beispiel:
876   573948<u>876</u>858383745737839<u>287</u>686

900   62900721536454900723690076376 4

567   98345677495737567985608945678 5

111   98411198579387111842094852390 7

123   56804812356812358694861230958 6

846   73473846833859083846938458098 9

919   74583475398745891983745985683 9

584   84527837584374827348348927358 4

098   58937458730983498578973273487 0

374   37447583757389573753743745378 4

887   37459837487387588735748723887 3

643   64333745745837859584690846434 2

Kopiervorlage Übung 3: „Verborgene Zahlen", Arbeitsblatt 2:
(in Anlehnung an SimA 1993; Gräßel 1989; Fischer und Lehrl 1992)

Beispiel:
876   9488<u>876</u>58383737839<u>2876</u>854

900   46290072154900727369000766

567   56774957397567956089074567

111   841119857931118450878523 9

123   8123568491235881230958678

846   38468340588590838469385 79

919   5427919874589198374598568

Kopiervorlage Alternative: „Linien verfolgen":

(in Anlehnung an SimA 1993; Beyer 1994)

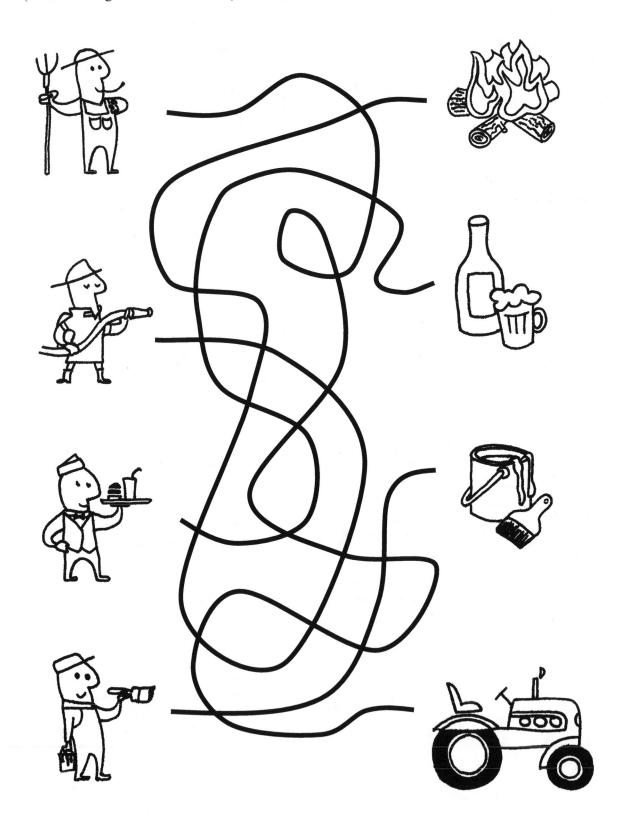

Kopiervorlage Alternative: „Labyrinth", Arbeitsblatt 1:
(in Anlehnung an Fleischmann und Oswald 1990)

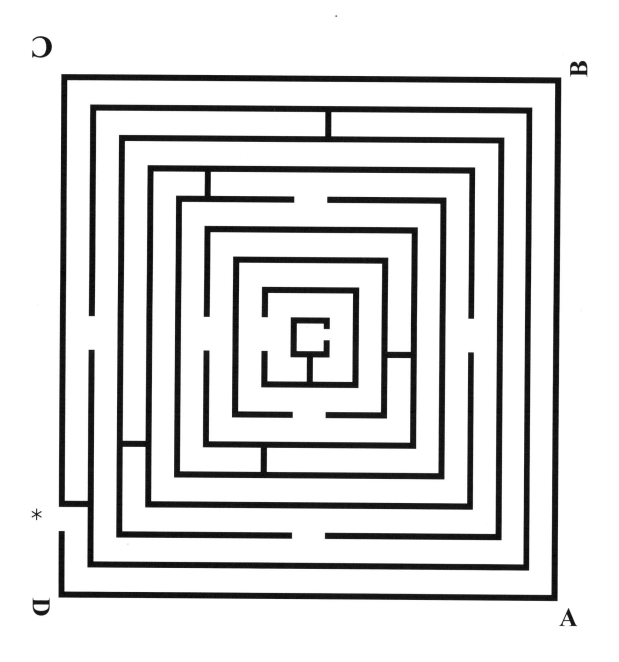

Kopiervorlage Alternative: „Labyrinth", Arbeitsblatt 2:
(in Anlehnung an Fleischmann und Oswald 1990)

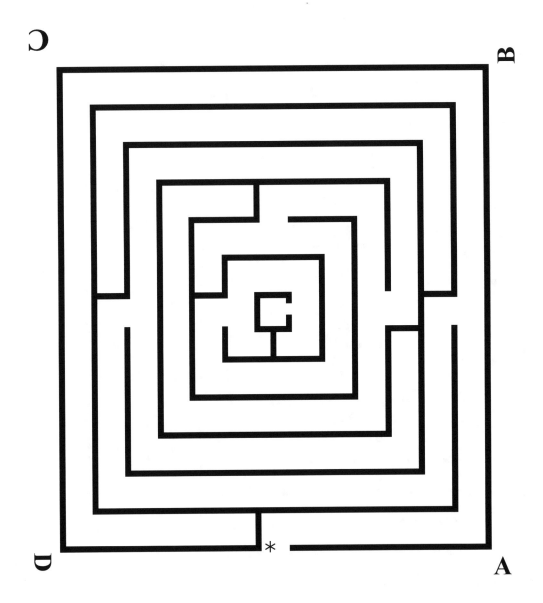

21

Therapieeinheit 21

Geräte- und Medienbedarf:

- Arbeitsblätter, Stifte
- Bildtafel

Kognitiver Teil

Absicht	Schwierigkeitsstufe 1	Schwierigkeitsstufe 2	Zeit-bedarf
Aufwärmübung A, K, KZG	1. Wortkette		5 Min.
A, K, I	2. Labyrinth (1)	2. Labyrinth (2)	3 Min.
VW, SG, A, K, ÜLZG	3. Bildbetrachtung		7 Min.
Abruf LZG	4. Wie heißen diese Sätze richtig?		3 Min.
Abruf LZG, SD	5. Oberbegriffe zuordnen (1)	5. Oberbegriffe zuordnen (2)	3 Min.

Alternativaufgaben

A, K, I	- Zahlenmuster (1)	- Zahlenmuster (2)	4 Min.

Entspannung

Absicht	Inhalt	Zeit-bedarf
Entspannung, Ausklang	Phantasiereise: „Der Berggipfel" Entspannung mit Atemübung	10 Min.

Übung 1: „Wortkette"

(in Anlehnung an SimA 1993; Evers 2008)

Ein Teilnehmer beginnt mit einem beliebigen Wort, zusammengesetzt aus zwei Nomen. Der nachfolgende Teilnehmer soll nun ein Wort nennen, bestehend aus dem zweiten Wortteil des Vorgängers und einem beliebigen Nomen.

> „Wir beginnen die heutige Stunde mit einer Wortkette. Zum Einstieg nenne ich ein Wort. Frau X fährt nun fort, indem sie ihrerseits ein Wort nennt, dieses soll mit dem Buchstaben beginnen, mit dem mein Wort aufgehört hat. So fahren wir fort, bis alle an der Reihe waren."

Beispiel: Hau<u>s</u> – <u>S</u>ie<u>b</u> – <u>B</u>laubeer<u>e</u> – <u>E</u>isbä<u>r</u> – <u>R</u>adfahre<u>r</u> – usw.

Übung: erstes Wort „Hammer"

Übung 2: „Labyrinth"

(in Anlehnung an Fleischmann und Oswald 1990)

Die Teilnehmer sollen versuchen, auf dem ausgeteilten Arbeitsblatt ausgehend von der Mitte möglichst schnell den Weg zum Ausgang zu finden und diesen mit dem Stift einzuzeichnen.

Der Gruppenleiter teilt die Arbeitsblätter und Stifte aus.

> „Die Vorlage zeigt ein Labyrinth, das Sie von oben betrachten. Die schwarzen Linien können Sie sich als Mauern vorstellen, die Sie nicht überschreiten dürfen. Ihre Aufgabe ist es nun, von der Mitte des Labyrinths so schnell wie möglich zum Ausgang zu gelangen. Suchen Sie zuerst mit dem Zeigefinger den Weg, zeichnen Sie ihn dann mit einem Stift ein."

Übung 3: „Bildbetrachtung"

(in Anlehnung an SimA 1993; Halbach 1998)

Die Teilnehmer werden dazu angehalten, sich das vorliegende Bild aufmerksam anzusehen. Nach circa 20 Sekunden werden die Bilder mit der Abbildung nach unten (zur Tischplatte hin) umgedreht. Der Gruppenleiter stellt im Anschluss einige Fragen zu dem Bild.

Der Gruppenleiter teilt die Vorlagen aus.

„Bitte schauen Sie sich das Bild genau an; prägen Sie sich die einzelnen Sachen genau ein."

Der Gruppenleiter wartet 20 Sekunden ab.

„Drehen Sie das Bild jetzt bitte um. Ich werde Ihnen jetzt einige Fragen zu dieser Abbildung stellen."

Beispielfragen zu Bild 1:

- Welche Gegenstände waren auf dem Bild zu sehen?
  (Telefon, Buch, Stift, Taschenrechner, Blumentopf, Bilderrahmen, Kaffeetasse mit Löffel, Schere)

- Lag die Schere offen oder geschlossen auf dem Tisch? *(offen)*

- War es ein Kuli oder ein Bleistift? *(Kuli)*

- War die Tasse mit oder ohne Untertasse? *(mit)*

- Lag das Buch geschlossen oder aufgeschlagen auf dem Tisch? *(aufgeschlagen)*

- Wie viele Personen waren auf dem Bild im Bilderrahmen zu sehen? *(zwei)*

Falls keine Antworten kommen, dann...

- War ein Telefon dabei? *(ja)*

- War eine Kaffeekanne auf dem Bild zu sehen? *(nein)*

- Standen Blumen auf dem Tisch? *(ja) usw.*

Es stehen zwei verschiedene Varianten des Bildes zur Auswahl. Alternativ können auch beide Bilder verglichen werden.

Übung 4: „Wie heißen diese Sätze richtig?"

(in Anlehnung an SimA 1993; Stengel und Ladner-Merz 2006; Kasten 2005; Stengel 1986a, 1993a, 1997)

Der Gruppenleiter liest jeden Satz laut vor. Die Teilnehmer sollen das falsch gebrauchte Wort durch ein passendes ergänzen.

> „Ich lese Ihnen nun Sätze vor, in denen ein Wort falsch ist. Bitte rufen Sie mir das richtige Wort einfach zu."

- **Die Krankengymnastin *massakrierte* den Patienten.**
  (massierte)
- **Der Kriminalpolizist *infizierte* sorgfältig die Wohnung des Verdächtigen.**
  (inspizierte)
- **Seine *Mätressen* waren vielfältig.**
  (Interessen)
- **Der Chef ermahnte seine Mitarbeiter, in Zukunft *affektiver* zu arbeiten.**
  (effektiver)
- **Der Dichter wartete auf die große *Transpiration*.**
  (Inspiration)
- **Ludwig der XIV. war ein wichtiger Vertreter des politischen *Alkoholismus*.**
  (Absolutismus)
- **Weil er sich beeilen musste, trat er kräftig in die *Pedanten*.**
  (Pedale)

Übung 5: „Oberbegriffe zuordnen"

(in Anlehnung an Stengel und Ladner-Merz, 2006; Stengel 1986b, 1993a, 1997; Normann 1994)

Auf den Arbeitsblättern befinden sich Wortgruppen, zu denen jeweils ein Überbegriff gefunden werden soll. Eine Auswahl von Oberbegriffen, die mit Nummern versehen sind, steht über den Wortgruppen. Diese Nummern sollen den jeweilig zugehörigen Wortreihen zugeordnet werden.

Der Gruppenleiter teilt die Arbeitsblätter und Stifte aus.

> „Auf diesem Blatt befinden sich Wortreihen, die eine Wortgruppe bilden. Darüber finden Sie eine Auswahl von Oberbegriffen die mit Nummern versehen sind. Sie sollen zu diesen Wortreihen den dazugehörigen Oberbegriff finden. Oben auf Ihrem Blatt sehen Sie die gesuchten Oberbegriffe. Suchen Sie den entsprechenden Oberbegriff aus und tragen Sie die Nummer des Oberbegriffes neben der Wortreihe ein."

Alternative: „Zahlenmuster senkrecht"

(in Anlehnung an Berchem 1994; Farmitalia Carlo Ebra GmbH o. J.)

Bei dieser Übung stehen drei Zahlen untereinander im Block. Aufgabe ist es, die drei Ziffern, die in einer Spalte identisch sind, zu unterstreichen.

Der Gruppenleiter teilt die Arbeitsblätter und Stifte aus.

„Versuchen Sie bitte, drei gleiche Ziffern zu finden, die entweder links, rechts oder in der Mitte senkrecht übereinander angeordnet sind, und streichen Sie diese an. Arbeiten Sie dabei so schnell wie möglich. Beachten Sie bitte, dass nicht in jedem Block eine entsprechende Spalte enthalten sein muss."

Entspannung: „Phantasiereise Berggipfel"

(in Anlehnung an Müller 2000; Knies et al. 1997)

Die Teilnehmer werden aufgefordert sich bequem auf den Stuhl zu setzen. Wer möchte, darf auch seine Augen schließen. Die Phantasiereise „Der Berggipfel" wird von dem Gruppenleiter in einer ruhigen, langsamen und sanften Stimme vorgetragen.

„Heute lese ich Ihnen eine Phantasiegeschichte vor. Sie heißt „Der Berggipfel". Dazu möchte ich Sie bitten, dass Sie sich ganz entspannt hinsetzen, so wie es für Sie am bequemsten ist. Wer möchte, darf auch seine Augen schließen."

Anmerkung: Der Gruppenleiter sollte während des Vortragens der Phantasiereise die Teilnehmer stets im Auge behalten, um evtl. Veränderungen wahrzunehmen. Vor allem sollte darauf geachtet werden, dass kein Teilnehmer während der Entspannung vom Stuhl kippt.

Der Berggipfel

Nach einer mühsamen Bergwanderung sind Sie nun endlich am Gipfel angekommen.
Etwas müde setzen oder legen Sie sich auf die Wiese.
Sie spüren die Schwere in den Gliedern, und diese wohlige Entspannung, die einen überkommt, wenn man nach großer Mühe ein Ziel erreicht hat.
Alles ist ruhig, die Luft ist klar – Sie atmen sie tief ein und aus.

Kurze Pause (ca. 3 Sekunden)

Sie betrachten die Umgebung um sich; das Gras, die Blumen, die Erde.
Ihr Blick schweift zum Himmel hoch; dort ziehen Wolken entlang.
Sie haben unterschiedliche Formen und Farben.
Sie betrachten sie genau. Vielleicht gleicht irgendeine Form einem Wesen, Tier oder irgendetwas was nur in Ihrer Phantasie existiert.
Ein Schwarm von Vögeln zieht am Himmel vorbei.
Sie gleiten dahin, wie kleine schwarze Punkte.

Sie fühlen sich entspannt und ruhig, warm und geborgen.
Sie beobachten Ihren Atem, er ist gleichmäßig, tief und ruhig.

Arbeitsmaterialien

Kopiervorlage Übung 2: „Labyrinth", Arbeitsblatt 1:
(in Anlehnung an Fleischmann und Oswald 1990)

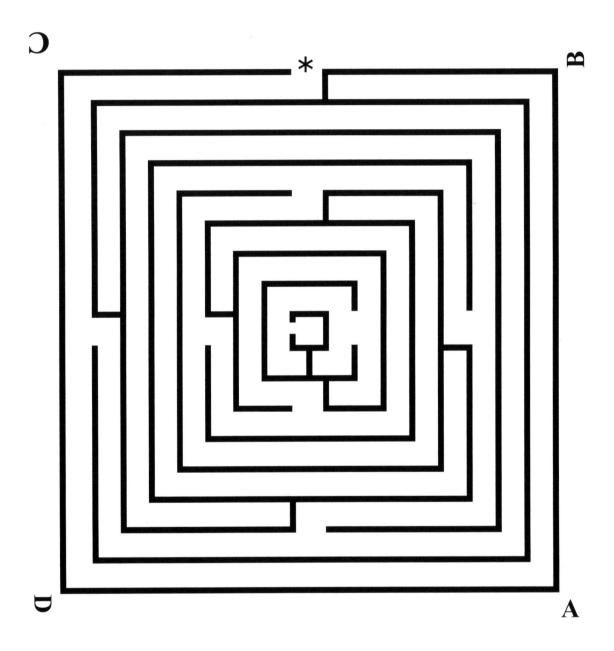

Kopiervorlage Übung 2: „Labyrinth", Arbeitsblatt 2:
(in Anlehnung an Fleischmann und Oswald 1990)

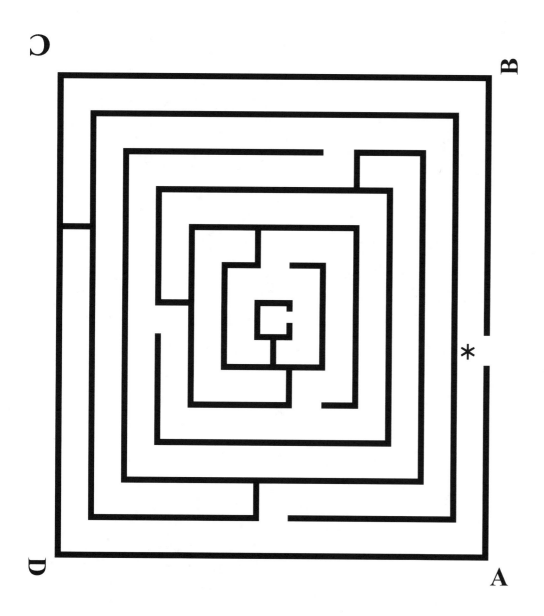

Kopiervorlage Übung 3: „Bildbetrachtung", Bild 1

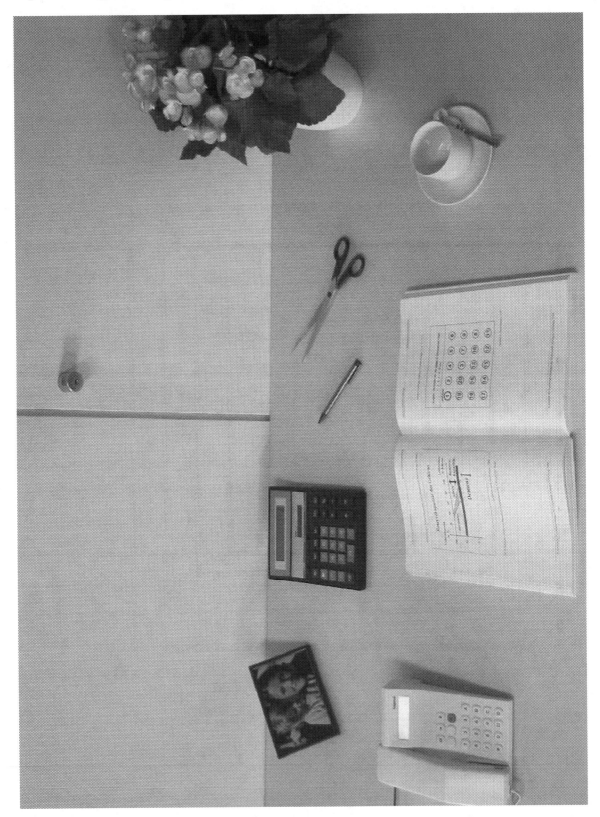

Kopiervorlage Übung 3: „Bildbetrachtung", Bild 2

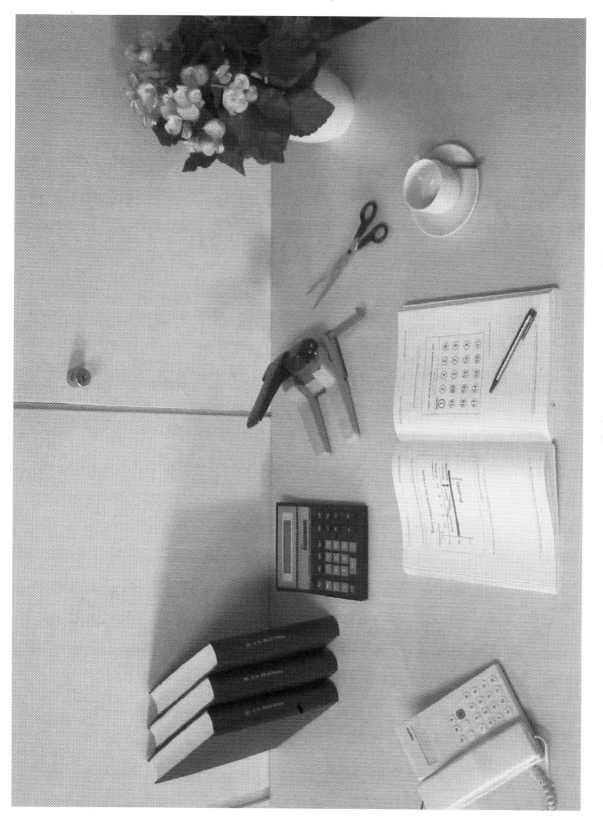

Kopiervorlage Übung 5: „Oberbegriffe zuordnen", Arbeitsblatt 1:
(in Anlehnung an Stengel und Ladner-Merz, 2006; Stengel 1986b, 1993a, 1997; Normann 1994)

1) Obst	6) Möbel
2) Gemüse	7) Gefäße
3) Spielzeuge	8) Körperteile
4) Vögel	9) Fußbekleidung
5) Metalle	10) Schreibzeug

Regal	Tisch	Stuhl	_____
Banane	Kiwi	Orange	_____
Lauch	Zwiebel	Sellerie	_____
Kupfer	Eisen	Aluminium	_____
Becher	Topf	Tasse	_____
Füße	Arme	Ohren	_____
Meise	Amsel	Papagei	_____
Stiefel	Pantoffeln	Halbschuhe	_____
Füller	Bleistift	Kugelschreiber	_____
Ball	Halma	Puppen	_____

Kopiervorlage Übung 5: „Oberbegriffe zuordnen", Arbeitsblatt 2:
(in Anlehnung an Stengel und Ladner-Merz, 2006; Stengel 1986b, 1993a, 1997; Normann 1994)

1) Obst   **6) Körperteile**
2) Gemüse   **7) Pflanzen**
3) Vögel   **8) Metalle**
4) Möbel   **9) alkoholfreie**
5) Gefäße   **Getränke**

Regal – Tisch – Stuhl   _____

Banane – Kiwi – Orange   _____

Lauch – Zwiebel – Sellerie   _____

Kupfer – Eisen – Aluminium   _____

Becher – Topf – Tasse   _____

Füße – Arme – Ohren   _____

Meise – Amsel – Papagei   _____

Saft – Wasser – Tee   _____

Rose – Farn – Salat   _____

Kopiervorlage Alternative: „Zahlenmuster senkrecht", Arbeitsblatt 1:
(in Anlehnung an Berchem 1994; Farmitalia Carlo Erba GmbH o. J.)

Beispiel:

767	757	948	090	009	686
977	868	874	747	348	960
877	939	949	773	959	994

767	757	948	090	009	666
977	868	844	747	349	960
877	939	949	773	959	994

878	979	080	452	094	765
809	745	870	852	854	585
895	853	935	232	764	095

978	584	524	758	786	838
979	754	576	978	634	098
986	864	868	768	756	678

563	543	689	979	908	324
863	798	678	986	757	543
763	799	609	955	654	075

873	768	859	983	848	983
857	798	847	947	385	863
857	748	865	342	345	843

Kopiervorlage Alternative: „Zahlenmuster senkrecht", Arbeitsblatt 2:
(in Anlehnung an Berchem 1994; Farmitalia Carlo Erba GmbH o. J.)

Beispiel:

76**7**	757	948	090	009	686
97**7**	868	874	747	348	960
87**7**	939	949	773	959	994

767	757	948	090	009	666
977	868	844	747	349	960
877	939	949	773	959	994

878	979	080	452	094	765
809	745	870	852	854	585
895	853	935	232	764	095

978	584	524	758	786	838
979	754	576	978	634	098
986	864	868	768	756	601

Therapieeinheit 22

Geräte- und Medienbedarf:

- Arbeitsblätter, Stifte
- Farb-Wort-Tafel
- Tasttafeln, Stoffbeutel

Kognitiver Teil

Absicht	Schwierigkeitsstufe 1	Schwierigkeitsstufe 2	Zeit-bedarf
Aufwärmübung A, K, KZG	1. Wortkette		5 Min.
A, K	2. Verborgene Wörter (1)	2. Verborgene Wörter (2)	5 Min.
A, K, I	3. Farb-Wort-Tafel		5 Min.
TW, Abruf LZG	4. Tastspiel mit Tast-Tafeln und Stoffbeutel		8 Min.

Alternativaufgaben

SD, A, K	- Symbole ergänzen (1)	- Symbole ergänzen (2)	5 Min.
A, K, I	- Labyrinth (1)	- Labyrinth (2)	3 Min.

Entspannung

Absicht	Inhalt	Zeit-bedarf
Entspannung, Ausklang	Gedicht „Wünschelrute" von Joseph von Eichendorff	2 Min.

Übung 1: „Wortkette"

(in Anlehnung an SimA 1993; Evers 2008)

Ein Teilnehmer beginnt mit einer beliebigen Farbe. Der nachfolgende Teilnehmer soll nun eine Farbe nennen, die mit dem letzten Buchstaben der vorigen Farbe beginnt.

> „Wir beginnen die heutige Stunde mit einer Wortkette. Frau X nennt eine Farbe. Frau Y fährt nun fort, indem sie ihrerseits eine Farbe nennt, die jedoch mit dem letzten Buchstaben der von Frau X genannten Farbe als Anfangsbuchstaben beginnt."

Beispiel: rot – türkis– schwarz– zinnoberrot – tintenblau – umbra – alabaster ...

Übung: erstes Wort „gelb"

Übung 2: „Verborgene Wörter"

(in Anlehnung an SimA 1993; Rigling 1998, 2002; Brost 1995)

Die Teilnehmer sollen versuchen, die in der Aneinanderreihung von Buchstaben versteckten Namen von Schauspielern zu finden und zu markieren.

Der Gruppenleiter teilt die Arbeitsblätter und Stifte aus.

> „In dem folgenden Durcheinander von Buchstaben sind einige Namen von Schauspielern versteckt. Finden Sie bitte die unten angegebenen Namen heraus und unterstreichen oder umringen Sie diese. Die zu findenden Begriffe sind nur waagerecht oder senkrecht angeordnet."

Um ein leichteres Anspruchsniveau zu erreichen, können drei Begriffe weggelassen werden.

Übung 3: „Farb-Wort-Tafel"

(in Anlehnung an Fleischmann und Oswald 1990)

Die Aufgabe der Teilnehmer ist es, möglichst rasch die **Druckfarben** der Worte zu nennen. Jeder Teilnehmer liest laut eine Reihe der Farb-Wort-Tafel vor.

Der Gruppenleiter teilt die Farb-Wort-Tafeln aus.

> „Ihre Aufgabe ist hier, möglichst schnell die Farben laut auszusprechen, in denen die Wörter geschrieben sind. Sie sollen nicht die Wörter vorlesen sondern nur deren Farben laut aussprechen."

Der Gruppenleiter liest die erste Reihe der Tafel als Beispiel vor.

Übung 4: „Tastspiel mit Tast-Tafeln"

(in Anlehnung an Knies et al. 1997; Hanna und Hanna1998)

Das Spiel besteht aus einem Stoffbeutel, in dem sich kleine Täfelchen befinden, auf denen je ein Gegenstand angebracht ist (Kiefernzapfen, Teppich, Schrauben, Bohnen, Watte, Klettverschluss, Peddigrohr, Linsen...). Die Teilnehmer sollen nacheinander die Täfelchen im Säckchen befühlen und eines auswählen, das sie dann den anderen Teilnehmern so beschreiben, dass diese erraten können, was sich auf dem Täfelchen befindet. Jeder Teilnehmer kommt einmal an die Reihe.

„Ich gebe Ihnen jetzt diesen Stoffbeutel. Darin befinden sich kleine Täfelchen, auf denen unterschiedliche Gegenstände angebracht sind. Sie dürfen jetzt in den Stoffbeutel fassen und die Täfelchen befühlen. Dann suchen Sie sich ein Täfelchen aus und beschreiben dieses so, dass die anderen Teilnehmer erraten können, um welchen Gegenstand es sich handelt. Wir fahren so fort, bis alle einmal an der Reihe waren."

Alternative „Symbole ergänzen"

(in Anlehnung an SimA 1993; Klauer 2002)

Auf den Arbeitsblättern sind Lücken in der Symbolfolge, die von den Teilnehmern ergänzt werden sollen.

Der Gruppenleiter teilt die Arbeitsblätter und Stifte aus.

„Bei dieser Übung sind verschiedene Symbole in einer bestimmten Anordnung aneinandergereiht. Hin und wieder fehlen aber einige Zeichen. Ihre Aufgabe ist es nun, die Lücken mit den entsprechenden Symbolen zu ergänzen. Tragen Sie bitte in jede Lücke das passende Symbol ein."

Alternative „Labyrinth"

(in Anlehnung an Fleischmann und Oswald 1990)

Die Teilnehmer sollen versuchen, auf dem ausgeteilten Arbeitsblatt ausgehend von der Mitte möglichst schnell den Weg zum Ausgang zu finden und mit dem Stift einzuzeichnen.

Der Gruppenleiter teilt die Arbeitsblätter und Stifte aus.

„Die Vorlage zeigt ein Labyrinth, das Sie von oben betrachten. Die schwarzen Linien können Sie sich als Mauern vorstellen, die Sie nicht überschreiten dürfen. Ihre Aufgabe ist es nun, von der Mitte des Labyrinths so schnell wie möglich zum Ausgang zu gelangen. Suchen Sie zuerst mit dem Zeigefinger den Weg, zeichnen Sie ihn dann mit einem Stift ein."

Entspannung: Gedicht „Wünschelrute"

Zum Abschluss liest der Gruppenleiter das Gedicht „Wünschelrute" von Joseph von Eichendorff vor.

> „Als Entspannung lese ich Ihnen das Gedicht „Wünschelrute" von Joseph von Eichendorff vor."

Wünschelrute

Schläft ein Lied in allen Dingen,
Die da träumen fort und fort,
und die Welt hebt an zu singen,
Triffst du nur das Zauberwort.

(Joseph von Eichendorff)

Arbeitsmaterialien

Kopiervorlage Übung 2: „Verborgene Wörter":

(in Anlehnung an SimA 1993; Rigling 1998, 2002; Brost 1995)

<u>Folgende Namen von Schauspieler sind in waagrechter und senkrechter Leserichtung versteckt:</u>

Rühmann	**Moser**	**Juhnke**
Jürgens	**Lingen**	**Kabel**

J L T E A N K A R P F E N

B Y U J E B O F Ü O Ä Q Y

M Q N U Ü Y J Ä H Q O Ä L

V B F H U O Ü Ä M O S E R

B P I N H Ö R A A Ö F O N

U Ü C K J I G Ü N S O N G

K A B E L Ü E G N W R Ü E

A L H E C H N L I N G E N

A Q H Ä O M S Ä D L E R N

22

Kopiervorlage Übung 2: „Verborgene Wörter":
(in Anlehnung an SimA 1993; Rigling 1998, 2002; Brost 1995)

Folgende Namen von Schauspieler sind in waagrechter und senkrechter Leserichtung versteckt:

Lingen   Moser   Juhnke
Kabel

J A N K A B E L E L E

U E B O F Ü O Ä Q

H Ü Y J Ä H Q O Ä

N U O Ü M O S E R

K H Ö R A A Ö F O

E B E L I N G E N

Kopiervorlage Alternative: „Symbole ergänzen", Arbeitsblatt 1:

(in Anlehnung an SimA 1993; Klauer 2002)

Kopiervorlage Alternative: „Symbole ergänzen", Arbeitsblatt 2:
(in Anlehnung an SimA 1993; Klauer 2002)

Lösung Alternative: „Symbole ergänzen" (1)

(in Anlehnung an SimA 1993; Klauer 2002)

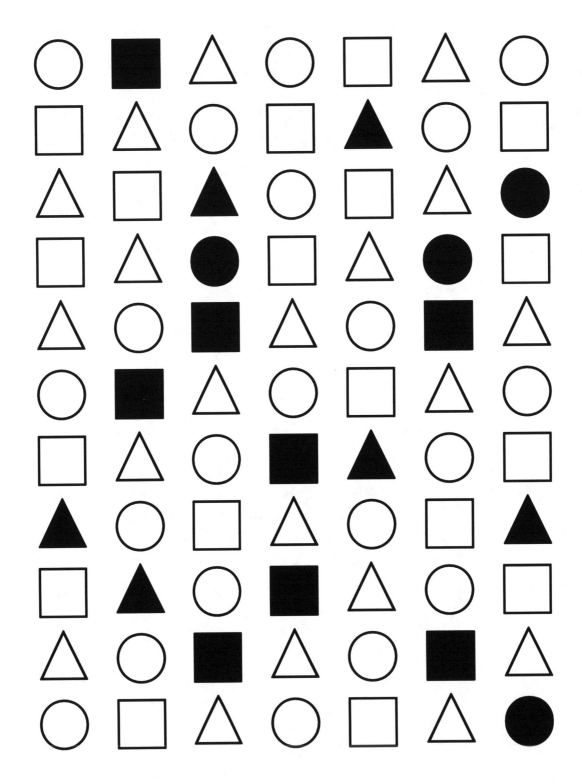

Lösung Alternative: „Symbole ergänzen" (2)
(in Anlehnung an SimA 1993; Klauer 2002)

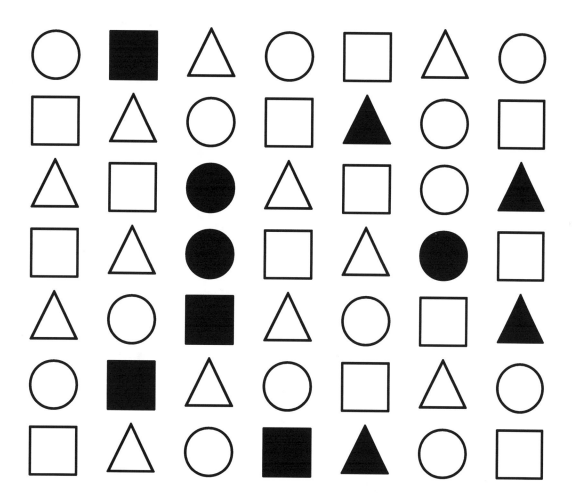

Kopiervorlage Alternative: „Labyrinth", Arbeitsblatt 1:

(in Anlehnung an Fleischmann und Oswald 1990)

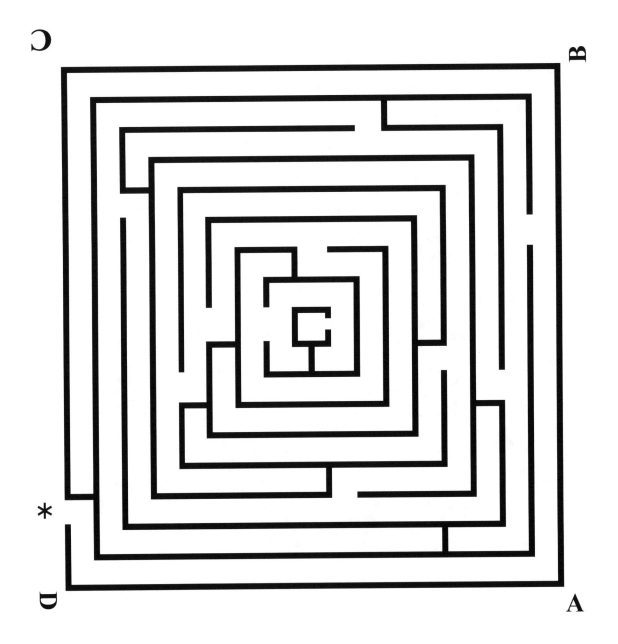

Kopiervorlage Alternative: „Labyrinth", Arbeitsblatt 2:
(in Anlehnung an Fleischmann und Oswald 1990)

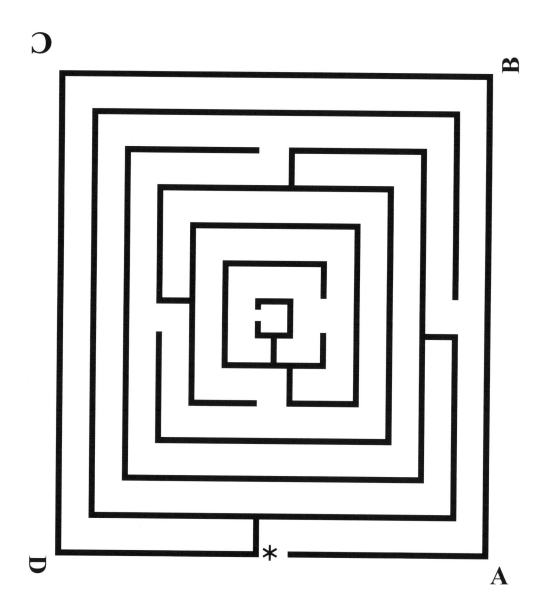

389

22

Kopiervorlage Entspannung: Gedicht „Wünschelrute"

Wünschelrute

Schläft ein Lied in allen Dingen,
Die da träumen fort und fort,
und die Welt hebt an zu singen,
Triffst du nur das Zauberwort.

(Joseph von Eichendorff)

Therapieeinheit 23

Geräte- und Medienbedarf:

- Arbeitsblätter, Stifte
- 5 Döschen (z.B. Filmdosen) mit Geruchsproben
- (Flipchart)

Kognitiver Teil

Absicht	Schwierigkeitsstufe 1	Schwierigkeitsstufe 2	Zeit-bedarf
Aufwärmübung Abruf LZG	1. Gegensätze ergänzen		5 Min.
Abruf LZG	2. Zusammenhänge erkennen (1)	2. Zusammenhänge erkennen (2)	4 Min.
A, K, KZG	3. Buchstabenrätsel (1)	3. Buchstabenrätsel (2)	2 Min.
OW, Abruf LZG	4. Verschiedene Gerüche		10 Min.

Alternativaufgaben

A, K, I	- Textbearbeitung – Buchstaben ausstreichen (1)	- Textbearbeitung – Buchstaben ausstreichen (2)	5 Min.

Entspannung

Absicht	Inhalte	Zeit-bedarf
Entspannung, Ausklang	Gedicht „Der Weltlauf" von Eugen Roth Entspannung mit Atemübung	5 Min.

Übung 1: „Ergänzen von Gegensätzen"

(in Anlehnung an Klauer 2002; Evers 2008)

Die Teilnehmer sollen zu den vom Gruppenleiter vorgegebenen Wörtern die Gegensätze finden.

„Zu den Wörtern, die ich in die Runde rufen werde, sollen Sie die gegensätzlichen Bedeutungen finden. Rufen Sie mir das gesuchte Wort bitte zu!"

hell	(…dunkel)	**dick**	(…dünn)	**satt**	(…hungrig)
Tag	(…Nacht)	**hart**	(…weich)	**gesund**	(…krank)
rau	(…glatt)	**schön**	(…hässlich)	**trocken**	(…nass)
flüssig	(…fest)	**viel**	(…wenig)	**arm**	(…reich)
Mann	(…Frau)	**warm**	(…kalt)	**fröhlich**	(…traurig)
klein	(…groß)	**voll**	(…leer)	**aktiv**	(…passiv)
hoch	(…tief)	**lang**	(…kurz)	**süß**	(…sauer)

Übung 2: „Zusammenhänge erkennen"

(in Anlehnung an SimA 1993; Gräßel 1989)

Auf dem Arbeitsblatt stehen drei Wörter in einer Zeile. Eins davon ist fett gedruckt und mit einer Nummer versehen. Unter den beiden <u>nicht</u> gekennzeichneten Wörtern sollen die Teilnehmer das in sinngemäßem Zusammenhang mit dem markierten Wort stehende herausfinden und markieren.

Der Gruppenleiter teilt die Arbeitsblätter und Stifte aus.

„In jeder Zeile stehen drei Wörter. Eins dieser Wörter ist fett gedruckt und mit einer Nummer versehen. Suchen Sie zuerst dieses Wort. Nun sollen Sie herausfinden, welches der beiden anderen Wörter sinngemäß dazugehört. Unterstreichen Sie bitte das Wort."

Übung 3: „Buchstabenrätsel"

(in Anlehnung an SimA 1993; Rigling 1998, 2002; Berchem 1994)

Die Teilnehmer sollen die mit Zahlen verbundenen Buchstaben in die entsprechende Reihenfolge bringen und das Lösungswort nennen bzw. auf ihrem Arbeitsblatt eintragen. Die Zahlen geben an, in welcher Reihenfolge die Buchstaben zu lesen sind. Die geometrischen Formen um die Zahlen dienen lediglich als Störreiz.

Der Gruppenleiter teilt die Arbeitsblätter und Stifte aus.

„Hier besteht Ihre Aufgabe darin, die mit den Zahlen verbundenen Buchstaben in die richtige Reihenfolge zu bringen. Die Zahlen geben an, in welcher Reihenfolge die Buchstaben zu lesen sind. Haben Sie die Buchstaben richtig sortiert, so ergibt sich ein Lösungswort. Schreiben Sie zu jeder Zahl den Buchstaben auf Ihr Arbeitsblatt. *(Alternativ: Rufen Sie mir das Wort bitte zu).*"

Lösungen: **Phantasie (Arbeitsblatt 1)**
Glück (Arbeitsblatt 2)

Übung 4: „Verschiedene Gerüche"

(in Anlehnung an SimA 1993; Stengel und Ladner-Merz 2006, 2007; Stengel 1986a, 1993a, 1997; Labisch und Lepping 1995; Halbach 1995)

Durchführung:
Der Gruppenleiter schreibt verschiedene charakteristische Gerüche an die Flipchart.
Fünf verschiedene Döschen, die mit den an der Flipchart angeschriebenen Geruchsproben gefüllt sind, werden nacheinander in der Gruppe reihum gegeben. Aufgabe der Teilnehmer ist es, den Geruch in jedem einzelnen Döschen herauszufinden und zu benennen.

„Heute wollen wir den Geruchssinn schulen. In jedem dieser Döschen befindet sich ein anderer Duft. Wir werden jetzt ein Döschen nach dem anderen öffnen und herumgeben. Versuchen Sie zu erraten, um welchen Duft es sich handelt und nennen Sie ihn. Als kleine Hilfe habe ich vorne an der Tafel angeschrieben, welche Düfte sich in den Döschen befinden. Aber vielleicht versuchen Sie es zuerst, ohne an die Tafel zu schauen."

Beispiele für Geruchsproben: Gewürze, Kaffee, Kräuter, Essig, Spülmittel, Schuhcreme, Käse, Pflanzen, Lebkuchen

Alternative: „Textbearbeitung"

(in Anlehnung an SimA 1993; Wurzer 1989; Berchem 1994)

Buchstaben ausstreichen

Die Teilnehmer sollen einen bestimmten Buchstaben auf dem Arbeitsblatt ausstreichen.
Der Gruppenleiter teilt hierfür die Übungsblätter und Stifte aus.

> „In dieser Übung sollen Sie auf Ihrem Arbeitsblatt alle „L" ausstreichen. Machen Sie dies möglichst rasch und versuchen Sie, keines zu vergessen."

Der Buchstabe „L" kann zur Erleichterung an die Tafel oder Flipchart geschrieben werden.

Entspannung: Gedicht „Weltlauf"

Der Gruppenleiter führt eine kurze Entspannung durch und liest anschließend langsam das Gedicht „Weltlauf" von Eugen Roth vor. Die Stimme des Vorlesers bleibt dabei ruhig.

> „Ich möchte Sie bitten, sich ganz entspannt hinzusetzen. Versuchen Sie eine bequeme Sitzhaltung für sich einzunehmen. Wer möchte, darf auch seine Augen schließen.
> Atmen Sie dreimal tief ein und aus. Beobachten Sie Ihren natürlichen Atemrhythmus."
> „Jetzt möchte ich Ihnen ein Gedicht vorlesen. Dieses Gedicht heißt *Der Weltlauf* und ist von Eugen Roth. Wer möchte, darf hinterher gerne etwas dazu sagen."

Anmerkung: Der Gruppenleiter sollte während des Vortragens der Phantasiereise die Teilnehmer stets im Auge behalten, um evtl. Veränderungen wahrzunehmen. Vor allem sollte darauf geachtet werden, dass kein Teilnehmer während der Entspannung vom Stuhl kippt.

Weltlauf

Ein Mensch, erst zwanzig Jahre alt,
Beurteilt Greise ziemlich kalt
Und hält sie für verkalkte Deppen,
Die zwecklos sich durchs Dasein schleppen.
Der Mensch, der junge, wird nicht jünger:
Nun, was wuchs denn auf *seinem* Dünger?
Auch er sieht, daß trotz Sturm und Drang,
Was er erstrebt, zumeist mißlang,
Daß auf der Welt als Mensch und Christ
Zu leben, nicht ganz einfach ist,
Hingegen leicht, an Herrn mit Titeln
Und Würden schnöd herumzukritteln.
Der Mensch, nunmehr bedeutend älter,
Beurteilt jetzt die Jugend kälter
Vergessend frühres Sich-Erdreisten:
„Die Rotzer sollen erst was leisten!"
Die neue Jugend wiedrum hält...
Genug – das ist der Lauf der Welt!

(Eugen Roth)

Arbeitsmaterialien

Kopiervorlage Übung 2: „Zusammenhänge erkennen", Arbeitsblatt 1:
(in Anlehnung an SimA 1993; Gräßel 1989)

Beispiel:
1. schmecken   Augen   <u>sehen</u>

schmecken   **1. Buch**   lesen

schlafen   **2. Schule**   lernen

trinken   essen   **3. Wein**

4. Fahrrad   gehen   fahren

schwimmen   **5. Vogel**   fliegen

Milch   **6. Hühner**   Eier

Bäcker   Metzger   **7. Brot**

8. Ohren   hören   sehen

Sommer   Winter   **9. warm**

10. Rock   Mann   Frau

klopfen   **11. Hammer**   schneiden

Kopiervorlage Übung 2: „Zusammenhänge erkennen", Arbeitsblatt 2:
(in Anlehnung an SimA 1993; Gräßel 1989)

Beispiel:
1. schmecken   Augen   <u>sehen</u>

schmecken	**1. Buch**	lesen
schlafen	**2. Schule**	lernen
trinken	essen	**3. Wein**
4. Fahrrad	gehen	fahren
schwimmen	**5. Vogel**	fliegen

23

Kognitive Aktivierung mit SimA®-P

Kopiervorlage Übung 3: „Buchstabenrätsel", Arbeitsblatt 1:

(in Anlehnung an SimA 1993; Rigling 1998, 2002; Berchem 1994)

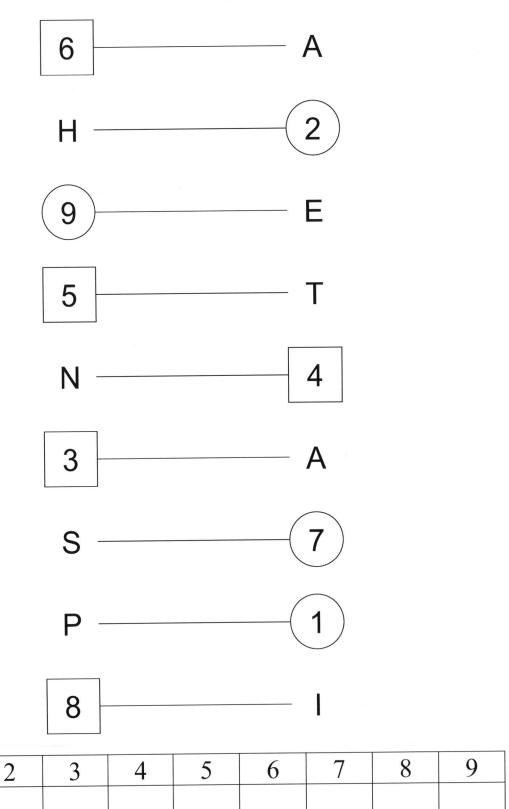

1	2	3	4	5	6	7	8	9

400

23

Kopiervorlage Übung 3: „Buchstabenrätsel", Arbeitsblatt 2:
(in Anlehnung an SimA 1993; Rigling 1998, 2002; Berchem 1994)

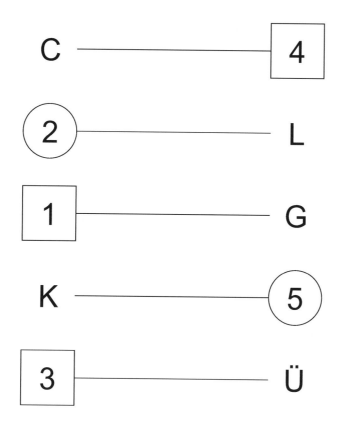

1	2	3	4	5

Kopiervorlage Alternative: „Textbearbeitung", Arbeitsblatt 1:
(in Anlehnung an SimA 1993; Wurzer 1989; Berchem 1994)

K H H L I X M I L N K D L L H Y I

L K L I X N L K I I M L D K K L M

M N D M L L X Y D M L I X Y L I I

L D X K D Y Y L K N M L D X D E L

E M Y Y D L M I N K L D D Y M N Y

L D Y L L D E X K E K L Y I D I E

X Y L I M K N L L X M Y K L X Y L

I X D E W K M N K D L M X Y L I E

E I D L I K N Y D K I L Y X N M L

L D E W X M Y L L N Y M I I D L E

Kopiervorlage Alternative: „Textbearbeitung", Arbeitsblatt 2:
(in Anlehnung an SimA 1993; Wurzer 1989; Berchem 1994)

K H H L I X M I L N K D L L H Y I

L K L I X N L K I I M L D K K L M

M N D M L L X Y D M L I X Y L I I

L D X K D Y Y L K N M L D X D E L

E M Y Y D L M I N K L D D Y M N Y

Kopiervorlage Entspannung: Gedicht „Weltlauf"

Weltlauf

Ein Mensch, erst zwanzig Jahre alt,
Beurteilt Greise ziemlich kalt
Und hält sie für verkalkte Deppen,
Die zwecklos sich durchs Dasein schleppen.
Der Mensch, der junge, wird nicht jünger:
Nun, was wuchs denn auf *seinem* Dünger?
Auch er sieht, daß trotz Sturm und Drang,
Was er erstrebt, zumeist mißlang,
Daß auf der Welt als Mensch und Christ
Zu leben, nicht ganz einfach ist,
Hingegen leicht, an Herrn mit Titeln
Und Würden schnöd herumzukritteln.
Der Mensch, nunmehr bedeutend älter,
Beurteilt jetzt die Jugend kälter
Vergessend frühres Sich-Erdreisten:
„Die Rotzer sollen erst was leisten!"
Die neue Jugend wiedrum hält...
Genug – das ist der Lauf der Welt!

(Eugen Roth)

Therapieeinheit 24

Geräte- und Medienbedarf:

- Arbeitsblätter, Stifte
- Flipchart
- Bildtafel
- (Farb-Wort-Tafel)

Kognitiver Teil

Absicht	Schwierigkeitsstufe 1	Schwierigkeitsstufe 2	Zeit-bedarf
Aufwärmübung Abruf LZG, A, K, I	1. Wörter finden		5 Min.
SG, A, K, ÜLZG	2. Lückentext (1)	2. Lückentext (2)	5 Min.
A, K, I	3. Textbearbeitung – Buchstaben ausstreichen (1)	3. Textbearbeitung – Buchstaben ausstreichen (2)	3 Min.
SG, A, K, VW, ÜLZG	4. Bildbetrachtung		5 Min.

Alternativaufgaben

A, K	- Buchstabenrätsel (1)	- Buchstabenrätsel (2)	2 Min.
A, K, I	- Farb-Wort-Tafel		5 Min.

Entspannung

Absicht	Inhalt	Zeit-bedarf
Entspannung, Ausklang	Geschichte „Die Teekanne" von Hans Christian Andersen	5 Min.

24

Übung 1: „Wörter finden"

(in Anlehnung an SimA 1993; Evers 2008; Stengel und Ladner-Merz 2006; Stengel 1986a, 1997; Halbach 1995)

a) Beliebige Wörter mit A,B,C usw.

Der Spielablauf ist reihum. Der erste Teilnehmer nennt ein Wort mit „A", der zweite ein Wort mit „B", usw.. Bei dieser Aufgabe steht im Vordergrund, dass die Teilnehmer aufmerksam bei der Sache bleiben und möglichst schnell ein passendes Wort finden.

b) Vornamen mit A, B, C usw.

> „Ich möchte mit Ihnen ein Wortspiel machen, bei dem zu jedem Buchstaben des Alphabets ein Vorname gefunden werden soll: Der erste Teilnehmer beginnt mit einem Vornamen, der mit A anfängt. Der zweite mit B, usw. Der Ablauf geht reihum und geht so lange bis alle Buchstaben des Alphabets dran waren."

Anna	Jürgen	Richard
Bernd	Klaus	Susanne
Christine	Ludwig	Theodor
Dieter	Marion	Ursula
Erika	Nina	Veith
Frieda	Otto	Walter
Gerda	Paula	Xaver
Harald	Quentin	Yvonne
Inge		Zacharias

c) Städte mit A, B, C usw.

> „Ich möchte mit Ihnen ein Wortspiel machen, bei dem zu jedem Buchstaben des Alphabets eine Stadt gefunden werden soll: Der erste Teilnehmer beginnt mit einer Stadt, die mit A anfängt. Der zweite mit B, usw.. Der Ablauf geht reihum und geht so lange bis alle Buchstaben des Alphabets dran waren."

Amsterdam	Jena	Saarbrücken
Berlin	Köln	Trier
Celle	Ludwigshafen	Ulm
Düsseldorf	München	Venedig
Essen	Nürnberg	Wien
Freiburg	Oslo	Xanten
Giessen	Prag	Yokohama
Hamburg	Quedlinburg	Zürich
Innsbruck	Regensburg	

Alternative: Länder mit A, B, C, usw.

> „Ich möchte mit Ihnen ein Wortspiel machen, bei dem zu jedem Buchstaben des Alphabets ein Land gefunden werden soll: Der erste Teilnehmer beginnt mit einem Land, das mit A anfängt. Der zweite mit B, usw.. Der Ablauf geht reihum und so lange bis alle Buchstaben des Alphabets dran waren."

Australien	Italien	Russland
Belgien	Japan	Spanien
China	Kanada	Türkei
Deutschland	Luxemburg	Ungarn
England	Mazedonien	Venezuela
Frankreich	Norwegen	Weißrussland
Griechenland	Österreich	Zypern
Holland	Portugal	

Übung 2: „Lückentext"

(in Anlehnung an Bellmann 1994; Kasten 2005)

Der Gruppenleiter liest den Teilnehmern den folgenden Textabschnitt vor (aus „Die Teekanne" von Hans Christian Andersen):

Die Teekanne
Es war einmal eine stolze Teekanne, stolz auf ihr Porzellan, stolz auf ihre lange Tülle, stolz auf ihren breiten Henkel; sie hatte etwas vorne an und hinten an, den Henkel hinten, die Tülle vorn, und davon sprach sie; aber sie sprach nicht von ihrem Deckel, der war zerbrochen, der war gekittet, der hatte einen Fehler, und von seinen Fehlern spricht man nicht gerne, das tun die andern genug. Tassen, Sahnekännchen und Zuckerdose, das ganze Teegeschirr würde wohl mehr an die Gebrechlichkeit des Deckels denken und von der sprechen als von dem guten Henkel und der ausgezeichneten Tülle, das wusste die Teekanne.

Danach erhalten die Teilnehmer einen Lückentext. Die einzusetzenden Worte befinden sich über dem Schriftstück und sind mit Nummern versehen, so dass in die Leerräume des Textes nur die Zahlen eingetragen werden müssen.

Der Gruppenleiter teilt die Arbeitsblätter und Stifte aus.

> „Sie erhalten jetzt den Textabschnitt, den ich Ihnen eben vorgelesen habe. Allerdings enthält dieser Text einige Lücken. Ihre Aufgabe ist es nun, aus der Erinnerung diese Leerstellen zu ergänzen. Die einzufügenden Worte sind mit Nummern versehen, die sich über dem Text befinden. Ihre Aufgabe ist es, die richtige Zahl in die Lücke einzutragen."

Wenn alle Teilnehmer den Lückentext bearbeitet haben, geht der Gruppenleiter den Text mit den Teilnehmern durch. Die Teilnehmer rufen ihre Lösungen zu, diese werden mit dem Original verglichen und gegebenenfalls korrigiert.

Übung 3: „Textbearbeitung"

(in Anlehnung an SimA 1993; Wurzer 1989; Berchem 1994)

Buchstaben ausstreichen

Die Teilnehmer sollen einen bestimmten Buchstaben im Text ausstreichen.

Der Gruppenleiter teilt hierfür die Stifte und die Arbeitsblätter mit dem Text („Die Teekanne" von Hans Christian Andersen) aus.

> „In dieser Übung sollen Sie aus dem vorliegenden Text alle „E" ausstreichen. Machen Sie dies möglichst rasch und versuchen Sie, keines zu vergessen."

Die Buchstaben „E" und „e" können zur Erleichterung an die Tafel oder Flipchart geschrieben werden.

Übung 4: „Bildbetrachtung"

(in Anlehnung an SimA 1993; Halbach 1998)

Die Teilnehmer sollen sich das vor ihnen liegende Bild aufmerksam ansehen. Nach circa 20 Sekunden werden die Blätter mit der Abbildung nach unten (zur Tischplatte hin) umgedreht. Der Gruppenleiter stellt nun einige Fragen zu dem Bild.

Der Gruppenleiter teilt die Arbeitsblätter aus.

> „Bitte schauen Sie sich das Bild genau an, prägen Sie sich die einzelnen Sachen gut ein."

20 Sekunden Bildbetrachtung

> „Drehen Sie das Bild jetzt bitte um. Ich werde ihnen jetzt einige Fragen zu dieser Abbildung stellen."

Beispielfragen zu Bild 1:

- Welche Gegenstände waren auf dem Bild zu sehen?
  (Spülbecken, Spülbürste, Spülschwamm, Kaffeebecher, Milchkännchen, Teller, Gabeln, Spülmittel, Kaffeemaschine, Zuckerdöschen mit Löffel, Geschirrtuch)

- Wo stand die Tasse? *(im Becken)*

- Wie viele Gabeln waren auf dem Bild zusehen? *(2 Gabeln)*

- Was lag neben dem Spülmittel? *(eine Spülbürste)*

Es stehen zwei verschiedene Varianten des Bildes zur Auswahl. Alternativ können auch beide Bilder verglichen werden.

Alternative: „Buchstabenrätsel"

(in Anlehnung an SimA 1993; Rigling 1998, 2002; Berchem 1994)

Die Teilnehmer sollen die mit Zahlen verbundenen Buchstaben in die entsprechende Reihenfolge bringen und das Lösungswort nennen bzw. auf ihrem Arbeitsblatt eintragen. Die Zahlen geben an, in welcher Reihenfolge die Buchstaben zu lesen sind. Die geometrischen Formen um die Zahlen dienen lediglich als Störreiz.

Der Gruppenleiter teilt die Arbeitsblätter und Stifte aus.

„Hier besteht Ihre Aufgabe darin, die mit den Zahlen verbundenen Buchstaben in die richtige Reihenfolge zu bringen. Die Zahlen geben an, in welcher Reihenfolge die Buchstaben zu lesen sind. Haben Sie die Buchstaben richtig sortiert, so ergibt sich ein Lösungswort. Schreiben Sie zu jeder Zahl den Buchstaben auf Ihr Arbeitsblatt. *(Alternativ: Rufen Sie mir das Wort bitte zu).*"

Lösungen: **Schwester (Arbeitsblatt 1)**
Bruder (Arbeitsblatt 2)

Alternative: „Farb-Wort-Tafel"

(in Anlehnung an Fleischmann und Oswald 1990)

Die Aufgabe der Teilnehmer ist es, möglichst rasch die **Druckfarben** der Worte zu nennen. Jeder Teilnehmer liest laut eine Reihe der Farb-Wort-Tafel vor.

Der Gruppenleiter teilt die Farb-Wort-Tafeln aus.

„Ihre Aufgabe ist hier, möglichst schnell die Farben laut auszusprechen, in denen die Wörter geschrieben sind. Sie sollen nicht die Wörter vorlesen sondern nur deren Farben laut aussprechen."

Der Gruppenleiter liest die erste Reihe der Tafel als Beispiel vor.

Entspannung: Geschichte „Die Teekanne"

Der Gruppenleiter liest zum Abschluss der Stunde die komplette Geschichte „Die Teekanne" von Hans Christian Andersen vor. Nach Bedarf kann die Geschichte auch kopiert und den Gruppenteilnehmern mitgegeben werden.

> „Zum Abschluss der heutigen Stunde möchte ich Ihnen die ganze Geschichte vorlesen. Sie heißt „Die Teekanne". Hans Christian Andersen hat diese Geschichte geschrieben."

Die Teekanne

Es war einmal eine stolze Teekanne, stolz auf ihr Porzellan, stolz auf ihre lange Tülle, stolz auf ihren breiten Henkel; sie hatte etwas vorne an und hinten an, den Henkel hinten, die Tülle vorn, und davon sprach sie; aber sie sprach nicht von ihrem Deckel, der war zerbrochen, der war gekittet, der hatte einen Fehler, und von seinen Fehlern spricht man nicht gerne, das tun die andern genug. Tassen, Sahnekännchen und Zuckerdose, das ganze Teegeschirr würde wohl mehr an die Gebrechlichkeit des Deckels denken und von der sprechen als von dem guten Henkel und der ausgezeichneten Tülle, das wusste die Teekanne. „Ich kenne sie!" sagte sie zu sich selber. „Ich kenne auch wohl meine Mängel, und ich erkenne sie, darin liegt meine Demut, meine Bescheidenheit, Mängel haben wir alle, aber man hat doch auch Begabung. Die Tassen erhielten einen Henkel, die Zuckerdose einen Deckel, und ich erhielt noch ein Ding voraus, das sie niemals erhalten, ich erhielt eine Tülle, die macht mich zur Königin auf dem Teetisch. Der Zuckerschale und dem Sahnekännchen ward es vergönnt, die Dienerinnen des Wohlgeschmacks zu sein, aber ich bin die Gebende, die Herrschende, ich verbreite den Segen unter der durstenden Menschheit; in meinem Innern werden die chinesischen Blätter mit dem kochenden geschmacklosen Wasser verbunden."

All dies sagte die Teekanne in ihrer unternehmenden Jugendzeit. Sie stand auf dem gedeckten Tisch, sie wurde von der feinsten Hand erhoben: aber die feinste Hand war ungeschickt, die Teekanne fiel, die Tülle brach ab, der Henkel brach ab, der Deckel ist nicht wert, darüber zu reden; es ist genug von ihm geredet. Die Teekanne lag ohnmächtig auf dem Fußboden; das kochende Wasser lief heraus. Es war ein schwerer Schlag, den sie erhielt, und das Schwerste war, dass sie lachten; sie lachten über sie und nicht über die ungeschickte Hand.

„Die Erinnerung kann ich nicht loswerden!" sagte die Teekanne, wenn sie sich später ihren Lebenslauf erzählte. „Ich wurde Invalide genannt, in eine Ecke gestellt und tags darauf an eine Frau fortgeschenkt, die um Küchenabfall bettelte; ich sank in Armut hinab, stand zwecklos, innerlich wie äußerlich; aber da, wie ich so stand, begann mein besseres Leben; man ist das eine und wird ein ganz anderes. Es wurde Erde in mich gelegt; das heißt für eine Teekanne, begraben zu werden; aber in die Erde wurde eine Blumenzwiebel gelegt; wer sie hineinlegte, wer sie gab, das weiß ich nicht; gegeben wurde sie, ein Ersatz für die chinesischen Blätter und das kochende Wasser, ein Ersatz für den abgebrochenen Henkel und die Tülle. Und die Zwiebel lag in der Erde, die Zwiebel lag in mir; sie wurde mein Herz, mein lebendes Herz; ein solches hatte ich früher nie gehabt. Es war Leben in mir, es war Kraft, viel Kraft; der Puls schlug, die Zwiebel trieb Keime; es war, wie um zersprengt zu werden von Gedanken und Gefühlen; sie brachen auf in einer Blüte; ich sah sie, ich trug sie, ich vergaß mich selber in ihrer Herrlichkeit; gesegnet ist es, sich selber in anderen zu vergessen! Sie sagte mir nicht Dank; sie dachte nicht an mich - sie wurde bewundert und gepriesen. Ich war froh darüber, wie musste sie es da sein! Eines Tages hörte ich, dass gesagt wurde, sie verdiene einen besseren Topf. Man schlug mich mitten entzwei; das tat gewaltig weh, aber die Blume kam in einen besseren Topf - und ich wurde in den Hof hinausgeworfen - liege da als ein alter Scherben - aber ich habe die Erinnerung, die kann ich nicht verlieren." (Hans Christian Andersen)

Arbeitsmaterialien

Kopiervorlage Übung 2: „Lückentext", Arbeitsblatt 1:
(in Anlehnung an Bellmann 1994; Kasten 2005)

1. Fehlern
2. Deckels
3. Teekanne

4. wusste
5. Zuckerdose
6. Henkel

Die Teekanne

Es war einmal eine stolze _____, stolz auf ihr Porzellan, stolz auf ihre lange Tülle, stolz auf ihren breiten Henkel; sie hatte etwas vorne an und hinten an, den _____ hinten, die Tülle vorn, und davon sprach sie; aber sie sprach nicht von ihrem Deckel, der war zerbrochen, der war gekittet, der hatte einen Fehler, und von seinen _____ spricht man nicht gerne, das tun die andern genug. Tassen, Sahnekännchen und _____, das ganze Teegeschirr würden wohl mehr an die Gebrechlichkeit des _____ denken und von der sprechen als von dem guten Henkel und der ausgezeichneten Tülle, das _____ die Teekanne.

(Hans Christian Andersen)

414

Kopiervorlage Übung 2: „Lückentext", Arbeitsblatt 2:
(in Anlehnung an Bellmann 1994; Kasten 2005)

1. **Fehlern**   4. **Deckels**
2. **wusste**   5. **stolz**
3. **Teekanne**

Die Teekanne

Es war einmal eine stolze _____, stolz auf ihr Porzellan, stolz auf ihre lange Tülle, _____ auf ihren breiten Henkel; sie hatte etwas vorne an und hinten an, den Henkel hinten, die Tülle vorn, und davon sprach sie; aber sie sprach nicht von ihrem Deckel, der war zerbrochen, der war gekittet, der hatte einen Fehler, und von seinen _____ spricht man nicht gerne, das tun die andern genug. Tassen, Sahnekännchen und Zuckerdose, das ganze Teegeschirr würden wohl mehr an die Gebrechlichkeit des _____ denken und von der sprechen als von dem guten Henkel und der ausgezeichneten Tülle, das _____ die Teekanne.

(Hans Christian Andersen)

24

Kopiervorlage Übung 3: „Textbearbeitung", Arbeitsblatt 1:
(in Anlehnung an SimA 1993; Wurzer 1989; Berchem 1994)

Die Teekanne

Es war einmal eine stolze Teekanne, stolz auf ihr Porzellan, stolz auf ihre lange Tülle, stolz auf ihren breiten Henkel; sie hatte etwas vorne an und hinten an, den Henkel hinten, die Tülle vorn, und davon sprach sie; aber sie sprach nicht von ihrem Deckel, der war zerbrochen, der war gekittet, der hatte einen Fehler, und von seinen Fehlern spricht man nicht gerne, das tun die andern genug. Tassen, Sahnekännchen und Zuckerdose, das ganze Teegeschirr, würden wohl mehr an die Gebrechlichkeit des Deckels denken und von der sprechen als von dem guten Henkel und der ausgezeichneten Tülle, das wusste die Teekanne.

„Ich kenne sie!" sagte sie zu sich selber. „Ich kenne auch wohl meine Mängel, und ich erkenne sie, darin liegt meine Demut, meine Bescheidenheit, Mängel haben wir alle, aber man hat doch auch Begabung. Die Tassen erhielten einen Henkel, die Zuckerdose einen Deckel, und ich erhielt noch ein Ding voraus, das sie niemals erhalten, ich erhielt eine Tülle, die macht mich zur Königin auf dem Teetisch. Der Zuckerschale und dem Sahnekännchen ward es vergönnt, die Dienerinnen des Wohlgeschmacks zu sein, aber ich bin die Gebende, die Herrschende, ich verbreite den Segen unter der durstenden Menschheit; in meinem Innern werden die chinesischen Blätter mit dem kochenden geschmacklosen Wasser verbunden."

(Hans Christian Andersen)

Kopiervorlage Übung 3: „Textbearbeitung", Arbeitsblatt 2:
(in Anlehnung an SimA 1993; Wurzer 1989; Berchem 1994)

Die Teekanne

Es war einmal eine stolze Teekanne, stolz auf ihr Porzellan, stolz auf ihre lange Tülle, stolz auf ihren breiten Henkel; sie hatte etwas vorne an und hinten an, den Henkel hinten, die Tülle vorn, und davon sprach sie; aber sie sprach nicht von ihrem Deckel, der war zerbrochen, der war gekittet, der hatte einen Fehler, und von seinen Fehlern spricht man nicht gerne, das tun die andern genug. Tassen, Sahnekännchen und Zuckerdose, das ganze Teegeschirr, würden wohl mehr an die Gebrechlichkeit des Deckels denken und von der sprechen als von dem guten Henkel und der ausgezeichneten Tülle, das wusste die Teekanne.

(Hans Christian Andersen)

Kopiervorlage Übung 4: „Bildbetrachtung", Bild 1

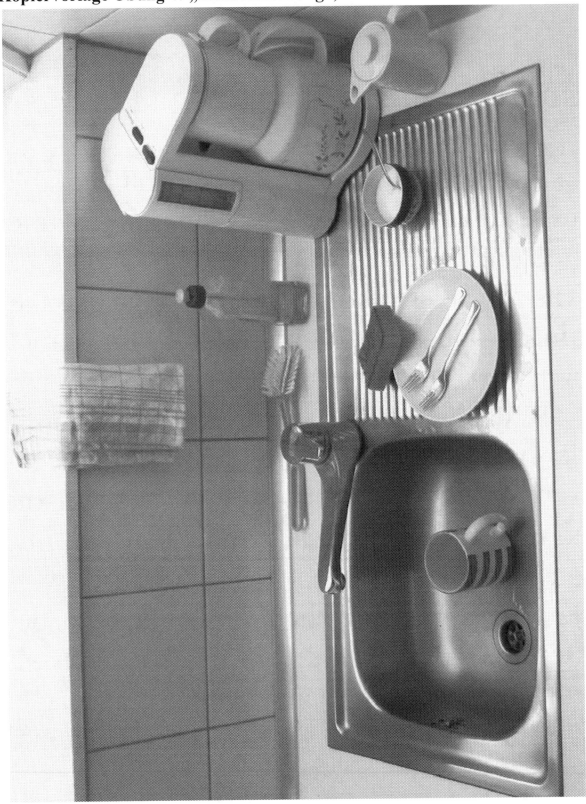

Kopiervorlage Übung 4: „Bildbetrachtung", Bild 2

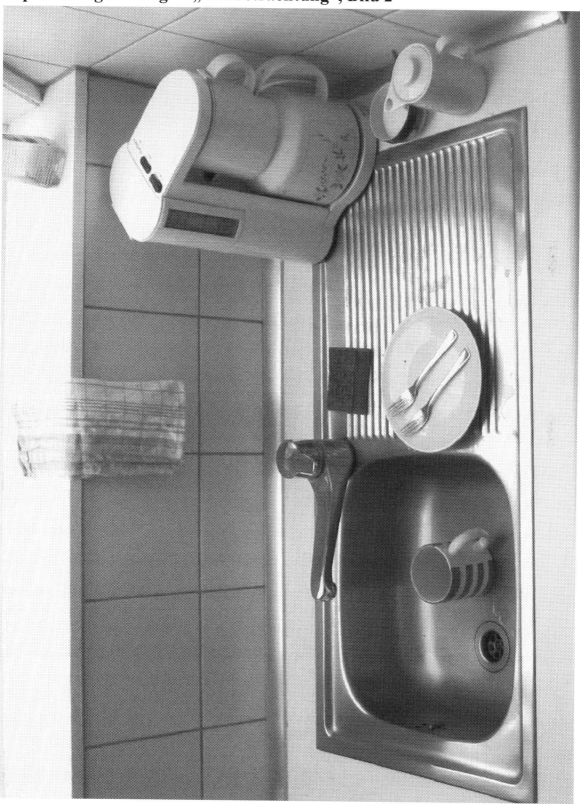

Kopiervorlage Alternative: „Buchstabenrätsel", Arbeitsblatt 1:

(in Anlehnung an SimA 1993; Rigling 1998, 2002; Berchem 1994)

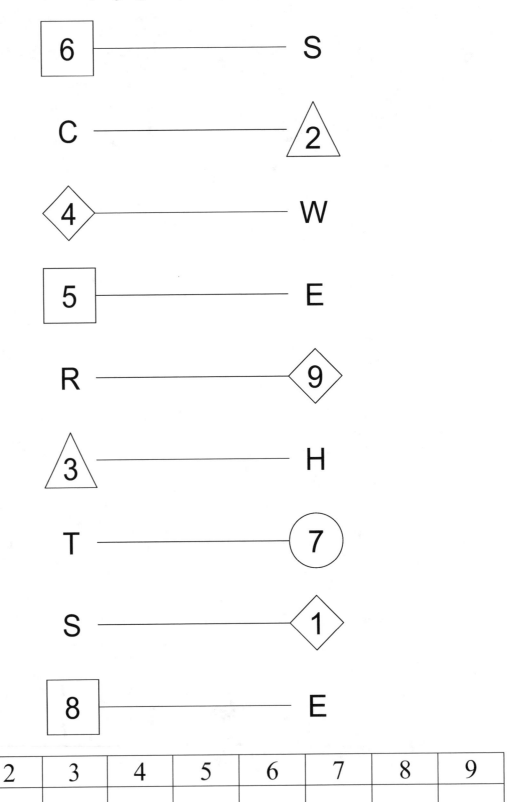

1	2	3	4	5	6	7	8	9

Kopiervorlage Alternative: „Buchstabenrätsel", Arbeitsblatt 2:
(in Anlehnung an SimA 1993; Rigling 1998, 2002; Berchem 1994)

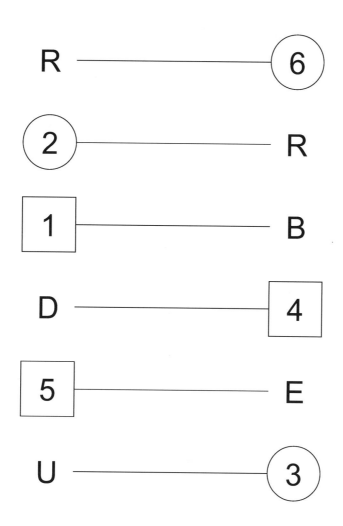

1	2	3	4	5

Kopiervorlage Entspannung: Geschichte „Die Teekanne"

Die Teekanne

Es war einmal eine stolze Teekanne, stolz auf ihr Porzellan, stolz auf ihre lange Tülle, stolz auf ihren breiten Henkel; sie hatte etwas vorne an und hinten an, den Henkel hinten, die Tülle vorn, und davon sprach sie; aber sie sprach nicht von ihrem Deckel, der war zerbrochen, der war gekittet, der hatte einen Fehler, und von seinen Fehlern spricht man nicht gerne, das tun die andern genug. Tassen, Sahnekännchen und Zuckerdose, das ganze Teegeschirr würde wohl mehr an die Gebrechlichkeit des Deckels denken und von der sprechen als von dem guten Henkel und der ausgezeichneten Tülle, das wusste die Teekanne.

„Ich kenne sie!" sagte sie zu sich selber. „Ich kenne auch wohl meine Mängel, und ich erkenne sie, darin liegt meine Demut, meine Bescheidenheit, Mängel haben wir alle, aber man hat doch auch Begabung. Die Tassen erhielten einen Henkel, die Zuckerdose einen Deckel, und ich erhielt noch ein Ding voraus, das sie niemals erhalten, ich erhielt eine Tülle, die macht mich zur Königin auf dem Teetisch. Der Zuckerschale und dem Sahnekännchen ward es vergönnt, die Dienerinnen des Wohlgeschmacks zu sein, aber ich bin die Gebende, die Herrschende, ich verbreite den Segen unter der durstenden Menschheit; in meinem Innern werden die chinesischen Blätter mit dem kochenden geschmacklosen Wasser verbunden."

All dies sagte die Teekanne in ihrer unternehmenden Jugendzeit. Sie stand auf dem gedeckten Tisch, sie wurde von der feinsten Hand erhoben: aber die feinste Hand war ungeschickt, die Teekanne fiel, die Tülle brach ab, der Henkel brach ab, der Deckel ist nicht wert, darüber zu reden; es ist genug von ihm geredet. Die Teekanne lag ohnmächtig auf dem Fußboden; das kochende Wasser lief heraus. Es war ein schwerer Schlag, den sie erhielt, und das Schwerste war, dass sie lachten; sie lachten über sie und nicht über die ungeschickte Hand.

„Die Erinnerung kann ich nicht loswerden!" sagte die Teekanne, wenn sie sich später ihren Lebenslauf erzählte. „Ich wurde Invalide genannt, in eine Ecke gestellt und tags darauf an eine Frau fortgeschenkt, die um Küchenabfall bettelte; ich sank in Armut hinab, stand zwecklos, innerlich wie äußerlich; aber da, wie ich so stand, begann mein besseres Leben; man ist das eine und wird ein ganz anderes. Es wurde Erde in mich gelegt; das heißt für eine Teekanne, begraben zu werden; aber in die Erde wurde eine Blumenzwiebel gelegt; wer sie hineinlegte, wer sie gab, das weiß ich nicht; gegeben wurde sie, ein Ersatz für die chinesischen Blätter und das kochende Wasser, ein Ersatz für den abgebrochenen Henkel und die Tülle. Und die Zwiebel lag in der Erde, die Zwiebel lag in mir; sie wurde mein Herz, mein lebendes Herz; ein solches hatte ich früher nie gehabt. Es war Leben in mir, es war Kraft, viel Kraft; der Puls schlug, die Zwiebel trieb Keime; es war, wie um zersprengt zu werden von Gedanken und Gefühlen; sie brachen auf in einer Blüte; ich sah sie, ich trug sie, ich vergaß mich selber in ihrer Herrlichkeit; gesegnet ist es, sich selber in anderen zu vergessen! Sie sagte mir nicht Dank; sie dachte nicht an mich - sie wurde bewundert und gepriesen. Ich war froh darüber, wie musste sie es da sein! Eines Tages hörte ich, dass gesagt wurde, sie verdiene einen besseren Topf. Man schlug mich mitten entzwei; das tat gewaltig weh, aber die Blume kam in einen besseren Topf - und ich wurde in den Hof hinausgeworfen - liege da als ein alter Scherben - aber ich habe die Erinnerung, die kann ich nicht verlieren."

(Hans Christian Andersen)

Literaturempfehlungen für weitere Übungen

Im Folgenden finden Sie Vorschläge für weitere Übungsmaterialien zur Erweiterung des Übungsangebotes. Es handelt sich hierbei lediglich um eine Auflistung uns bekannter Herausgeber, Verlage und Veröffentlichungen und hat daher keinen Anspruch auf Vollständigkeit.

− Im **Hogrefe-Verlag** erschienen die von Wolf D. Oswald herausgegebenen SimA®-Bände (Gedächtnis- und Kompetenztraining), die für Seniorengruppen mit Teilnehmern ab 50 Jahren geeignet sind. Für ein individuelles Training empfehlen wir den Titel „SimA®-basic-Gedächtnistraining und Psychomotorik. Geistig und körperlich fit zwischen 50 und 100" (www.hogrefe.de, www.wdoswald.de).
− Die **Gesellschaft für Gehirntraining e.V.** gibt die Zeitschrift „Geistig Fit" heraus (Erscheinungsweise 6-mal jährlich) (www.gfg-online.de). In Zusammenarbeit mit dem Vless-Verlag (www.vless.de) sind auch einige Bücher zum Thema Gedächtnistraining erschienen.
− Vom **Bundesverband für Gedächtnistraining e.V.** sind eine Reihe von Übungsbänden zum Gedächtnistraining erschienen. Empfehlenswert sind auch die dort erhältlichen Lieder- und Geräusche-CDs (www.bv-gedaechtnistraining.de).
− Der **memo verlag Hedwig Ladner** hat sich auf die Veröffentlichung von Büchern und Arbeitsmappen zum Gedächtnistraining nach Franziska Stengel spezialisiert. Erweitert wird das Verlagsprogramm durch dazugehöriges Bild- und Hörmaterial (www.memoverlag.de).
− Vom **verlag modernes lernen - Borgmann Verlag** wurden eine ganze Reihe von Büchern und Veröffentlichungen zum Thema Gedächtnistraining und -förderung verlegt. Einige davon können Sie dem Literaturverzeichnis entnehmen (www.verlag-modernes-lernen.de).
− Des Weiteren möchten wir auf Veröffentlichungen aus den **Verlagshäusern Beltz, Delphin, Hans Huber, Herbig, Heyne, Juventa, Lübbe und Mosaik** hinweisen. Die in diesem Band zitierten Bücher sind im Literaturverzeichnis genannt.

Für die Durchführung von PC-gestützten Übungen können folgende Veröffentlichungen empfohlen werden:

− Im **Hogrefe Verlag** ist eine CD-ROM mit dem Titel „SimA®-basic-PC – Gedächtnistraining und Psychomotorik. Das individuelle PC-Programm für alle ab 50" von Wolf D. Oswald erschienen. Die CD enthält 26 sich nie wiederholende Gedächtnisübungen und Videofilme für ein Bewegungstraining (www.hogrefe.de; www.applic.de).
− Im **Springer Verlag** ist die Reihe „Geistig fit ins Alter" von Gerald Gatterer und Antonia Croy erschienen, der auch jeweils eine CD zum Üben am PC beiliegt (www.springer.com).
− Im **Reha-Service Petra Rigling** finden Sie Übungen und Software aus dem Bereich kognitives Hirnleistungstraining (www.rigling.de).

An dieser Stelle möchten wir uns auch für die freundliche Abdruckgenehmigung bei folgenden Personen und Verlagen bedanken:

− **Herrn Dr. Thomas Roth** für die Verwendung des Gedichtes „Weltlauf" von Eugen Roth.
− Dem **Piper-Verlag** für die Verwendung verschiedener Textauszüge aus dem Buch „Ich bin halt eine vom alten Schlag" von Anna Wimschneider.

Nähere Angaben zu den genannten Werken sind im Literaturverzeichnis zu finden.

SimA®-Akademie e.V.

Die SimA®-Akademie e.V. hat es sich zur Aufgabe gemacht, die Erkenntnisse aus der SimA®-Langzeitstudie und der SimA®-P-Pflegeheimstudie im Rahmen von Seminaren und Inhouseschulungen interessierten Fachleuten und auch Laien, die ehrenamtlich in der Altenarbeit tätig sind, zugänglich zu machen.

Es besteht hierbei die Möglichkeit, sich zum SimA®-50⁺-Trainer oder zum SimA®-P-Gruppenleiter ausbilden zu lassen. Die Ausbildung schließt mit einem Zertifikat ab.

Grundsätze der Ausbildung sind zum einen die Verknüpfung von geistiger und körperlicher Aktivität, wie sie in den SimA®-Studien als wesentlicher Faktor des Trainingserfolges sichtbar wurde, zum anderen aber auch das Bestreben, den Seminarteilnehmern die theoretischen Grundlagen zu vermitteln, die für ein wissenschaftlich gesichertes Gedächtnis- und Psychomotoriktraining notwendig sind.

Weitere Informationen zur SimA®-Akademie und den Aus- und Fortbildungsmöglichkeiten zum SimA®-50⁺-Trainer oder zum SimA®-P-Gruppenleiter finden Sie unter:

www.sima-akademie.de

Literatur

Andersen HC (o.J.) Die Teekanne. In: Andersen HC, Gesammelte Märchen, 2. Band. Manesse Verlag, Zürich

Bellmann R (1994) Überlegen – Entscheiden. Gedächtnistraining in Themen. memo verlag Hedwig Ladner, Stuttgart

Berchem F (1994) Noch mehr Gehirn Jogging. Mosaik Verlag, München

Bernstein DA, Borkovec TD (2002) Entspannungstraining – Handbuch der progressiven Muskelentspannung. Pfeiffer bei Klett-Cotta, Stuttgart

Beyer G (1994) Gedächtnis-Training. Heyne Verlag, München

Bickel H (1997) Epidemiologie psychischer Erkrankungen im Alter. In: Förstl H (Hrsg) Lehrbuch der Gerontopsychiatrie (1-15). Enke, Stuttgart

Bickel H (1999) Epidemiologie der Demenzen. In: Förstl H, Bickel H, Kurz A (Hrsg) Alzheimer Demenz. Grundlagen, Klinik und Therapie (9-32). Springer, Berlin

Brost H (1995) Jogging für den Kopf. Herbig Verlagsbuchhandlung, München

Buchner DM, Larson EB (1987) Falls and fractures in patients with Alzheimer-type dementia. JAMA 257: 1492-1495

Busch W (o.J.) Der alte Narr. In: Hochhuth R (Hrsg) Wilhelm Busch – Was beliebt ist auch erlaubt. Bertelsmann, Gütersloh

Busch W (o.J.) Leider. In: Hochhuth R (Hrsg) Wilhelm Busch – Was beliebt ist auch erlaubt. Bertelsmann, Gütersloh

Busch W (o.J.) Der gütige Wanderer. In: Hochhuth R (Hrsg) Wilhelm Busch – Was beliebt ist auch erlaubt. Bertelsmann, Gütersloh

Busch W (1990) Sie war ein Blümlein. In: Müller AA (Hrsg) In seinem Garten freudvoll... Durchs Gartenjahr mit Wilhelm Busch. Deutscher Taschenbuch Verlag, München

Cattell RB (1963) Theory of Fluid and Crystallized Intelligence: A critical experiment. Journal of Educational Psychology 54: 1-22

Craik FIM, Lockheart RS (1972) Levels of processing: A framework for memory research. Journal of Verbal learning and Verbals Behavior 11: 671-684

Eichendorff J v (1981) Der Einsiedler. In: Rasch W (Hrsg.) Joseph von Eichendorff: Werke in vier Bänden. Carl Hanser Verlag, München

Eichendorff J v (1981) Sehnsucht. In: Rasch W (Hrsg.) Joseph von Eichendorff: Werke in vier Bänden. Carl Hanser Verlag, München

Eichendorff J v (1981) Mondnacht. In: Rasch W (Hrsg.) Joseph von Eichendorff: Werke in vier Bänden. Carl Hanser Verlag, München

Eichendorff J v (1981) Wünschelrute. In: Rasch W (Hrsg.) Joseph von Eichendorff: Werke in vier Bänden. Carl Hanser Verlag, München

Evers M (2008) Geselligkeit mit Senioren – Wahrnehmen, Gestalten, Bewegen. Juventa, Weinheim

Farmitalia Carlo Ebra GmbH (o. J.) Sermion. Train the Brain. Patientenmappe. Farmitalia Carlo Ebra GmbH, Freiburg

Fischer B, Lehrl S (1992) Gehirn Jogging. So bringen Sie Ihr Gedächtnis in Schwung. Mosaik Verlag, München

Fleischmann UM (1983) Das Nürnberger-Alten-Förderprogramm NAFÖ. Universität Erlangen-Nürnberg, Erlangen

Fleischmann UM (1989) Grundlagen einer multivariaten Gedächtnisdiagnostik. Zeitschrift für Gerontologie 22: 290-297

Fleischmann UM, Oswald WD (1990) Materialien zum Nürnberger-Alten-Förderprogramm NAFÖ. Universität Erlangen-Nürnberg, Erlangen

Goethe, JW v (1999) Willkommen und Abschied und andere Gedichte. In: Trunz E (Hrsg) Goethe – Gedichte. Verlag C.H. Beck, München

Gräßel E (1989) GeJo – Übungsprogramm 4. Übungsaufgaben für 14 Tage. Gehirn-Jogging nach B. Fischer und S. Lehrl. Vless Verlag, Ebersberg

Grimm Brüder (1985) Schneewittchen. In: Grimms Märchen (o. Hrsg.). Loewe Verlag, Bindlach

Grimm Brüder (1985) Der Wolf und die sieben Geißlein. In: Grimms Märchen (o. Hrsg.). Loewe Verlag, Bindlach

Halbach A (o.J.) Gedächtnistraining für denkungewohnte Gruppen. Arbeitsmappe 1 mit 15 Stundenentwürfen. Bundesverband Gedächtnistraining, Windeck-Herchen

Halbach A (1995) Gedächtnistraining in 10 Themen - Band 1. memo verlag Hedwig Ladner, Stuttgart

Halbach A (1998) Gedächtnistraining in 10 Themen - Band 2. memo verlag Hedwig Ladner, Stuttgart

Hanna E, Hanna, H (1998) Bewegungsspaß für Senioren. Don Bosco Verlag, München

Harms H, Dreischulte G (1995) Musik erleben und gestalten mit alten Menschen. Gustav-Fischer-Verlag, Stuttgart

Helmchen H, Reischies FM (1998) Normales und pathologisches kognitives Altern. Der Nervenarzt 69: 369-378

Hofele U (1995) Der Dunkelraum als Abenteuerspielplatz der Sinne. verlag modernes lernen, Dortmund

Joos BM (2000) Aktiv bleiben. Gehirntraining für Senioren. Vless Verlag, Ebersberg

Kasten E (2005) Übungsbuch Hirnleistungstraining. borgmann, Verlag Dortmund

Kausler DH (1991) Experimental Psychology, Cognition and Human aging, 2nd ed. Springer, New York

Klampfl-Lehmann I (1989) Der Schlüssel zum besseren Gedächtnis. Lübbe, Bergisch-Gladbach

Klauer KJ (2002) Denksport für Ältere. Hans Huber, Bern

Knies B, Lindenfelser C, Michels F (1997) MEKS – Methodenkartei für die pädagogisch-therapeutische Arbeit mit Senioren. borgmann Verlag, Dortmund

Labisch E, Lepping E (1995) Aktivierungstraining. memo verlag Hedwig Ladner, Stuttgart

Lehr U (2003) Psychologie des Alterns (10. Aufl.). Quelle & Meyer, Wiebelsheim

Matjugin IJ, Askotschenski TJ, Bonk IA (1993) Tastgedächtnis. borgmann Verlag, Dortmund

Meyer CF (o.J.) Fülle. In: Conrad Ferdinand Meyer – Sämtliche Werke in zwei Bänden. 2. Band (o. Hrsg.). Dietrich'sen Verlagsbuchhandlung, Leipzig

Miller GA (1956) The Magical Number Seven, Plus or Minus Two: Some Limits on Our Capacity for Processing Information. The Psychological Review 63: 81-97

Müller E (2000) Du spürst unter deinen Füßen das Gras. Autogenes Training in Phantasie- und Märchenreisen. Fischer Taschenbuch Verlag, Frankfurt a. M.

Normann U (1994) Heiteres Gedächtnistraining. memo verlag Hedwig Ladner, Stuttgart

Oppolzer U (1996) Ganzheitliches Gehirntraining mit „KOPF". borgmann Verlag, Dortmund

Oswald WD (1982) Alltagsaktivitäten und die Speed-/Power-Komponenten von Testleistungen. Zeitschrift für Gerontologie 15: 11-14

Oswald WD (2004) SimA®-basic-PC – Gedächtnistraining und Psychomotorik. Das individuelle PC-Programm für alle ab 50. Hogrefe Verlag, Göttingen

Oswald WD (2005) SimA®-basic – Gedächtnistraining und Psychomotorik. Geistig und körperlich fit zwischen 50 und 100. Hogrefe Verlag, Göttingen

Oswald WD (2008) Gedächtnis. In: Oswald WD, Fleischmann UM, Gatterer G (Hrsg) Gerontopsychologie. Springer, Wien

Oswald WD, Ackermann A, Gunzelmann T (2006) Effekte eines multimodalen Aktivierungsprogrammes (SimA-P) für Bewohner von Einrichtungen der stationären Altenhilfe. Zeitschrift für Gerontopsychologie und -psychiatrie 19: 89-101

Oswald WD, Fleischmann UM (1995) Nürnberger-Alters-Inventar. NAI. Hogrefe Verlag, Göttingen

Oswald WD, Gunzelmann T (1991) Zur Steigerung der geistigen Leistungsfähigkeit durch Übung und Training. In: Oswald WD, Lehr UM (Hrsg) Altern - Veränderung und Bewältigung. Verlag Hans Huber, Bern

Oswald WD, Gunzelmann T (2001) Das SIMA-Projekt. Kompetenztraining – Ein Programm für Seniorengruppen. Hogrefe Verlag, Göttingen

Oswald WD, Hagen B, Rupprecht R, Gunzelmann T (2002) Bedingungen der Erhaltung und Förderung von Selbständigkeit im höheren Lebensalter (SIMA) – Teil XVII: Zusammenfassende Darstel-lung der langfristigen Trainingseffekte. Zeitschrift für Gerontopsychologie und –psychiatrie, 15, 13-31.

Oswald WD, Rödel G (1995) Das SIMA-Projekt. Gedächtnistraining – Ein Programm für Seniorengruppen (2. Auflage 1998). Hogrefe Verlag, Göttingen

Reischies FM, Helmchen H (2002) Normales und pathologisches kognitives Altern. In: Beyreuther K, Einhäupl B, Förstl H, Kurz A (Hrsg) Demenzen: Grundlagen und Klinik (1-14). Thieme, Stuttgart

Rigling P (1998) Hirnleistungstraining – Übungen zur Verbesserung der Konzentrationsfähigkeit. borgmann verlag, Dortmund

Rigling P (2002) Hirnleistungstraining – Übungen zur Verbesserung der Konzentrationsfähigkeit (4. verbesserte Auflage). borgmann verlag, Dortmund

Rilke RM (1955) Blaue Hortensien. In: Rainer Maria Rilke – Sämtliche Werke. Erster Band. (o. Hrsg). Insel Verlag,Wiesbaden

Roth E (1977) Weltlauf. In: Eugen Roth – Sämtliche Werke. Hanser, München

Rückert F (1988) Der Sprachgarten. In: Schimmel A (Hrsg) Friedrich Rückert – Ausgewählte Werke. Erster Band. Insel Verlag, Frankfurt a. M.

Schiller F (1992) Der Handschuh. In: Kurscheidt G (Hrsg) Friedrich Schiller – Werke und Briefe, Band 1. Deutscher Klassiker Verlag, Frankfurt a. M.

SimA (1993) Übungen für das Gedächtnistraining. In: Oswald WD, Rödel G (Hrsg) Das SIMA-Projekt. Gedächtnistraining – Ein Programm für Seniorengruppen (2. Auflage 1998). Hogrefe Verlag, Göttingen

Stengel F (1984) Heitere Gedächtnisspiele. Spielleiterband (1. Aufl.). Klett, Stuttgart

Stengel F (1986a) Heitere Gedächtnisspiele 1. Spielleiterband (3. Aufl.). Klett, Stuttgart

Stengel F (1986b) Heitere Gedächtnisspiele. Spielmappe (4. Aufl.). Klett, Stuttgart

Stengel F (1988) Heitere Gedächtnisspiele 2. Spielmappe (2. Aufl.). Klett, Stuttgart

Stengel F (1993a) Gedächtnis spielend trainieren. memo verlag Hedwig Ladner, Stuttgart

Stengel F (1993b) Heitere Gedächtnisspiele 2, Spielleiterband (3. Aufl.). memo verlag Hedwig Ladner, Stuttgart

Stengel F (1997) Heitere Gedächtnisspiele 1. Spielleiterband (7. Aufl.). memo verlag Hedwig Ladner, Stuttgart

Stengel F (2003) Heitere Gedächtnisspiele 3. Trainerhandbuch (2. Aufl.). memo verlag Hedwig Ladner, Stuttgart

Stengel F, Ladner-Merz S (2006) Gedächtnis spielend trainieren. memo verlag, Stuttgart

Stengel F, Ladner-Merz S (2007) Denk Dich Fit! (2. Aufl.). memo verlag, Stuttgart

Storm T (1962) Ein grünes Blatt. In: Hochhuth R (Hrsg) Theodor Storm. Am Grauen Meer – Gesammelte Werke. Bertelsmann, Gütersloh

Wimschneider A (1991) Ich bin halt eine vom alten Schlag. Geschichten vom bäuerlichen Leben einst und jetzt. Piper, München

Wurzer I (1989) GeJo – Übungsprogramm 3. Übungsaufgaben für 14 Tage. Gehirnjogging nach B. Fischer und S. Lehrl. Vless Verlag, Ebersberg

Übungsverzeichnis

In der Übersicht auf den folgenden Seiten sind alle Übungen aufgeführt, die in diesem Handbuch Erwähnung finden. Die Übungen und ihre Varianten sind jeweils nach systematischen Oberbegriffen alphabetisch geordnet.

SpringerPflege

W. D. Oswald, A. Ackermann

Biographieorientierte Aktivierung mit SimA-P

Selbständig im Alter

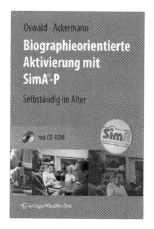

2009. VIII, 342 Seiten. Zahlr. Abbildungen. Mit CD-Rom.
Broschiert **EUR 49,95**, sFr 77,50*
ISBN 978-3-211-79901-7
Set: 3 Bde. Mit CD-Rom. **EUR 99,95**, sFr 155,50*
ISBN 978-3-211-79932-1

Dieser Band ist Bestandteil einer kombinierten Gedächtnis- und Psychomotorik-aktivierung, mit dem Ziel des Erhaltes und der Förderung von Selbständigkeit und Wohlbefinden bei Pflegeheimbewohnern. Er stellt einen in der Praxis erprobten Leitfaden für die Durchführung von biographieorientierter Aktivierung dar und richtet sich in erster Linie an Personen, die beruflich oder ehrenamtlich im Bereich der Altenhilfe tätig sind. Neben einem kurzen allgemeinen Teil werden insgesamt 28 Therapieeinheiten vorgestellt. Konkrete Ablaufpläne und Arbeitsmaterialien für die Gruppenarbeit erleichtern dabei die Umsetzung in der täglichen Praxis. Die Kopiervorlagen finden sich zudem auf der beigelegten CD-ROM. Ziel ist es, verbliebene Gedächtnisinhalte zu aktivieren und so dem Verlust von Identität und Selbstwissen entgegenzuwirken. Das geschieht mit persönlich bedeutsamen Wissens- und Erlebnisinhalten aus der Vergangenheit der Betroffenen.

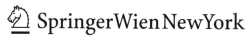
SpringerWienNewYork

P.O. Box 89, Sachsenplatz 4–6, 1201 Wien, Österreich, Fax +43.1.330 24 26, books@springer.at, **springer.at**
Haberstraße 7, 69126 Heidelberg, Deutschland, Fax +49.6221.345-4229, SDC-bookorder@springer.com, springer.com
P.O. Box 2485, Secaucus, NJ 07096-2485, USA, Fax +1.201.348-4505, service@springer-ny.com, springer.com
Preisänderungen und Irrtümer vorbehalten. *Unverbindliche Preisempfehlung

W. D. Oswald, A. Ackermann

Psychomotorische Aktivierung mit SimA-P

Selbständig im Alter

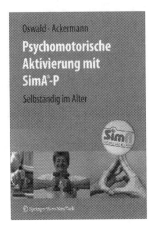

2009. VIII, 142 Seiten. Zahlr. Abbildungen.
Broschiert **EUR 19,95**, sFr 31,–*
ISBN 978-3-211-79905-5
Set: 3 Bde. Mit CD-Rom. **EUR 99,95**, sFr 155,50*
ISBN 978-3-211-79932-1

Dieser Band ist Bestandteil einer kombinierten Gedächtnis- und Psychomotorikaktivierung mit dem Ziel des Erhaltes und der Förderung von Selbständigkeit und Wohlbefinden bei Pflegeheimbewohnern. Er stellt einen in der Praxis erprobten Leitfaden für die Durchführung einer psychomotorischen Aktivierung dar und richtet sich in erster Linie an alle Personen, die beruflich oder ehrenamtlich im Bereich der Altenhilfe tätig sind. Die Durchführung einer psychomotorischen Aktivierung hat sich den Erhalt und die Verbesserung von motorischen, psychomotorischen sowie kognitiven Leistungen zum Ziel gesetzt. Es wurden Übungen ausgewählt, die von mobilen, wie auch von immobilen, aber sitzfähigen Teilnehmern trainiert werden können. Neben einem kurzen allgemeinen Teil werden insgesamt 24 Therapieeinheiten vorgestellt. Konkrete Ablaufpläne und Arbeitsmaterialien für die Gruppenarbeit erleichtern dabei die Umsetzung in der täglichen Praxis.

SpringerWienNewYork

P.O. Box 89, Sachsenplatz 4–6, 1201 Wien, Österreich, Fax +43.1.330 24 26, books@springer.at, **springer.at**
Haberstraße 7, 69126 Heidelberg, Deutschland, Fax +49.6221.345-4229, SDC-bookorder@springer.com, springer.com
P.O. Box 2485, Secaucus, NJ 07096-2485, USA, Fax +1.201.348-4505, service@springer-ny.com, springer.com
Preisänderungen und Irrtümer vorbehalten. *Unverbindliche Preisempfehlung